现代临床护理与康复应用／袁颖嘉等主编．—上海：上海科学普及出版社，2021.9

现代临床护理与康复应用

袁颖嘉　等 ◎主编

图书在版编目(CIP)数据

现代临床护理与康复应用 / 袁颖嘉等主编. — 上海:上海科学普及出版社,2023.9
ISBN 978-7-5427-8587-9

Ⅰ.①现… Ⅱ.①袁… Ⅲ.①护理学②康复医学Ⅳ.①R47②R49

中国国家版本馆CIP数据核字(2023)第206238号

策划统筹　张善涛
责任编辑　黄　鑫
装帧设计　王培琴
技术服务　曹　震

现代临床护理与康复应用

袁颖嘉等主编

上海科学普及出版社出版发行

(上海中山北路832号　邮政编码200070)

http://www.pspsh.com

各地新华书店经销　　北京四海锦诚印刷技术有限公司印刷

开本 787×1092　1/16　印张21　字数 484 000

2023年9月第1版　2023年9月第1次印刷

ISBN 978-7-5427-8587-9

定价:108.00元

本书如有缺页、错装或坏损等严重质量问题

请向工厂联系调换

联系电话:010-60349960

编委会

主编

袁颖嘉　　广州中医药大学第三附属医院
李爱君　　泰安市中心医院分院
王鲁芳　　济宁市第二人民医院
张亚军　　济南市社会福利院
周　艳　　滕州市中医医院
田营营　　济宁医学院附属医院

副主编

邢勤亮　　济宁医学院附属医院

前　言

　　护理学是一门实践性、应用性很强的学科。随着医学科学的快速发展，护理工作模式发生转变，更加倡导人性化服务，推进优质护理工作。护理学理论、实践研究的重点也发生了相应的变化，出现了大量的护理新理论、新技术和新方法。现代临床护理是在科学护理专业的基础上发展起来的。是以疾病为中心的护理阶段，到以患者为中心的护理阶段，再发展到现在以人的健康为中心的护理阶段，护理学逐渐形成了科学的知识理论体系，建立了特有的教育模式，其任务也从关注疾病发展到对所有人群、对生命周期所有阶段的全面关注。多年来的临床实践证明，患者的康复不仅与医生的治疗方法息息相关，而且与护士的精心护理是分不开的，护理水平直接影响到患者的心理健康，关系到疾病的康复。"三分治疗，七分护理"也突出了护理工作在患者治疗康复过程中的重要作用。现代康复的核心思想是全面康复、整体康复，即不仅在身体上，而且在身心上使病伤残者得到全面康复。不仅要保全生命，还要尽力恢复其功能；不仅要提高其生活质量，使其在生活上自立，还要使其重返社会，具有职业，并在经济上自立，成为自食其力、对社会有贡献的劳动者。康复护理是研究伤病残者的生理与心理康复的护理理论、护理技能的一门学科。康复护理是康复医学的重要组成部分，是根据总的康复治疗计划，为达到全面康复目标，护理人员与其他康复专业人员共同协作，对残疾者、老年病、慢性病伴有功能障碍者进行符合康复医学要求的专门护理和各种专门的功能训练，以预防残疾的发生与发展，减轻残疾对患者的影响，最大限度地恢复生活能力，使之重返社会。随着康复医学与临床医学不断地相互渗透，以及整体护理模式在国内各医院的推广普及。

　　本书首先从护理概述入手，针对临床康复治疗技术、康复护理技术进行了分析研究；另外对临床呼吸内科与消化内科疾病护理、临床产科护理做了一定的介绍；还对临床神经

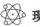

系统疾病的康复护理、临床骨关节病损的康复护理、临床常见慢性疾病的康复护理、临床常见并发症的预防与康复护理建设提出了一些建议；旨在摸索出一条适合现代临床护理与康复工作的科学道路，帮助其工作者在应用中少走弯路，运用科学方法，提高效率。

由于护理学科的发展日新月异，加之书中涉及内容广泛，难免有疏漏和不足之处，敬请各位读者及同仁批评指正，以求改进和完善。

目 录

第一章 护理概述

第一节 护理学的基本概念与内容

一、护理学的基本概念

（一）基本概念

任何一门学科都是建立在一定的理论基础之上，理论则用相关的概念来表达。现代护理学包含四个最基本的概念——人、环境、健康和护理。对这4个概念的认识和界定直接影响护理学的研究领域、护理工作的范围和内容。每位护理专业的理论家在阐述其相关理论时，都要先对4个基本概念进行描述，以便他人了解相关理论的基本思想。

1. 人

护理是为人的健康服务的，护理学的研究对象是人，包括个体的人和群体的人。对人的认识是护理理论、护理实践的核心和基础。对于护士来说，正确认识人的整体特征、熟悉人与周围环境之间的广泛联系、把握人体需求的特点、了解人成长与发展的规律，对于以后提供专业服务是非常必要的。

（1）人是一个统一的整体

作为护理对象的人，是一个由各器官、系统组成的受生物学规律控制的生物的人，又是一个有思想、有情感、从事创造性劳动、过着社会生活的社会人，又是生理、心理、精神、社会等多方面组成的整体的人。任何一方的功能失调都会在一定程度上引起其他方面的功能变化，进而对整体造成影响。如疾病可影响人的情绪和社会活动；同样心理压力也会造成身体的不适。而人体各方面功能的正常运转，又能促进人体整体功能的发挥，从而使人获得最佳健康状态。

（2）人是一个开放系统

人与周围的环境不断进行着物质、能量和信息的交换，达到保持机体内环境的稳定和平衡，以适应外环境的变化。经由这些互动，发展出生活的行为模式，使人能与其他人及环境和谐一致。强调人是一个开放系统，提示护理中不仅要关心机体各系统或各器官功能的协调平衡，还要注意环境对机体的影响，这样才能使人的整体功能更好地发挥和运转。

（3）人有其基本需要

人为了生存、成长和发展，必须满足其基本需要。不同年龄组的人有各自不同的发展特点和任务，有不同层次的基本需要，可通过各种方式表达自己的需要。如果基本需要得不到满足，机体就会因内外环境的失衡而致疾病发生。护理的功能是帮助护理对象满足其基本需要。

（4）人有自理能力并对自己的健康负责

每个人都希望自己有健康的身体和健全的心理。人对自身的功能状态具有意识和监控能力，人有学习、思考、判断和调适的能力，可通过调节利用内外环境以适应环境变化和克服困难。因此，人不会被动地等待治疗和护理，而是主动寻求信息，积极参与维护健康的过程。同时，人也有责任维持和促进自身健康。护士在护理实践中必须充分认识上述特点，努力调动人的内在主观能动性，这对预防疾病、促进健康十分重要。

2. 环境

人的一切活动都离不开环境，并与环境相互作用、相互依存。

（1）人与环境相互依存

环境包括内环境和外环境。内环境指人的生理、心理等方面；外环境则指自然环境和社会、文化环境。任何人都无法脱离环境而生存。环境是动态的变化的，人必须不断调整机体内环境，以适应外环境的变化；同时人又可以通过自身力量来改造环境，以利于生存。

（2）环境影响人的健康

环境深受人类的影响，而人类也被环境所左右。环境作为压力源对人类健康产生重要影响。良好的环境可促进人类健康，不良的环境则给人的健康造成危害。在人类所患疾病中，不少与环境中的致病因素有关。护理人员应掌握有关环境与健康的知识，为人类创造适于生活、休养的良好环境。

3. 健康

健康是护理学关注的核心内容，人与环境的相互作用直接影响人的健康状态。预防疾病、促进健康是护理人员的天职，对健康的认识也直接影响护理人员的行为。

（1）健康是生理、心理、精神等方面的完好状态

健康，不仅是没有疾病和身体缺陷，还要有完整的生理、心理状态和良好的社会适应能力。由此可见人的健康包括身体、心理和社会各个方面，表明健康是机体内部各系统间的稳定、协调，以及机体与外部环境之间平衡、和谐、适应的良好状态。

（2）健康是一个动态、连续变化的过程

如果以一条横坐标表示健康和疾病的动态变化过程，一端代表最佳健康状态，另一端则代表病情危重或死亡，每个人的健康状况都处在这一连续体的某一点上，且时刻都在动态变化之中。当人成功地保持内外环境的和谐稳定时，人处于健康完好状态；当人的健康完整性受到破坏、应对失败时，人的健康受损继而产生疾病，甚至死亡。护理工作的范围包括健康的全过程，即从维护最佳的健康状态到帮助濒临死亡的人平静、安宁、有尊严地死去。护理人员有责任促进人类向健康的完好状态发展。

（3）人类的健康观念受多方面因素的影响

人生活在自然和社会环境中，有着复杂的生理、心理活动。社会背景、经济水平、文化观念等直接影响人们对健康的认识和理解，每个人对健康问题形成自己的看法或信念。护士可在帮助人们转变不正确或不完整的健康观念和采取健康生活方式等方面发挥作用。

4. 护理

护理的概念随着护理专业的建立和发展而不断变化和发展。护理一词来源于拉丁文"nutricius"，原意为抚育、扶助、保护、照顾幼小等。护理是为人的健康提供服务的过程，护理活动是科学、艺术、人道主义的结合：①护理的目的是协助个人促进健康、预防疾病、恢复健康、减轻痛苦。②护理能增强人的应对及适应能力，满足人的各种需要。③护理程序是护理工作必须应用的科学方法，以发挥独立性及相互依赖性的护理功能，满足个人、团体、社会的健康需要。④护理学是一门综合自然科学和社会科学知识的独立的应用科学。护理将持续不断地适应人类健康和社会需要的变化，修正护理人员的角色功能。人、环境、健康、护理4个概念密切相关。护理研究必须注重人的整体性、人与社会的整体性、人与自然的整体性，只有把人和自然、社会看成一个立体网络系统，把健康和疾病放在整个自然、社会的背景下，运用整体观念，才能探索出护理学的规律，促进护理学的发展。

（二）护理学概念的形成与发展

自南丁格尔创建护理事业以来，护理学科不断变化和发展。从理论研究来看，护理学的变化和发展可概括地分为三个阶段。

1. 以疾病为中心的护理阶段

这一阶段为现代护理发展的初期。当时医学科学的发展逐渐摆脱了宗教和神学的影响，相继提出各种科学学说、考虑患病的原因时，只考虑细菌或外伤因素，认为无病就是健康。因此，一切医疗行为都围绕疾病进行，以消除病灶为基本目标，从而形成了"以疾病为中心"的医学指导思想。受这一思想的影响，加之护理在当时还没有形成自己的理论

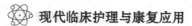

体系，护理的概念仅限于协助医师诊疗、消除身体的疾患、恢复正常功能。护士成为医生的助手，护理的服务方式是执行医嘱、完成护理常规和技术操作程序。

2. 以患者为中心的护理阶段

20世纪40年代，系统论、人的基本需要层次论、人和环境的相互关系学说等理论的提出和确立，为护理学的进一步发展奠定了理论基础。WHO提出了新的健康观，为护理研究提供了广阔的领域。此后护理学者提出了以系统论为基础的护理程序，为护理实践提供了科学的方法。20世纪60年代以后，相继出现了一些护理理论，提出应重视人是一个整体的观念，从此，在疾病护理的同时，开始注重人的整体护理。20世纪70年代，美国医学家恩格尔提出了"生物－心理－社会医学模式"。这一新的医学模式强化了人是一个整体的思想，从而引起护理学概念的变化，即强调以患者为中心的宗旨，运用护理程序为患者提供整体护理。护士与医师的关系为合作伙伴关系，护士与患者的关系更加密切。

护理是艺术和科学的结合，包括照顾患者的一切，增进其智力、精神、身体的健康。护理是对患者加以保护、教导，以满足患者不能自我照料的基本需要，使患者舒适。护理是某些人在某种应激或压力下不能达到自己的需要，护士给其提供技术需要，解除其应激，以恢复原有的内在平衡的过程。以患者为中心的护理改变了护理的内容和方法，但护理的研究内容仍局限于患者的康复，护理的工作场所限于医院内，尚未涉及群体保健和全民健康。

3. 以人的健康为中心的护理阶段

随着社会的发展和科学技术的日新月异，疾病谱发生了很大变化。过去威胁人类健康的传染病得到了很好的控制，而与人的行为、生活方式相关的疾病如心脑血管病、恶性肿瘤、意外伤害等成为威胁人类健康的主要问题。同时，随着人们物质生活水平的提高，人类对健康的需求也日益增加。护理是以整体的人的健康为中心，服务范围扩展到健康和疾病的全过程，服务对象从个体扩展到群体。

护理的独特功能是协助个体（患病者、健康人）执行各项有利于健康或恢复健康（或安详死亡）的活动。护理是协助人们达到其最佳的健康潜能状态，护理的服务对象是所有的人，只要有人的场所就有护理服务。护理要适应、支持或改革人的生命过程，促进个体适应内外环境，使人的生命潜能得到发挥。

护理是诊断和处理人类对现存的和潜在的健康问题的反应。此定义对世界各国的护理学影响很大，被许多国家赞同和采用。这一定义揭示了护理学所具有的科学性和独立性。护理是研究健康问题的"反应"，而"反应"可以包括人的身体、智力、精神和社会的各个方面，表明护理以处于各种健康水平的人为研究对象。护士的职责是通过识别"反应"，制定和实施护理计划，并对护理结果进行评价，完成"诊断"和"处理"人类对健康问题的反应的任务。

概括地说，现代护理学是为人类健康服务的，是自然科学与社会科学相结合的一门综合性的应用学科，它是科学、艺术和人道主义的结合。

二、护理学的内容和范畴

（一）护理学的任务和范围

1.护理学的任务和目标

随着护理学科的发展，护理学的任务和目标发生了深刻变化，在保护人的健康、防治重大疾病、提高人口素质、解决社会生活中出现的卫生保健问题等方面担负着重大的使命。WHO护理专家会议提出了健康疾病五个阶段中应提供的健康护理。

（1）健康维持阶段

通过护理活动使个体尽可能达到并维持健康状态。

（2）疾病易感阶段

帮助人群获得维持健康的知识，预防疾病的发生。

（3）早期检查阶段

尽快识别、诊断和治疗处于疾病早期的个体，减轻身心痛苦。

（4）临床疾病阶段

运用护理知识和技能帮助疾病中的个体解除痛苦和战胜疾病；给予濒死者必要的安慰和支持。

（5）疾病恢复阶段

帮助解决个体出现的健康问题，减少残障的发生，或帮助残障者进行功能锻炼，从活动中获得自信，把残疾损害降到最低限度，提高健康水平。

在尊重人的需要和权利的基础上，提高人的生命质量是护理的目标。此目标可通过"促进健康，预防疾病，恢复健康，减轻痛苦"的方式来体现。护理的最终目标不仅是维护和促进个人、家庭、社会高水平的健康，而且是最终提高整个人类社会的健康水平。

2.护理学的研究和工作范围

（1）护理学基础知识和技能

护理学的基本概念和理论、基础护理措施的原理和方法以及基本和特殊护理技术操作是护理实践的基础，如饮食护理、病情观察、排泄护理、临终关怀等。

（2）临床专科护理

以护理学及相关学科理论为基础，结合临床各专科患者的特点及诊疗要求，为患者进行身心整体护理。如内科护理、外科护理、妇科护理、儿科护理、急救护理、康复护理等，以及专科护理技能操作。

（3）护理交叉学科和分支学科

随着现代科学的高度分化和广泛综合，护理学与自然科学、社会科学、人文科学等多学科相互渗透。在理论上相互促进，在方法上相互启迪，在学术上相互借用，形成许多新的综合型、边缘型的交叉学科和分支学科，如护理心理学、护理教育学、护理管理学、护理伦理学、护理美学及老年护理学、社区护理学、急救护理学等，从而在更大范围内促进了护理学的发展。

（4）不同人群的护理

社会对护理的需求不仅仅局限于在医院为个人提供护理服务，护理还要在不同场所、面对不同人群发挥作用。例如，社区护理、职业护理，学校和托幼机构的护理与预防疾病，促进儿童生长发育，为有特殊心理、行为问题的儿童和家庭提供帮助，这些领域也是护理工作和研究的重要方面。

（5）护理教育

护理教育一般分为基本护理教育、毕业后护理教育和继续护理教育三大类。护理教育是以护理学和教育理论为基础，培养合格实践者，是保证护理专业适应未来需要的基础。护理教育活动包括制定教育培养方向、制定各种层次教育项目的培养目标、设置和实施教学计划、教学评价、研究教与学的方法、学生能力培养、教师队伍建设等内容。

3. 护理管理

运用管理学的理论和方法，对护理工作的诸要素——人、物、财、时间、信息进行科学的计划、组织、指挥、协调和控制，以提高护理工作的效率以及质量。

4. 护理科研

护理研究对护理学知识体系的发展有深远的影响。运用观察、科学实验、调查分析等方法揭示护理学的内在规律，促进护理理论、知识、技术的更新。护理人员有责任通过科学研究的方法推动护理学的发展。

总之，随着科学技术的进步和护理科研创作的开展，护理学的内容和范畴将不断丰富和完善。

（二）护理工作方式

1. 功能制护理

功能制护理方式始于 20 世纪 30 年代，依据生物－医学模式将护理工作的内容归纳为处理医嘱、打针发药、生活护理等若干项，机械地分配给护理人员，护士被分为"巡回护士""治疗护士""办公室护士"等。优点：护士分工明确，易于组织管理，节约时间，节省人力；缺点：为患者提供的各种护理活动相互分离，呈间断性，护士与患者交流机会少，较难掌握患者的心理、社会需求的全面情况，易致护士倦怠，难以发挥护士的主动性和创造性。

2. 责任制护理

责任制护理是在 20 世纪 70 年代医学模式转变过程中发展起来的。由责任护士和辅助护士按护理程序对患者进行系统的整体护理。其结构是以患者为中心，患者从入院到出院期间的所有护理始终由一名责任护士实行 8 h 在岗、24 h 负责制。责任护士以护理程序为基本工作方法，对所护理的患者及其家庭进行生理、心理和社会的全面评估，制定护理计划和实施护理措施，并评价护理效果。责任护士不在岗时，由辅助护士按责任护士的计划实施护理。优点：护士责任明确，能全面了解患者情况，为患者提供连续、整体、个别化的护理；调动了护士的积极性，增强了责任心；密切了护患关系；有利于护理工作从从属地位上升为独立工作体系。缺点：此种护理需较多高水平的责任护士；护士间不了解各自患者的情况，易造成责任护士间的距离感，工作繁忙时，难以互相帮助；同时，护士需承担较大的责任，因而带来一定的压力。

3. 系统化整体护理

近年来，我国一些大医院结合临床实际开展了系统化整体护理模式。这种模式的宗旨是：以患者为中心，以现代护理观为指导，以护理程序为方法，将临床护理与护理管理的各个环节系统化。其特点是首先建立指导护理实践的护理哲理，制定以护理程序为框架的护士职责条文和护士行为评价标准，确定病房护理人员的组织结构，建立以护理程序为核心的护理质控系统，编制标准护理计划和标准健康教育计划，设计贯彻护理程序的各种护理表格。在此基础上，以小组责任制的形式对当班患者实施连续的、系统的整体护理。优点：此护理方式提出了新型护理管理观，强调一切护理手段与护理行为均应以增进患者健康为目的，增强了护士的责任感，同时，标准化护理表格的使用减少了护士用于文字工作的时间，护士有更多的机会与患者交流，提供适合患者身、心、社会、文化等需要的最佳护理。缺点：亦需较多的护理人员，且各种规范表格及标准计划的制定有一定难度。

不同的护理工作方式各有利弊，在护理学的发展历程中都起了重要作用，在临床护理实践中交错使用。

4. 其他护理方式

（1）个案护理

20 世纪 80 年代末，国外一些国家为控制患者的治疗护理费用，采取了缩短住院日、将康复期患者及早转入社区等健康服务机构的措施。一名护士护理一位或几位患者，即由专人负责实施个体化护理。该方式适用于抢救患者或某些特殊患者，也适用于临床教学需要和社区患者的管理。优点：责任明确，可对患者实施全面、细致的护理，满足其各种需要，同时可显示护士个人的才能，满足其成就感；有效利用了财力和物力，患者能较好地应对从医院到社区的转换过程。缺点：个案管理者需要进一步接受培训，对护士的要求较高，耗费人力，不适合所有的患者。

（2）小组护理

小组护理起源于20世纪50年代的国外一些国家，其目的是为患者提供可观察的、连续性的护理，即以小组的形式对患者进行护理，小组成员由不同级别的护理人员组成，在组长的计划、指导下共同参与并完成护理任务，实现确定的目标。每组通常由3～4名护士负责10～12位患者。优点：能发挥各级护理人员的作用，较好地了解患者需要，因人施护，弥补功能制护理之不足。同时，小组成员彼此合作，分享成就，可维持良好的工作气氛。缺点：护士的个人责任感相对减弱，且小组成员之间需花费较多时间互相交流。

综上，各种护理工作方式都有自己的优缺点，医院和病房需根据各自现有的条件，包括护士的人数、护理队伍的知识水平和工作能力、患者的具体情况等因素选择适合本单位的护理方式，其根本目的是以整体人为中心，为护理对象提供尽可能优质、高效、低费用的护理服务。

第二节　护理程序

一、护理程序概述

护理程序是一种系统而科学地安排护理活动的工作方法，目的是确认和解决护理对象对现存或潜在健康问题的反应。它是指在护理服务活动中，通过一系列有目的、有计划、有步骤的行动，为护理对象提供生理、心理、社会、文化及发展的整体护理。

（一）护理程序的特征

护理程序作为护理人员照顾护理对象的独特工作方法，具有以下几个方面的特征。

1. 个体性

根据患者的具体情况和需求设计护理活动，以满足不同的需求。

2. 目标性

以识别及解决护理对象的健康问题，及其对健康问题的反应为特定目标，全面计划及组织护理活动。

3. 系统性

以系统论为理论框架，指导护理工作，使各个步骤系统而有序地进行，保证护理活动的系统性。

4. 连续性

不限于某特定时间，而是随着护理对象反应的变化而随时进行。

5. 互动性

在整个过程中，护理人员与护理对象、同事、医生及其他人员密切合作，以全面满足服务对象的需要。

6. 普遍性

护理程序适合在任何场所、为任何护理服务对象安排护理活动。

（二）护理程序的理论基础

护理程序在现代护理理论基础上产生，通过一系列目标明确的护理活动为服务对象的健康服务，可作为框架运用到面向个体、家庭和社区的护理工作中。相关的基础理论主要包括系统论、需要层次论、生长发展理论、应激适应理论、沟通理论等。

（三）护理程序的步骤

护理程序由评估、诊断、计划、实施和评价五个步骤组成，这五个步骤之间相互联系，互相影响。

护理评估：是护理程序的第一步，收集护理对象生理、心理、社会方面的健康资料并进行整理，以发现和确认服务对象的健康问题。

护理诊断：在评估基础上确定护理诊断，以描述护理对象的健康问题。

护理计划：对如何解决护理诊断涉及的健康问题做出决策，包括排列护理诊断顺序、确定预期目标、制订护理措施和书写护理计划。

护理实施：即按照护理计划执行护理措施的活动。

护理评价：即将护理对象对护理的反应与预期目标进行比较，根据预期目标达到与否，评定护理计划实施后的效果。必要时，应重新评估服务对象的健康状况，引入护理程序的下一个循环。

二、护理程序中的护理评估

护理评估是有目的、有计划、有步骤地收集有关护理对象生理、心理、社会文化和经济等方面的资料，对其进行整理与分析，以判断服务对象的健康问题，为护理活动提供可靠的依据。具体包括收集资料、整理资料和分析资料三部分。

（一）收集资料

1. 资料的来源

（1）直接来源

护理对象本人，是第一资料来源，也是主要来源。

（2）间接来源

①护理对象的重要关系人，也就是社会支持性群体，包括亲属、关系亲密的朋友、同事等。

②医疗活动资料，如既往实验室报告、出院小结等健康记录。

③其他医护人员、放射医师、化验师、药剂师、营养师、康复师等。

④护理学及其他相关学科的文献等。

2. 资料的内容

在收集资料的过程中，各个医院均有自己设计的收集资料表，无论依据何种框架，基本内容主要包括一般资料、生活状况及自理程度、健康检查及心理社会状况等。

（1）一般资料

包括患者姓名、性别、出生日期、出生地、职业、民族、婚姻、文化程度、住址等。

（2）现在的健康状况

包括主诉、现病史、入院方式、医疗诊断及目前用药情况。目前的饮食、睡眠、排泄、活动、健康管理等日常生活形态。

（3）既往健康状况

包括既往史、创伤史、手术史、家族史、有无过敏史、有无传染病。既往的日常生活形态、烟酒嗜好，女性还包括月经史和婚育史。

（4）护理体检

包括体温、脉搏、呼吸、血压、身高、体重、生命体征、各系统的生理功能及有无疼痛、眩晕、麻木、瘙痒等，有无感觉（视觉、听觉、嗅觉、味觉、触觉）异常，有无思维活动、记忆能力等障碍等认知感受形态。

（5）实验室及其他辅助检查结果

包括最近进行的辅助检查的客观资料，如实验室检查、X线检查、病理检查等。

（6）心理方面的资料

包括对疾病的认知和态度、康复的信心，病后情绪、心理感受、应对能力等变化。

（7）社会方面的资料

包括就业状态、角色问题和社交状况；有无重大生活事件，支持系统状况等；有无其他信仰；享受的医疗保健待遇等。

3.资料的分类

（1）按照资料的来源划分

包括主观资料和客观资料：主观资料指患者对自己健康问题的体验和认识。包括患者的知觉、情感、价值、信念、态度、对个人健康状态和生活状况的感知。主观资料的来源可以是患者本人，也可以是患者家属或对患者健康有重要影响的人。客观资料指检查者通过观察、会谈、体格检查和实验等方法得到或检测出有关患者健康状态的资料。客观资料获取是否全面和准确主要取决于检查者是否具有敏锐的观察能力及丰富的临床经验。

当护士收集到主观资料和客观资料后，应将两方面的资料加以比较和分析，可互相证实资料的准确性。

（2）按照资料的时间划分

包括既往资料和现时资料：既往资料是指与服务对象过去健康状况有关的资料，包括既往病史、治疗史、过敏史等。现时资料是指与服务对象现在发生疾病有关的状况，如现在的体温、脉搏、呼吸、血压、睡眠状况等。护士在收集资料时，需要将既往资料和现时资料结合起来。

4.收集资料的方法

（1）观察

观察是指护理人员运用视、触、叩、听、嗅等感官获得患者、家属及患者所处环境的信息并进行分析判断，是收集有关服务对象护理资料的重要方法之一。观察贯穿在整个评估过程中，可以与交谈同时进行。护士应及时、敏锐、连续的对服务对象进行观察，如患者出现面容痛苦、呈强迫体位，就提示患者可能有疼痛感，由此进一步询问持续时间、部位、性质等。观察作为一种技能，护理人员在实践中需要不断培养和锻炼，以期得到发展和提高。

（2）交谈

护患之间的交谈是一种有目的的医疗活动，使护理人员获得有关患者的资料和信息。一般可分为：①正式交谈：是指事先通知患者，有目的、有计划的交谈，如入院后的采集病史。②非正式交谈：是指护士在日常护理工作中与患者随意自然的交谈，不明确目的，不规定主题、时间，是一种"开放式交流"，以便及时了解到服务对象的真实想法和心理反应。交谈时护士应注意沟通技巧的运用，对一些敏感性话题应注意保护患者的隐私。

（3）阅读

包括查阅护理对象的医疗病历（门诊和住院）、各种护理记录及实验室和辅助检查结果，以及有关文献等。也可以用心理测量及评定量表对服务对象进行心理社会评估。

（二）整理资料

为了避免遗漏和疏忽有相关性和价值性的资料，得到完整全面的资料，常依据某个护理理论模式设计评估表格，护理人员依据表格全面评估，整理资料。

1. 按戈登（Gordon）的功能性健康形态整理分类

（1）健康感知 – 健康管理形态

指服务对象对自己健康状态的认识和维持健康的方法。

（2）营养代谢形态

包括食物的利用和摄入情况。如营养、液体、组织完整性、体温调节以及生长发育等的需求。

（3）排泄形态

主要指肠道、膀胱的排泄状况。

（4）活动 – 运动形态

包括运动、活动、休闲与娱乐状况。

（5）睡眠 – 休息形态

指睡眠、休息以及精神放松的状况。

（6）认知 – 感受形态

包括与认知有关的记忆、思维、解决问题和决策以及与感知有关的视、听、触、嗅等功能。

（7）角色 – 关系形态

家庭关系、社会中角色任务及人际关系的互动情况。

（8）自我感受 – 自我概念形态

指服务对象对于自我价值与情绪状态的信念与评价。

（9）性 – 生殖形态

主要指性发育、生殖器官功能及对性的认识。

（10）应对 – 压力耐受形态

指服务对象压力程度、应对与调节压力的状况。

（11）价值－信念形态

指服务对象的思考与行为的价值取向和信念。

2. 按马斯洛（Maslow）需要层次进行整理分类

（1）生理需要

体温 39℃，心率 120 次 / 分，呼吸 32 次 / 分，腹痛等。

（2）安全的需要

对医院环境不熟悉，夜间睡眠需开灯，手术前精神紧张，走路易摔倒等。

（3）爱与归属的需要

患者害怕孤独，希望有亲友来探望等。

（4）尊重与被尊重的需要

如患者说："我现在什么事都不能干了""你们应该征求我的意见"等。

（5）自我实现的需要

担心住院会影响工作、学习，有病不能实现自己的理想等。

3. 按北美护理诊断协会的人类反应形态分类

（1）交换

包括营养、排泄、呼吸、循环、体温、组织的完整性等。

（2）沟通

主要指与人沟通交往的能力。

（3）关系

指社交活动、角色作用和性生活形态。

（4）价值

包括个人的价值观、信念、宗教信仰、人生观及精神状况。

（5）选择

包括应对能力、判断能力及寻求健康所表现的行为。

（6）移动

包括活动能力、休息、睡眠、娱乐及休闲状况，日常生活自理能力等。

（7）知识

包括自我概念，感知和意念；包括对健康的认知能力、学习状况及思考过程。

（8）感觉

包括个人的舒适、情感和情绪状况。

（三）分析资料

1. 检查有无遗漏

将资料进行整理分类之后，应仔细检查有无遗漏，并及时补充，以保证资料的完整性及准确性。

2. 与正常值比较

收集资料的目的在于发现护理对象的健康问题。因此护士应掌握常用的正常值，将所收集到的资料与正常值进行比较，并在此基础上进行综合分析，以发现异常情况。

3. 评估危险因素

有些资料虽然目前还在正常范围，但是由于存在危险因素，若不及时采取预防措施，以后很可能会出现异常，损害服务对象的健康。因此，护士应及时收集资料评估这些危险因素。

护理评估通过收集服务对象的健康资料，对资料进行组织、核实和分析，确认服务对象对现存的或潜在的健康问题或生命过程的反应，为做出护理诊断和进一步制订护理计划奠定了基础。

（四）资料的记录

1. 原则

书写全面、整洁、简练、流畅，客观资料运用医学术语，避免使用笼统、模糊的词，主观资料尽量引用护理对象的原话。

2. 记录格式

根据资料的分类方法，根据各医院，甚至各病区的特点自行设计，多采用表格式记录。与患者第一次见面收集到的资料记录称为入院评估，要求详细、全面，是制订护理计划的依据，一般要求入院后 24 h 内完成。住院期间根据患者病情天数，每天或每班记录，反映了患者的动态变化，用以指导护理计划的制订、实施、评价和修订。

三、护理诊断

护理诊断是护理程序的第二个步骤，是在评估的基础上对所收集的健康资料进行分析，从而确定服务对象的健康问题及引起健康问题的原因。护理诊断是一个人生命过程中的生理、心理、社会文化发展及精神方面健康状况或问题的一个简洁、明确的说明，这些问题都是属于护理职责范围之内，能够用护理的方法解决的问题。

（一）护理诊断的概念

北美护理诊断协会（NANDA）提出并通过了护理诊断的定义：护理诊断（nursing diagnosis）是关于个人、家庭、社区对现存或潜在的健康问题及生命过程反应的一种临床判断，是护士为达到预期的结果选择护理措施的基础，这些预期结果应能通过护理职能达到。

（二）护理诊断的组成部分

护理诊断有四个组成部分：名称、定义、诊断依据和相关因素。

1. 名称

名称是对服务对象健康状况的概括性的描述。应尽量使用 NANDA 认可的护理诊断名称，以有利于护士之间的交流和护理教学的规范。常用改变、受损、缺陷、无效或低效等特定描述语。例如，排便异常；便秘；有皮肤完整性受损的危险。

2. 定义

定义是对名称的一种清晰的、正确的表达，并以此与其他诊断相鉴别。一个诊断的成立必须符合其定义特征。有些护理诊断的名称虽然十分相似，但仍可从定义中发现彼此的差异。例如："压力性尿失禁"的定义是"个人在腹内压增加时立即无意识地排尿的一种状态"。"反射性尿失禁"的定义是"个体在没有要排泄或膀胱满胀的感觉下可以预见地不自觉地排尿的一种状态"。虽然两者都是尿失禁，但前者的原因是腹内压增高，后者的原因是无法抑制的膀胱收缩。因此，确定诊断时必须认真区别。

3. 诊断依据

诊断依据是做出护理诊断的临床判断标准。诊断依据常常是患者所具有的一组症状和体征，以及有关病史，也可以是危险因素。对于潜在的护理诊断，其诊断依据则是原因本身（危险因素）。

诊断依据依其在特定诊断中的重要程度分为主要依据和次要依据。

（1）主要依据

主要依据是指形成某一特定诊断所应具有的一组症状和体征及有关病史，是诊断成立的必要条件。

（2）次要依据

次要依据是指在形成诊断时，多数情况下会出现的症状、体征及病史，对诊断的形成起支持作用，是诊断成立的辅助条件。

例如：便秘的主要依据是"粪便干硬，每周排大便不到三次"，次要依据是"肠鸣音减少，自述肛门部有压力和胀满感，排大便时极度费力并感到疼痛，可触到肠内嵌塞粪块，并感觉不能排空"。

4. 相关因素

相关因素是指造成服务对象健康状况改变或引起问题产生的情况。常见的相关因素包括以下几个方面。

（1）病理生理方面的因素

病理生理方面的因素指与病理生理改变有关的因素。例如，"体液过多"的相关因素可能是右心力衰竭。

（2）心理方面的因素

心理方面的因素指与服务对象的心理状况有关的因素。例如，"活动无耐力"可能是由疾病后服务对象处于较严重的抑郁状态引起。

（3）治疗方面的因素

治疗方面的因素指与治疗措施有关的因素（用药、手术创伤等）。例如，"语言沟通障碍"的相关因素可能是使用呼吸机时行气管插管。

（4）情景方面的因素

情景方面的因素指环境、情景等方面的因素（陌生环境、压力刺激等）。例如，"睡眠形态紊乱"可能与住院后环境改变有关。

（5）年龄因素

年龄因素指在生长发育或成熟过程中与年龄有关的因素。如婴儿、青少年、中年、老年各有不同的生理、心理特征。

（三）护理诊断与合作性问题及医疗诊断的区别

1. 合作性问题——潜在并发症

在临床护理实践中，护士常遇到一些无法完全包含在 NANDA 制订的护理诊断中的问题，而这些问题也确实需要护士提供护理措施，因此，有学者提出了合作性问题的概念，把护士需要解决的问题分为两类：一类经护士直接采取措施可以解决，属于护理诊断；另一类需要护士与其他健康保健人员尤其是医生共同合作解决，属于合作性问题。

合作性问题需要护士承担监测职责，以及时发现服务对象身体并发症的发生和情况的变化，但并非所有并发症都是合作性问题。有些可通过护理措施预防和处理，属于护理诊断；只有护士不能预防和独立处理的并发症才是合作性问题。

2. 护理诊断与合作性问题的区别

护理诊断是护士独立采取措施能够解决的问题；合作性问题需要医生、护士共同干预处理，处理决定来自医护双方。对合作性问题，护理措施的重点是监测。

四、护理计划

制订护理计划是解决护理问题的一个决策过程，计划是对患者进行护理活动的指南，是针对护理诊断制订具体护理措施来预防、减轻或解决有关问题。其目的是为了确认护理对象的护理目标以及护士将要实施的护理措施，使患者得到合适的护理，保持护理工作的连续性，促进医护人员的交流和利于评价。制订计划包括四个步骤。

（一）排列护理诊断的优先顺序

一般情况下，患者可以存在多个护理诊断，为了确定解决问题的优先顺序，根据问题的轻重缓急合理安排护理工作，需要对这些护理诊断包括合作性问题进行排序。

1. 排列护理诊断

一个患者可同时有多个护理问题，制订计划时应按其重要性和紧迫性排出主次，一般把威胁最大的问题放在首位，其他的依次排列，这样护士就可根据轻、重、缓、急有计划地进行工作，通常可按如下顺序排列。

（1）首优问题

首优问题是指会威胁患者生命，需立即行动去解决的问题。如清理呼吸道无效、气体交换受阻等。

（2）中优问题

中优问题是指虽不会威胁患者生命，但能导致身体上的不健康或情绪上变化的问题，如活动无耐力、皮肤完整性受损、便秘等。

（3）次优问题

次优问题指人们在应对发展和生活中的变化时所产生的问题。这些问题往往不是很紧急，如营养失调、知识缺乏等。

2. 排序时应该遵循的原则

（1）按马斯洛的人类基本需要层次论进行排列，优先解决生理需要。这是最常用的一种方法。生理需要是最低层次的需要，也是人类最重要的需要，一般来说，影响了生理需要满足及对生理功能的平衡状态威胁最大的护理问题是需要优先解决的护理诊断。如与空气有关的"气体交换障碍""清理呼吸道无效"；与水有关的"体液不足"；与排泄有关的"尿失禁""尿潴留"等。

具体的实施步骤可以按以下方法进行：首先列出患者的所有护理诊断，将每一诊断归入五个需要层次，然后由低到高排列出护理诊断的先后顺序。

（2）考虑患者的需求。马斯洛的理论为护理诊断的排列提供了一个普遍的原则，但由于护理对象的复杂性、个体性，相同的需求对不同的人，其重要性可能不同。因此，在无原则冲突的情况下，可与患者协商，尊重患者的意愿，考虑患者认为最重要的问题予以优先解决。

（3）现存的问题优先处理，但不要忽视潜在的和有危险的问题。有时它们常常也被列为首优问题而需立即采取措施或严密监测。

（二）制订预期目标

预期目标是指通过护理干预，护士期望患者达到的健康状态或在行为上的改变。其目的是指导护理措施的制订。预期目标不是护理行为，但能指导护理行为，并作为对护理效果进行评价的标准。每一个护理诊断都要有相应的目标。

1. 预期目标的制订

（1）目标的陈述公式

时间状语 + 主语 + （条件状语）+ 谓语 + 行为标准。

①主语：是指患者或患者身体的任何一部分，如体温、体重、皮肤等，有时在句子中省略了主语，但句子的逻辑主语一定是患者。

②谓语：指患者将要完成的行动，必须用行为动词来说明。

③行为标准：主语进行该行动所达到的程度。

④条件状语：指患者完成该行为时所处的特定条件。如"拄着拐杖"行走 50m。

⑤时间状语：是指主语应在何时达到目标中陈述的结果，即何时对目标进行评价，这一部分的重要性在于限定了评价时间，可以督促护士尽心尽力地帮助患者尽快达到目标，评价时间的确定，往往需要根据临床经验和患者的情况来确定。

（2）预期目标的种类

根据实现目标所需时间的长短可将护理目标分为短期目标和长期目标两大类。

①短期目标：指在相对较短的时间内要达到的目标（一般指一周内），适合于病情变化快、住院时间短的患者。

②长期目标：是指需要相对较长时间才能实现的目标（一般指一周以上甚至数月）。

长期目标是需要较长时间才能实现的，范围广泛；短期目标则是具体达到长期目标的台阶或需要解决的主要矛盾。如下肢骨折患者，其长期目标是"三个月内恢复行走功能"，短期目标分别为："第一个月借助双拐行走""第二个月借助手杖行走""第三个月逐渐独立行走"。短期目标与长期目标互相配合、呼应。

2. 制订预期目标的注意事项

（1）目标的主语一定是患者或患者的一部分，而不能是护士。目标是期望患者接受护理后发生的改变，达到的结果，而不是护理行动本身或护理措施。

（2）一个目标中只能有一个行为动词。否则在评价时，如果患者只完成了一个行为动词的行为标准就无法判断目标是否实现。另外行为动词应可观察和测量，避免使用含糊的不明确的词语；可运用下列动词：描述、解释、执行、能、会、增加、减少等，不可使用含糊不清、不明确的词，如了解、掌握、好、坏、尚可等。

（3）目标陈述的行为标准应具体，以便于评价。有具体的检测标准；有时间限度；由护患双方共同制订。

（4）目标必须具有现实性和可行性，要在患者的能力范围之内，要考虑其身体心理状况、智力水平、既往经历及经济条件。目标完成期限的可行性，目标结果设定的可行性。患者需要认可，并乐意接受。

（5）目标应在护理工作所能解决范围之内，并要注意医护协作，即与医嘱一致。

（6）目标陈述要针对护理诊断，一个护理诊断可有多个目标，但一个目标不能针对多个护理诊断。

（7）应让患者参与目标的制订，这样可使患者认识到对自己的健康负责不仅是医护人员的责任，也是患者的责任，护患双方应共同努力以保证目标的实现。

（8）关于潜在并发症的目标，潜在并发症是合作性问题，护理措施往往无法阻止其发生，护士的主要任务在于监测并发症的发生或发展。潜在并发症的目标陈述为：护士能及时发现并发症的发生并积极配合处理。如"潜在并发症：心律失常"的目标是"护士能及时发现心律失常的发生并积极配合抢救"。

（三）制订护理措施

护理措施是护士为帮助患者达到预定目标而制订的具体方法和内容。规定了解决健康问题的护理活动方式与步骤。是一份书面形式的护理计划，也可称为"护嘱"。

1.护理措施的类型

护理措施可分为依赖性护理措施、协作性护理措施和独立性护理措施三类。

（1）依赖性的护理措施

依赖性的护理措施即来自医嘱的护理措施，它描述了贯彻医疗措施的行为。如医嘱"每晨测血压1次""每小时巡视患者1次"。

（2）协作性护理措施

协作性护理措施是护士与他健康保健人员相互合作采取的行动。如患者出现"营养失调：高于机体的需要量"的问题时，为帮助患者达到理想体重的目标，需要和营养师一起协商、讨论、制订护理措施。

（3）独立性护理措施

独立性护理措施是护士根据所收集的资料，凭借自己的知识、经验、能力，独立思考、判断后做出的决策，是在护理职责范围内。这类护理措施完全由护士设计并实施，不需要医嘱。如长期卧床患者存在的"有皮肤破损的危险"，护士每天定时给患者翻身、按压受压部位皮肤、温水擦拭等措施都是独立性护理措施。

2. 护理措施的构成

完整的护理措施计划应包括：护理观察措施、行动措施、教育措施三部分。

例：护理诊断：胸痛：与心肌缺血、缺氧致心肌坏死有关。

护理目标：24h 内患者主诉胸痛程度减轻。

制订护理措施如下。

（1）观察措施

①观察疼痛的程度和缓解情况。

②观察患者心律、心率、血压的变化。

（2）行动措施

①给予持续吸氧，2 ~ 4L/min。（依赖性护理措施）

②遵医嘱持续静脉点滴硝酸甘油 15 滴 / 分。（依赖性护理措施）

③协助床上进食、洗漱、大小便。（独立性护理措施）

（3）教育措施

①教育患者绝对卧床休息。

②保持情绪稳定。

3. 制订护理措施

制定护理措施时需要注意的注意事项。

（1）针对性

护理措施针对护理目标制订，一般一个护理目标可通过几项措施来实现，措施应针对目标制订，否则即使护理措施没有错误，也无法促使目标实现。

（2）可行性

护理措施要切实可行，措施制订时要考虑：①患者的身心问题：这也是整体护理中所强调的要为患者制订个体化的方案。措施要符合患者的年龄、体力、病情、认知情况以及患者自己对改变目前状况的愿望等。如对老年患者进行知识缺乏的健康教育时，让患者短时间内记忆很多教育内容是困难的。护理措施必须是患者乐于接受的。②护理人员的情况：护理人员的配备及专业技术、理论知识水平和应用能力等是否能胜任所制订的护理措施。③适当的医院设施、设备。

（3）科学性

护理措施应基于科学的基础上，每项护理措施都应有措施依据，措施依据来自护理科学及相关学科的理论知识。禁止将没有科学依据的措施用于患者。护理措施的前提是一定要保证患者的安全。

（4）一致性

护理措施不应与其他医务人员的措施相矛盾，否则容易使患者不知所措，并造成不信任感，甚至可能威胁患者安全。制订护理措施时应参阅其他医务人员的病历记录、医嘱，意见不一致时应共同协商，达成一致。

（5）指导性

护理措施应具体，有指导性，不仅使护理同一患者的其他护士很容易地执行措施，也有利于患者。如对于体液过多需进食低盐饮食的患者，正确的护理措施是：①观察患者的饮食是否符合低盐要求。②告诉患者和家属每日摄盐＜5g。含钠多的食物除咸味食品外，还包括发面食品、碳酸饮料、罐头食品等。③教育患者及家属理解低盐饮食的重要性，等等。

不具有指导性护理措施如：①嘱患者每日摄盐量＜5g；②嘱患者不要进食含钠多的食物。

（四）护理计划成文

护理计划成文是将护理诊断、目标、护理措施以一定的格式记录下来而形成的护理文件。不仅为护理程序的下一步实施提供了指导，也有利于护士之间以及护士与其他医务人员之间的交流。护理计划的书写格式，因不同的医院有各自具体的条件和要求，所以书写格式也是多种多样的。大致包括日期、护理诊断、目标、措施、效果评价几项内容。

护理计划应体现个体差异性，一份护理计划只对一个患者的护理活动起作用。护理计划还应具有动态发展性，随着患者病情的变化和护理的效果而调整。

五、护理实施

实施是为达到护理目标而将计划中各项措施付诸行动的过程。实施的质量如何与护士的专业知识、操作技能和人际沟通能力三方面的水平有关。实施过程中的情况应随时用文字记录下来。

实施过程包括实施前准备、实施和实施后记录三个部分，一般来讲，实施应发生于护理计划完成之后，但在某些特殊情况下，如遇到急诊患者或病情突变的住院患者，护士只能先在头脑中迅速形成一个初步的护理计划并立即采取紧急救护措施，事后再补上完整的护理计划。

（一）实施前的准备

护士在执行护理计划之前，为了保证护理效果，应思考安排以下几个问题，即"五个 W"。

1."谁去做"（who）

对需要执行的护理措施进行分类和分工，确定护理措施是由护士做，还是辅助护士做；哪一级别或水平的护士做；是一个护士做，还是多个护士做。

2."做什么"（what）

进一步熟悉和理解计划，执行者对计划中每一项措施的目的、要求、方法和时间安排应了如指掌，以确保措施的落实，并使护理行为与计划一致。此外，护士还应理解各项措施的理论基础，保证科学施护。

3."怎样做"（how）

（1）分析所需要的护理知识和技术：护士必须分析实施这些措施所需要的护理知识和技术，如操作程序或仪器设备使用的方法，若有不足，则应复习有关书籍或资料，或向其他有关人员求教。

（2）明确可能会发生的并发症及其预防：某些护理措施的实施有可能对患者产生一定程度的损伤。护士必须充分预想可能发生的并发症，避免或减少对患者的损伤，保证患者的安全。

（3）如患者情绪不佳，合作性差，那么需要考虑如何使措施得以顺利进行。

4."何时做"（when）

实施护理措施的时间选择和安排要恰当，护士应该根据患者的具体情况、要求等多方面因素来选择执行护理措施的时机，例如，健康教育的时间，应该选择在患者身体状况良好、情绪稳定的情况下进行以达到预期的效果。

5."何地做"（where）

确定实施护理措施的场所，以保证措施的顺利实施。在健康教育时应选择相对安静的场所；对涉及患者隐私的操作，更应该注意选择环境。

（二）实施

实施是护士运用操作技术、沟通技巧、观察能力、合作能力和应变能力去执行护理措施的过程。在实施阶段，护理的重点是落实已制订的措施，执行医嘱、护嘱，帮助患者达到护理目标，解决问题。在实施中必须注意既要按护理操作常规规范化地实施每一项措施，又要注意根据每个患者的生理、心理特征个性化地实施护理。

实施是评估、诊断和计划阶段的延续，需随时注意评估患者的病情及患者对护理措施的反应及效果，努力使护理措施满足患者的生理、心理需要，促进疾病的康复。

（三）实施后的记录

实施后，护士要对其所执行的各种护理措施及患者的反应进行完整、准确的文字记录，即护理病历中的护理病程记录，以反映护理效果，为评价做好准备。

记录可采用文字描述或填表，在相应项目上打"√"的方式。常见的记录格式有 PIO 记录方式，PIO 即由问题（problem，P）、措施（intervention，I）、结果（outcome，O）组成。"P"的序号要与护理诊断的序号一致并写明相关因素，可分别采用 PES、PE、SE 三种记录方式。"I"是指与 P 相对应的已实施的护理措施，即做了什么，但记录并非护理计划中所提出的全部护理措施的罗列。"O"是指实施护理措施后的结果。可出现两种情况：一种结果是当班问题已解决；另一种结果是当班问题部分解决或未解决，若措施适当，由下一班负责护士继续观察并记录；若措施不适宜，则由下一班负责护士重新修订并制订新的护理措施。

记录是一项很重要的工作，其意义在于：①可以记录患者住院期间接受护理照顾的全部经过。②有利于其他医护人员了解情况。③可作为护理质量评价的一个内容。④可为以后的护理工作提供资料。⑤是护士辛勤工作的最好证明。

六、护理评价

评价是有计划地、系统地将患者的健康现状与确定的预期目标进行比较的过程。评价是护理程序的第五步，但实际上它贯穿于整个护理程序的各个步骤，如评估阶段，需评估资料收集是否完全，收集方法是否正确；诊断阶段，需评价诊断是否正确，有无遗漏，是否是以收集到的资料为依据；计划阶段，需评价护理诊断的顺序是否合适，目标是否可行，措施是否得当；实施阶段，需评价措施是否得到准确执行，执行效果如何等。评价虽然位于程序的最后一步，但并不意味着护理程序的结束，相反，通过评价发现新问题，重新修订计划，而使护理程序循环往复地进行下去。

评价包括以下几个步骤。

（一）收集资料

收集有关患者目前健康状态的资料，资料涉及的内容与方法同第二节评估部分的相应内容。

（二）评价目标是否实现

评价的方法是将患者目前健康状态的资料与计划阶段的预期目标相比较，以判断目标是否实现。经分析可得出三种结果：①目标已达到。②部分达到目标。③未能达到目标。

（三）重审护理计划

对护理计划的调整包括以下几种方式。

1. 停止

重审护理计划时，对目标已经达到，问题已经解决的，停止采取措施，但应进一步评估患者可能存在的其他问题。

2. 继续

问题依然存在，计划的措施适宜，则继续执行原计划。

3. 修订

对目标部分实现或目标未实现的原因要进行探讨和分析，并重审护理计划，对诊断、目标和措施中不适当的内容加以修改，应考虑下述问题：收集的资料是否准确和全面；护理问题是否确切；所定目标是否现实；护理措施设计是否得当以及执行是否有效，患者是否配合等。

护理程序作为一个开放系统，患者的健康状况是一个输入信息，通过评估、计划和实施，输出患者健康状况的信息，经过护理评价结果来证实计划是否正确。如果患者尚未达到健康目标，则需要重新收集资料、修改计划，直到患者达到预期的目标，护理程序才告停止。因此，护理程序是一个周而复始，无限循环的系统工程。

护理程序是一种系统地解决问题的程序，是护士为患者提供护理照顾的方法，应用护理程序可以保证护士给患者提供有计划、有目的、高质量、以患者为中心的整体护理。因此它不仅适用于医院临床护理、护理管理，同时它还适用于其他护理实践、如社区护理、家庭护理、大众健康教育等，是护理专业化的标志之一。

第二章　临床康复治疗技术

第一节　运动疗法

一、运动疗法的目的

第一，改善全身功能状态：运动疗法可维持和改善骨骼肌肉功能、增强心肺功能、促进和发展功能代偿、提高和增强神经系统的调节能力、改善和增强内分泌系统能力、调节精神和心理。

第二，预防或治疗各种疾病所致的并发症，如压疮、骨质疏松、关节挛缩、肌肉萎缩、心肺功能下降等。

第三，提高运动能力，如增强肌力、提高柔韧性、提高平衡及协调能力，改善步态，增强运动耐力等。

第四，提高患者日常生活中的活动能力，提高生存质量。

二、运动疗法的基本原则

（一）针对性

严格按照患者的自身特点、疾病诊断、病程、评定的结果及治疗目的等制定康复治疗方案，因人因病而异，目的明确，重点突出，并且应根据患者功能状况的改变而及时调整方案及方法。

（二）渐进性

运动强度由小到大，运动时间由短到长，动作的复杂性由易到难，休息次数和时间由多到少、从长到短，重复次数由少到多，动作组合从简到繁。在患者适应过程中逐渐增加运动量。同时，还应根据患者的病情变化、自觉症状和体征表现随时调整。

（三）持久性

运动疗法特别是主动运动，具有良好的效应积累以及远期作用。治疗时间越久，效果越佳，因此需要患者长期坚持。

（四）整体性

在功能训练中，不能只重视局部的治疗和训练，而忽略了身体的全面训练，应该局部和全身兼顾。在许多情况下，当全身健康状况改善后，局部的功能改善更为容易。

（五）安全性

应以保证患者安全为前提。治疗中密切观察患者反应，避免因方法或运动量不当造成损伤或加重病情。

三、运动疗法的分类

（一）主动运动

运动治疗时动作的完成需要患者主动收缩肌肉才能完成。根据运动时有无外力的参与又分为随意运动、助力运动和抗阻力运动。

1. 随意运动

动作的发生或完成没有任何外力（包括手力或器械力）的参与，完全由参与动作的肌肉的主动收缩来完成。例如，自己活动四肢关节，行走，各种医疗体操，传统医学中的太极拳锻炼，日常生活活动训练等。

2. 助力运动

在运动治疗中，患者不能完成完整的动作，动作的完成一部分是由患者通过主动收缩肌肉完成，一部分需要借助于外界力量的帮助来完成。外界力量可以来自机械（如滑轮、悬吊装置等），也可以来自健侧肢体或他人的帮助。例如，周围神经损伤后，患者常常不能自己活动受伤的肢体，此时，治疗人员借助于滑轮的帮助，通过健侧肢体拉动滑轮来帮助患侧肢体的抗重力活动；等患侧肢体的肌力有改善，能完成抗重力的动作时，再去除悬吊，让患侧肢体进行抗重力活动，以增大关节的活动或增加肌肉的力量。

3. 抗阻力运动

是指患者必须克服外部阻力才能完成运动，又称为负重运动。外部的阻力可以来自器械（如拉力器、专用训练装置）或手力（如手法施加），这种运动治疗多用于肌肉的力量训练和耐力训练。例如，四肢骨折或周围神经损伤后，利用哑铃或沙袋训练患侧肢体的肌肉力量。

（二）被动运动

在运动治疗中肢体完全处于放松状态，没有肌肉收缩，动作的发生和完成全部由外力来完成。这种外力可以来自器械或手力。例如，下肢关节手术后的早期，患者由于疼痛常常不愿意活动肢体，此时，可以利用持续性被动活动治疗仪（CPM）来活动患侧的下肢；脑卒中或脑外伤后肢体偏瘫患者，在健侧手或他人的帮助下活动瘫痪侧的肢体。

（三）等长运动

是指肌肉收缩时肌肉的张力（力量）增加，但关节不产生肉眼可见的运动（肌肉的长度没有明显的变化），又称为等长收缩或静力性收缩。由于人体骨骼肌的纤维长短不一，即使是等长运动，肌纤维也会发生长度的改变，因此，没有绝对的等长运动。等长运动主要用于骨科疾患的康复治疗。例如，肢体被固定或手术后早期患侧肢体只进行肌肉收缩，但关节不活动；下腰痛患者保持某一种体位（没有活动），进行针对性的肌肉力量训练等。

（四）等张运动

是指肌肉收缩时肌肉的张力（力量）基本保持不变，但肌纤维长度缩短或延长导致关节发生肉眼可见的运动，又称为动力性收缩。根据收缩时肌纤维长度变化的方向分为以下两种。

1. 向心性等张运动

肌肉收缩时，肌肉的两端相互接近，肌纤维的长度变短，又称为向心性缩短。通常，动作完成的主要肌群的收缩属于向心性等张运动，如屈肘时的肱二头肌收缩，伸膝时的股四头肌收缩。

2. 离心性等张运动

肌肉收缩时，肌肉的两端距离逐渐分开，肌纤维的长度被拉长，又称为离心性延伸。通常，动作完成的拮抗肌群的收缩属于离心性等张运动，如屈肘时的肱三头肌收缩，伸膝时的腘绳肌收缩等。

（五）等速运动

是利用专门设备，根据运动过程中肌力大小的变化来调节外加阻力，使整个关节依照预先设定的速度运动，而在运动过程中只有肌肉张力和力矩输出的增加。与等长运动和等张运动相比，等速运动的最大特点是运动中速度是固定的，而阻力是变化的，以保证在整个运动过程中所产生的阻力与所作用的肌群力量呈正比，即肌肉在运动过程中的任何一点都能产生最大的力量。

（六）放松性运动

是以放松精神和改善心肺功能为主要目的的运动，如医疗步行、医疗体操、保健按摩、太极拳等。放松性运动由于消耗的能量比较小，运动强度比较低，因此，一般适合于心血管和呼吸系统疾病的患者、精神紧张者、老年人及体弱者。

（七）耐力性运动

是以增加心肺功能为主要目的的运动，如医疗步行、骑自行车、游泳等。由于耐力性运动具有周期性和节律性的特点，比较适合于心血管和呼吸系统疾病的患者以及需要增加耐力的体弱患者。

四、运动疗法的应用范围

（一）神经系统疾患

脑卒中、颅脑外伤、脑肿瘤术后、小儿脑瘫、脊髓损伤、帕金森病、多发性硬化、脊髓灰质炎以及各种周围神经伤病。

（二）骨科疾患

骨折、关节脱位、截肢、关节炎、关节置换术后、运动外伤后功能障碍、软组织劳损性病变、骨质疏松、颈椎病及腰椎疾患等。

（三）内科疾病

冠心病、动脉硬化、慢性阻塞性肺病、糖尿病、高血压、糖尿病、高脂血症、肥胖症、内脏下垂、消化性溃疡、内脏手术后等。

（四）其他

烧伤后瘢痕形成、肿瘤经药物或手术治疗后、艾滋病、戒毒后等。

五、运动疗法的禁忌证

运动疗法没有绝对的禁忌证，过去认为疾病的急性期或重症患者不适宜实施运动治疗，现在看来，这是将运动治疗与体育运动等同起来的错误观点。从现代运动治疗学的范畴来看，疾病的急性期或因各种原因卧床的重症患者，仍然可以实施适当的运动治疗。例如，对昏迷患者（如颅脑损伤或脑卒中），可以做肢体的被动运动，以预防关节挛缩和肢体僵硬；对急性心肌梗死急性期的患者，可以自己完成远端肢体小关节的主动运动，以改善肢体的血液循环，防治静脉血栓形成。因此，疾病的急性期或重症患者同样可以实施运动治疗，关键在于选择好适当的治疗项目，掌握好适宜的运动量。对一些强度比较大的运动治疗，特别是全身性的主动运动，如医疗体操、医疗行走、肌肉力量训练、耐力训练等。运动治疗的相对禁忌证主要为感染性疾病、发热（体温 38℃ 以上，血白细胞数量明显增加），器官功能失去代偿，严重衰弱等。

六、常用运动治疗方法

（一）关节活动范围训练

关节活动范围训练是指利用各种方法以维持正常的关节活动范围（ROM）或改善因组织粘连或挛缩造成的关节活动障碍，使其接近或达到正常的 ROM 的运动疗法技术。

1.ROM 训练的基本方法

ROM 训练应根据患者主动运动的能力及活动范围的需要选择主动运动、助力运动或被动运动。

（1）主动运动 ROM 训练

常用各种徒手体操或器械体操。动作的设计原则是根据患者关节活动受限的方向和程度、肌力的大小以及可以使用的器械，设计出一些有针对性的动作，适用于患者意识清楚且有较强的毅力，能配合并坚持治疗；如已出现 ROM 受限，则带动该关节运动的肌肉肌力应达到 4 级以上。

（2）助力运动 ROM 训练

可根据条件选择训练方式：常用的有悬吊练习、滑轮练习和器械练习。悬吊练习是利用挂钩、绳索和吊带组合将拟活动的肢体悬吊起来，使肢体在去除重力的前提下主动活动，类似于钟摆样运动。滑轮练习是利用滑轮和绳索，通过健侧肢体的活动来帮助或带动患侧肢体的活动。器械练习是利用杠杆原理，以器械为助力，带动活动受限的关节进行活动。另外水中运动是助力活动中增加关节活动范围的较好的练习方法，利用水的浮力进行活动，但须具备水池、水处理及安全设施等场地、设备条件，而且在一般情况下，若无支持和帮助是很难完成的。

（3）被动运动 ROM 训练

根据力量来源分为两种，一种是由经过专门培训的治疗人员完成的被动运动，如关节可动范围内的运动和关节松动技术；一种是借助外力由患者自己完成的被动运动，如滑轮练习、关节牵引、持续性被动活动等。

①关节可动范围的活动：治疗者根据关节运动学原理完成的关节各个方向的被动活动。操作要在关节活动的各个方向进行，范围要尽可能大，动作缓慢，忌暴力。每天应活动关节 1~2 遍，每遍让所有关节至少做 3~5 次全范围运动。已发生关节 ROM 受限时，操作动作应达到现有的最大可能范围，并在到达时再稍用力，力求略有超过，在稍停留后还原再做。每天必须坚持锻炼数遍，训练效应才能得以积累。

②关节松动术：又称"澳式手法"或"Maitland 手法"。特点是利用关节的生理运动

和附属运动被动活动患者关节，以达到维持或改善关节活动范围，缓解疼痛的目的。常用手法包括关节的牵引、滑动、滚动、挤压、旋转等。关节松动术由于其对手法和力度的控制要求严格，治疗师须经过严格的正规培训才可为患者进行治疗。

③关节牵引术：应用力学原理，通过机械装置，使关节和软组织得到持续的牵伸，从而解除肌肉痉挛和改善关节挛缩。

④持续性被动活动（CPM）：利用机械或电动活动装置，使手术肢体在术后能进行早期、持续性、无疼痛范围内的被动活动，以缓解疼痛，改善关节活动范围，防止粘连和关节僵硬，促进伤口愈合和关节软骨的修复和再生，促进关节周围软组织的血液循环和损伤软组织的修复，消除手术和制动带来的并发症。

2.ROM 训练的注意事项

（1）患者应处于舒适的体位，穿宽松衣服，必要时应脱去衣服或暴露治疗部位。

（2）治疗师必须熟悉关节的解剖学结构和运动平面、运动方向以及各方向 ROM 的正常值，以免使关节产生错误的运动方向和超范围运动造成损伤。

（3）治疗前应向患者说明训练的重要性和治疗所采用的手法和器械的作用以及可能产生的正常和异常感觉，使患者做好心理准备，避免恐惧及过分紧张，并能在治疗中有异常感觉时及时告诉治疗师。

（4）治疗师应采取适当的体位为患者进行治疗，避免自己用力不当导致不必要的损伤或某一局部过度疲劳。

（5）操作要缓慢、有节律地在无痛的范围内进行，合理控制力度，一般应以治疗过程关节周围软组织有明显牵拉感，治疗后略感酸胀为宜。注意患者的疼痛反应，避免牵拉已经过度活动的关节。如果出现关节明显疼痛或肌肉肿胀，并持续 24 小时，则说明用力过度。

（6）除 CPM 以外，无论主动运动还是被动运动，均应在达到关节 ROM 终点处停留数秒或更长时间，以达到对粘连、挛缩的软组织更好的牵张效果。

（7）注意对每一关节进行全方位范围的关节活动，例如肩关节，屈曲、伸展、内收、外展、外旋、内旋各个方向的运动均应做到。

（8）遇到下列情况时，应避免牵拉：骨折未可受力之前；牵拉中有明显骨性阻挡；炎症急性渗出期。

（二）增强肌力的训练

根据超量恢复的原理，肌力训练应遵循超负荷原则，通过肌肉的主动收缩来改善或增强肌肉的力量。根据肌肉的收缩方式可以分为等长运动和等张运动；根据是否施加阻力分为非抗阻力运动和抗阻力运动。非抗阻力运动包括主动运动和主动助力运动，抗阻力运动包括等张性（向心性、离心性）、等长性、等速性抗阻力运动。

当肌力为 1 级或 2 级时，进行徒手助力肌力训练。当肌力 3 级或以上时，进行主动抗重力或抗阻力肌力训练。此类训练根据肌肉收缩类型分为抗等张阻力运动（也称为动力性运动）、抗等长阻力运动（也称为静力性运动），以及等速运动。

1.肌力训练的基本方法

（1）等长运动训练

指示患者选择适当体位，用全力或接近全力使某一肌肉收缩，并维持 3 ～ 10 秒，再缓慢放松，休息数秒后重复进行，直至肌肉感觉酸胀疲劳。适用于骨科疾患早期，如关节炎急性期，骨、关节损伤肢体被固定或手术后，不允许关节活动的各类情况。

（2）助力运动训练

在患者进行自发肌肉收缩的同时，由治疗师辅助或借助器具引起关节活动进行训练，在训练过程中应逐渐减少助力成分。包括：①徒手助力运动，先由患者进行主动运动，未能完成部分由治疗者给予帮助，随着主动活动能力的改善，应逐渐减少给予的帮助。②悬吊助力运动，是利用绳索、挂钩、滑轮等装置悬吊接受训练的肢体，以减轻肢体的自身重量，然后在水平面上进行主动运动。适用于 1 级及 2 级肌力的患者。

（3）主动运动

由患者自己进行运动，治疗师给以适当的指示和必要的监督。要使主要训练的肌肉置于抗重力位，其运动的速度、次数、间隔时间，均需根据患者的具体情况进行。适用于 3 级肌力，心肺功能有所改善、全身状况有一定恢复的患者。

（4）抗阻运动

多用砂袋、哑铃、弹簧或橡皮条给予一定负荷，或由治疗师或患者本人徒手施加抵抗，使患者主动作肌肉收缩并抵抗负荷。根据肌肉收缩过程中的受力情况可分为等张抗阻运动和等速抗阻运动。①等张抗阻训练，由于向心性收缩和离心性收缩两种肌肉运动的方式在日常生活中均常用到，故在进行肌力增强训练时，两种训练方式应轮流采用。抗阻训练需长期坚持才能显示其效果，为了使肌力提高得更为迅速，应采取渐进抗阻训练——首先测定患者某一肌群连续运动 10 次所能对抗的最大阻力（如果超过这一阻力，则肌肉不能连续运动达到 10 次），该阻力（负荷）称为 10RM。以该负荷作为本周肌力训练负荷，连续抗阻运动 10 次为 1 组，每次训练作 3 组，第一组负荷为 10RM 的 1/2，第二组负荷为 10RM 的 3/4，第三组为全 10RM。每周训练 3 次。最后一次训练后 2 ～ 3 天重新测定 10RM（应略高于 1 周前的水平），按照新的 10RM 进行为期一周的肌力训练，如此反复评定—训练，逐步提高运动负荷和肌肉力量。根据患者情况，也可使用低于 10RM 的负荷进行训练，但连续抗阻运动的次数也应相应延长。阻力大，重复次数少，有利于发展肌力；阻力中等，重复次数多有利于发展肌肉耐力。②等速抗阻训练：利用专门设备限定肌肉收缩时关节运动的角速度的。该训练方法保证了在运动全过程任何时刻肌张力都有较大的增加，从而使肌肉得到较有效的训练的方法。训练较安全，且拮抗肌可同时训练，但需使用专门仪器进行，技术要求较复杂，仪器价格昂贵，不易普及。适用于4级及5级肌力的患者。

2. 增强肌力训练的注意事项

（1）合理选择训练方法：增强肌力的效果与选择的训练方法是否合理直接有关。训练前应先评估训练部位的关节活动范围和肌力情况，根据评估结果选择训练方法。

（2）注意运动时始终保持规范的姿势：避免出现代偿性运动影响训练效果。

（3）合理调整训练阻力：所加阻力是否得当是肌力训练的关键因素之一。每次施加的阻力应持续、平稳，而非跳动性。阻力的增长应根据肌力的改善情况循序渐进。若患者不能完成全范围关节运动、加阻力的部位出现疼痛、肌肉出现震颤或出现代偿性运动时应改变施加阻力的部位或大小。

（4）防止过分疲劳和疼痛：肌力训练后出现很短时间内的肌肉酸痛和疲劳是正常的，若训练后第三天仍感疲劳和疼痛，则说明运动强度过大，则应适当减少运动时间和调整运动量，同时应注意做好准备活动和训练后的放松活动。

（5）防止出现心血管反应：等长抗阻力运动，特别是抗较大阻力时，具有明显的升压反应。加之运动时常伴有闭气，容易对心血管造成额外负荷。故有高血压、冠心病或其他心血管疾病者应避免在等长抗阻运动时过分用力或闭气。

（三）增强耐力的训练

增强肌肉耐力的训练方法与增强肌力的训练方式的不同点在于增强肌肉耐力训练时肌肉每一次收缩所对抗的阻力适当减小，而重复收缩的次数相应增加，训练时间相应延长。

增强整个机体耐力的训练宜采用有氧训练。常用的有氧运动方式包括：散步、慢跑、自行车、游泳及各种无身体直接对抗的球类运动等，常用于一般健体、强身，以及心血管、呼吸、代谢等系统疾患的康复。

1. 有氧运动的运动强度

对于有心肺功能障碍的患者，有氧运动的运动强度应严格控制。运动强度的制定可通过以下三种方法：

（1）心电运动试验

又称运动负荷试验，即在心电监测下进行运动，测定心脏功能和运动耐量，以便客观地安排患者的活动范围和劳动强度，为康复锻炼提供可靠的依据。运动方式常用踏车和活动平板运动试验。

采用心电运动的方式须严格遵循制定的试验方案，逐渐增加运动强度，通过多级运动强度的测试，了解患者的心脏功能和机体耐力，以患者出现呼吸或循环不良症状（如呼吸困难、头晕眼花等）或体征（如血压下降、步态不稳等）以及心电图异常、心血管运动反应异常作为终止运动的指标。日常有氧运动训练的运动强度则应低于该指标。

（2）靶心率（THR）

根据靶心率来控制运动量较为简便。靶心率是指达最大功能的 60% ～ 70% 时的心率，或称为"运动中的适宜心率"，即有氧运动过程中应达到并维持一定时间的心率。通常以最大心率的 65% ～ 85% 作为靶心率，即：靶心率：（220- 年龄）×（65% ～ 85%）。年龄在 50 岁以上，有慢性病史的患者，靶心率：170- 年龄；经常参加体育锻炼的人，靶心率 =180- 年龄。在有氧运动中，心率达到靶心率的时间应超过 10 分钟，最好能够持续20 ～ 30 分钟，才能产生良好效果。

（3）Borg 自觉疲劳分级（RPE）

根据运动者自我感觉疲劳程度衡量相对运动强度的指标，是持续强度运动中体力水平较为可靠的指标，可用来评定运动强度；在修订运动处方时，可用来调节运动强度。

RPE 与心率的对应关系是：RPE 12 ～ 13 级相当于 65% ～ 70% 最大心率，RPE 15 ～ 16 级相当于 80% 最大心率，RPE 17 ～ 18 级相当于 90% 最大心率。故一般有氧运动的强度应以使患者达到 RPE 12 ～ 16 级为宜，而老年人应控制在 12 ～ 13 级。

2. 有氧运动方式的选择

患者进行有氧运动训练的方式，应根据患者的体力情况及兴趣爱好来选择。运动的能量消耗通常以代谢当量或梅脱值（METs）表示。

3. 有氧运动的持续时间及频度

有氧运动的持续时间要根据个人体质情况而定，一般每次运动不应少于 20 分钟，健康人可延长至 1 ～ 2 小时。此外，在每次训练前还要进行 5 ～ 10 分钟的准备活动，训练后要有 5 分钟左右的整理活动。至少隔天运动一次，即每周应进行 3 ～ 5 次有氧运动，才会产生良好的累积效应。

4. 有氧运动的注意事项

（1）注意安全

进行必要的体格检查，耐力训练对心血管等内脏系统影响较大，有些训练项目如健身跑、骑自行车、跳绳等运动强度比较大。因此，训练前应认真进行必要的体格检查，特别是心血管系统和运动器官的检查，以免在训练中发生意外或运动损伤；进行必要的医疗监护：对潜在意外危险的患者，尤其心血管疾患者，应有一定的医疗监护措施；防止运动过程中的运动损伤。

（2）循序渐进

按患者病情及体质情况制定训练计划，并严格按照进度中规定的运动量（运动强度、持续时间、运动频度）训练，切忌急于求成，超量训练。定期检查患者运动中的心率，如患者的运动耐力提高，完成同一运动强度的训练时心率较前下降，不能达到靶心率或 RPE 级别减低，则应提高运动强度，使运动中仍能维持一定时间的靶心率，这样才能使患者的耐力逐步提高。

（四）平衡功能训练

1. 平衡训练的原则

（1）支持面从大到小。

（2）从静态平衡到动态平衡。

（3）身体重心从低到高。

（4）从睁眼时保持平衡到闭眼时保持平衡。

（5）从注意下保持平衡到不注意下保持平衡。

2. 训练方法

在平衡练习前，应首先要求患者学会放松，减少紧张或恐惧心理。平衡练习中，必须保持头部于稳定的位置。平衡练习可分静态平衡和动态平衡练习。

（1）静态平衡练习

静态平衡主要依靠肌肉相互协调的等长收缩，用以维持身体的平衡。在静态平衡训练中先从比较稳定的体位开始，然后转至较不稳定体位，如前臂支撑俯卧位→倾跪位（前臂支撑跪位）→跪坐位→半跪位→坐位→站立位。站立位时也可先睁眼再闭眼进行。

（2）动态平衡练习

抗干扰能力：在上述静态平衡训练的基础上，当患者能够在某一体位独立保持平衡后，治疗师可从其身体的前、后、左、右施加外力干扰，使其在重心偏移的情况下重新将其调整回支持面以内。开始时先向患者预报干扰动作的方向再做动作，或按照一定顺序进行各方向的干扰，逐步过渡到不做预报并且随机从各个方向进行干扰，干扰动作亦逐步由轻到重。注意在训练中治疗师要一手做干扰动作，一手在一定距离内保护患者，既能使患者的身体产生一定程度的晃动令其尝试自行调整回平衡位置，又不致使患者跌倒摔伤。

自行控制的重心转移能力：患者具备了在外力干扰下调整重心的能力后，可在治疗师的保护下练习自己进行身体重心的前、后、左、右移动。同样的训练原则是：重心转移幅度由小到大，从每次转移后再回到初始位置，逐步过渡到各方向转移之间的直接变换。治疗师的保护原则亦与抗干扰训练时相同。

在活动的支撑点上训练平衡：如果患者在上述训练中能够应付自如，可利用 Bobath 球、平衡板、平衡训练测试仪等训练器材。

在行进中训练平衡：在直线行走、转弯、折返等过程中逐渐学习控制行进中的平衡，还可增加跳跃、上下阶梯等运动。

在复杂运动中训练平衡：利用抛接球、投篮、乒乓球等游戏类项目，吸引患者的注意力，使其能够随时下意识地控制平衡。

（五）协调功能训练

1. 协调功能训练的适应证

患者存在下列动作控制障碍时需进行协调功能训练。

（1）辨距不良：即动作幅度过大或过小。

（2）动作分解（震颤）：参与运动的各肌群之间不能相互配合，使得本应平滑流利的动作变成若干孤立的肌肉收缩和松弛。

（3）轮替性动作困难：原因是肌肉的收缩和松弛之间的转换不及时。

2. 训练原则

（1）在完成具体任务的过程中进行练习。

（2）任务应与日常生活中的实用动作密切相关，可将生活实用动作进行适当简化或增加其娱乐性。

（3）将复杂动作分解成单个动作分别练习，再将不同的单个动作按顺序累加，逐渐增加动作的复杂性。

（4）无论单个动作还是复杂任务，都要求重复相当多的次数，要求完成动作从慢到快，以使之逐渐熟练、协调。

（5）任务动作的设计应在现有功能的基础上，使患者感到有信心完成任务，但按标准、有质量地完成却有一定难度，才能在反复练习中逐渐使动作趋于完善。

（6）任务应从易到难，从粗大动作到精细动作；另一方面，还需练习参与任务的身体部位从少到多。

3. 训练方法

（1）上肢的协调性训练

①双上肢交替上举、交替屈肘、交替用双手摸对侧肩，交替用双手摸同侧肩等。

②做前臂旋前旋后的轮替动作，双手掌心互拍与掌背互击交替进行等。

③左手握拳击右掌与右手握拳击左掌交替进行等。

④双手手指一一对应，顺序相触，双手五指顺序、有节奏地击打桌面等。

（2）下肢的协调性训练

①仰卧位双下肢交替屈伸髋、膝关节，将一侧足跟放置于另一侧膝上，再沿胫骨滑至足背。

②坐位双脚足跟固定，交替用脚掌拍击地面，或一只脚有节奏地拍击地面，速度由慢到快。

③站立位用协调性差的下肢作迈步的分解动作，再逐渐将动作连贯起来。

（3）全身协调性训练：例如跳跃击掌、跳绳和打太极拳等。

（4）Frenkel 体操：是针对本体感觉消失的患者步态失调问题设计的训练治疗方案。训练要点是使患者学会用视觉代偿本体感觉。

具体方法：训练开始时应在治疗师监护下进行，强调动作要慢，准确，位置要适当。为避免疲劳，每一课的每节体操不要超过 4 次，应在最初的简单运动完成后，再逐渐进行较困难的形式，患者能自己进行每节体操后，应让其每 3 ~ 4 小时练习 1 次。

（六）神经肌肉促进技术（又称易化技术，神经发育学疗法）

1. 应用原则

（1）以中枢神经系统病损作为主要治疗对象。

（2）治疗中重视与日常生活的实用功能结合起来。

（3）基本动作的练习按照运动发育顺序进行。

（4）主张肢体的训练由躯体近端向远端进行。

（5）应用多种感觉刺激，包括躯体、语言、听觉、视觉等。

（6）强调运用人类正常运动模式反复强化训练。

（7）强调早期治疗、综合治疗以及各相关专业的全力配合。

2. 常用治疗技术

（1）Brunnstrom 技术

①理论核心：脑损伤后偏瘫患者的恢复过程要经过完全性瘫痪 – 异常运动模式 – 脱离异常模式 – 正常运动模式的过程，在此过程中，异常运动模式出现是功能恢复的必经之路，应该先诱发出这种异常模式使患者肢体出现运动功能，再利用专门技术打破这种模式，帮助患者恢复对肢体的良好控制。

②Brunnstrom 技术的特点：早期充分利用一切方法引出肢体的运动反应，并利用各种运动模式（无论是正常的还是异常的）强化训练，再从异常模式中引导、分离出正常的运动成分。

③Brunnstrom 技术训练方法举例——踝背屈训练

促进屈肌共同运动：在患者做髋、膝屈曲运动时施加阻力，促进屈髋、屈膝肌肉的等长收缩，诱发胫前肌的共同运动产生踝关节背屈，以后训练时逐渐减小屈髋、屈膝的角度，直至在伸髋、伸膝位能做出踝背屈动作。

利用下肢屈肌反应：使患足足趾快速被动屈曲，引起包括踝背屈在内的下肢屈曲反应，以激发踝背屈运动。这种反应被诱发出来以后，保持该肢位，再通过增强患者的随意性反应进行强化。

刺激足趾背侧及足背外侧：利用冰块或手指的快速叩击等方法刺激该区域，诱发踝背屈，然后通过增强患者的随意性反应进行强化。

（2）Bobath 技术

①理论核心：抑制异常运动模式，诱发和促进正常反应的出现。

②Bobath 技术的特点：是通过关键点的控制及其设计的反射抑制模式和肢体的恰当摆放来抑制肢体痉挛，再通过反射、体位平衡诱发其平衡反应，让患者进行主动的、小范围的、不引起联合反应和异常运动模式的关节运动，然后再通过各种运动控制训练，逐步过渡到日常生活动作的训练而取得康复效果，最终达到各种生活能力的自理。该技术主要用于小儿脑瘫和偏瘫的康复治疗。

所谓关键点主要包括：头部（可控制全身）、胸骨柄中下段（可控制躯干张力）、肩部（可控制肩胛带部的张力）、手指（可控制上肢及手部的张力）、足（可控制下肢的张力）等。

所谓反射抑制模式是指与偏瘫患者痉挛模式（躯干向患侧屈、肩胛带后撤、下沉，肩关节内收、内旋，肘屈曲，前臂旋前，腕、指关节屈曲，拇内收、屈曲，患侧骨盆上抬，髋、膝关节伸展，踝关节跖屈）相反的姿势，即患侧躯干伸展，患侧上肢外展、外旋、伸肘、前臂旋后、腕指伸展同时拇指外展，下肢轻度屈髋、屈膝、内收、内旋同时踝、趾背屈的姿势。

③训练方法：用放置并维持某肢位、姿势来克服病理性活动及控制关键点来抑制痉挛；通过利用指导性技术、挤压、牵引和拍打等手段使患者获得正常的运动感觉，从而改善或恢复其对运动的控制能力，促进正常运动的出现。

④Bobath 技术训练方法举例——踝背屈训练：从偏瘫早期开始，时刻注意将踝关节摆放于背屈、外翻的状态，在训练髋、膝关节的运动时仍不忘用一只手保持踝关节的这一姿势。在坐位进行膝关节屈曲大于90°的训练时，保持足跟不离地。在进行患侧下肢迈

步训练时，治疗师托住患足足趾使其伸展，并将踝关节控制在背屈、外翻位，引导患肢迈步过程中以微屈膝关节的标准动作向前迈低步（避免发生下肢伸肌痉挛或以骨盆上提、躯干侧屈代偿的摆腿姿势），再慢慢以足跟着地，同时用手体验患足足趾有无屈曲动作，若有，在患足落地前指示患者再次抬高足部，放松足趾后用足跟着地。必要时可佩戴保持踝关节于良好位置的踝足矫形器。

（3）神经肌肉本体感觉促进法（PNF技术）

①理论核心：以神经发育和神经生理学原理为理论基础，强调整体运动而不是单一肌肉的活动。

②技术特点：模仿日常生活中的功能活动，以躯干和肢体的对角线和螺旋方式（如上肢以肩关节为轴心做屈曲、内收、外旋－伸展、外展、内旋－屈曲、外展、外旋－伸展、内收、内旋）的助力、主动或抗阻运动，来刺激本体感觉器，同时结合言语和视觉刺激，尽可能地激活和募集最大数量的运动单位参与活动，从而改善运动控制、肌力、协调性和关节活动度。PNF技术还注重激励患者自身积极主动的精神，激发其潜力来促进神经肌肉功能的恢复，最终达到改善功能的目的。

（4）Rood疗法：又称"多种感觉刺激法"。可用于运动控制能力差的任何患者。

①理论核心：任何人体活动都是由先天存在的各种反射，通过不断地应用和发展，并根据反复的感觉刺激不断地做出修正，直到在大脑皮层意识水平上达到最高的控制为止。

②技术特点：强调有控制的感觉刺激，并根据人体运动的发育顺序，利用运动来诱发有目的的反应。

③训练方法：机械性刺激：经典的机械性刺激是利用电动旋转式毛刷在皮肤表面沿逆毛发生长的方向旋转；另一种形式是拍打，对欲收缩肌肉进行轻拍，可产生类似牵张反射的作用。

温度刺激：用冰块沿肌肉走行轻划数次，可提高肌肉的兴奋性；用冰敷、温热敷可降低肌肉的兴奋性，缓解肌张力。

对关节面的刺激：两关节面的分离可刺激该关节的屈曲；两关节面相互加压可刺激该关节的伸展。

有节律的运动：关节向两个方向的缓慢而有节律的运动可起到放松的作用。如仰卧位双下肢屈曲，双脚平放在床面上，双膝均匀地向两侧摆动或侧卧，治疗师扶住患者的肩和髋部做相反的交替进行的屈伸动作等。

按运动发育的顺序进行动作训练：根据患者运动障碍的性质和程度，按照运动控制发育的以下4个水平进行。

第一个水平，肌肉的全范围收缩，即主动肌收缩、拮抗肌抑制所形成的肢体自由屈伸；

第二个水平，通过肌肉的协同收缩支撑体重－固定近端关节，允许远端部分活动；

第三个水平，远端固定，近端关节活动，即一边支撑体重一边活动；

第四个水平，肢体的近端关节起固定作用，远端部位活动。进行由简单到复杂，由低级到高级，利用各种感觉刺激逐级诱发肌肉的运动。

④治疗原则：按一定的顺序进行刺激，通常由颈部开始·尾部结束；由近端向远端进行；先刺激外感受器，后刺激本体感受器；颈部和躯干先进行难度高的运动，后进行难度低的运动；四肢先进行难度低的运动，后进行难度高的运动；先诱发反射运动，再过渡到随意运动。

（七）运动再学习疗法

是以中枢神经损伤后功能重组为理论基础的训练方法，目前国际公认的具有循证医学依据的康复训练方法。

1. 理论核心

依据最新的神经生理学、运动行为学等理论，认为：

（1）中枢神经损伤后运动功能的恢复过程是一个学习的过程。

（2）残疾人和非残疾人具有同样的学习需要。

（3）以预期的和变化的两种形式进行运动控制训练，把姿势调整和患肢运动结合起来。

（4）特殊的运动控制最好通过练习该运动来获得，同时，这样的运动需要在各种环境中练习。

（5）与运动有关的感觉输入有助于动作的调节。

2. 技术特点

强调患者的认知能力在治疗中的重要作用，强调训练中应用功能性活动和真实环境，按照科学的运动学习方法对患者进行教育，即为"运动再学习方案"。MRP将基本的日常生活活动归纳为七个部分，它们是：上肢功能、口腔颜面功能、坐位功能、站位功能、起立、坐下和行走。对于上述每一个功能的训练，都经过4个步骤：

（1）观察患者的功能活动，与正常的功能活动进行比较，分析患者的问题，找出妨碍患者进行该项功能活动的因素。

（2）针对妨碍因素进行训练。

（3）训练整体功能活动。例如，首先发出指令拿起这个纸杯，不要让它变形，在患者拿纸杯的过程中检查患者握杯的姿势和抓握的松紧程度，纠正不适当的动作。

（4）将训练贯穿于患者的日常生活之中。因此 MRP 的每一项功能的训练都包含了评定和训练的内容，它要求治疗师了解运动学，能够分析患者的运动行为并向患者清楚地解释，以利于患者发挥主动参与意识。

（八）强制性运动疗法

强制性运动疗法是建立在大脑可塑性和皮层功能重组基础上的中枢系统损害后的新的康复训练方法，在患侧具备一定的能力的基础上，限制健侧的活动，强迫患者主动使用患侧从而促进患侧肢体的功能恢复的技术。

塑型训练是强制性使用运动训练技术中的个体化训练方式。治疗师根据患者的运动能力为其设计运动训练任务，该任务的难度刚刚超过患者现有的运动能力，治疗师指导患者通过反复练习逐步接近并达到按动作要领完成该任务的目标。

CIMT 在脑卒中恢复期应用，可以增加患肢使用时间、提高功能水平、改善患者自我感觉和提高其抓、握、捏和粗大运动功能；在后遗症期应用，可以改善患侧上肢的实用功能，提高其日常生活活动独立水平和生存质量。

高强度的患肢训练和对健肢的限制是此疗法的两个主要部分，而且高强度的训练比对健肢的限制更为重要。训练时间为每天 6 ~ 8 小时，限制时间则为 90% 的清醒时间或者与治疗时间相等。

适应证：首次脑卒中患者一侧偏瘫，患侧手腕能够主动背伸至少 10°，手指背伸 10°，有足够的平衡能力，听理解能力基本正常，能配合检查和治疗，有较好的康复欲望和良好的家庭支持。

禁忌证：严重的高血压（BP > 180/100mmHg）和严重的心肺功能衰竭等全身性疾病，严重的关节疼痛，明显的肩关节半脱位，明显认知障碍（MMSE < 22 分），明显的关节活动受限（肩关节被动屈曲、外展 < 90°）和严重的肌肉痉挛，Ashworth 分级 22 级。

（九）减重平板训练

减重平板训练是通过支持带悬吊减轻人体的部分体重使得下肢负重减轻，从而使双下肢可以在步行过程中完成重心转移，以促进步行功能障碍的患者步行功能的恢复。减重平板训练作为传统运动疗法的辅助治疗方法，可明显改善步行速度和步行能力。

适应证：上运动神经元病变导致的下肢瘫痪（脑卒中，脑外伤，脑瘫，脊髓损伤等），周围神经病变所致的下肢瘫，帕金森病，多发硬化，下肢骨关节病变，骨科手术后，截肢等。

禁忌证：体位性低血压，脊柱不稳定，下肢骨折未愈合或关节不稳定，严重骨质疏松，运动诱发下肢过度肌痉挛，患者不能主动配合。慎用于下肢肌力小于 2 级且未佩戴矫形器者，以免发生关节损伤。

治疗方法：通常使用减重设备悬吊减重 V40% 体重，并应根据患者功能逐步适当增加平板运行速度，使之达到人体舒适步行速度的 70% ～ 130%。

虽然 MRP 和 CIMT 与神经肌肉促进技术的理论基础不同，但在实际应用中都显示出对中枢神经损伤患者运动功能的良好促进作用，应根据患者的功能状况将各种疗法有机结合加以运用，以取得更好的疗效。

第二节　手法治疗、牵引

一、手法治疗

（一）按摩

1. 适应证

关节和肌肉疼痛，肌肉、韧带等软组织痉挛和紧张。

2. 操作程序

（1）基本方法

①推摩：治疗师用手掌对患者皮肤施加一定的压力，并轻轻地作向心性、按抚性滑动。常用于软组织轻度疼痛和损伤后肿胀部位的周围、弛缓性麻痹肌肉等处，也可用于其他按摩方法前的准备和不同按摩方法之间的过渡。

②揉捏：治疗师拇指和其他手指相对将患者皮肤、皮下组织、肌肉提捏，并由远端向近端方向进行，有助于牵伸、分离肌肉纤维、筋膜和瘢痕组织。

③强擦：治疗师一手支托治疗部位对侧，另一手用指尖、拇指或手的根部垂直压向治疗部位深处，并做圈形运动，以分离造成活动受限和疼痛的肌肉、肌腱纤维或瘢痕组织粘连。

④叩击法：治疗师用拳、掌或指轻柔地叩击局部，适用于刺激弛缓性麻痹的肌肉。

⑤震颤法：治疗师屈肘 90°、伸腕、伸指，以指端特别是拇指端压在治疗部位并作水平方向的颤动，以用于镇痛。

（2）常用步骤

①选择有助于放松治疗部位的体位。

②在治疗前用温热疗法放松治疗部位的肌肉。

③用枕头、小垫等物品垫于患者踝部、腹部（俯卧位时）进一步帮助放松。

④必要时使用按摩介质。

⑤先轻而慢的推摩手法，逐渐增加其深度，然后开始揉捏手法。

⑥需要时应用强擦手法。

⑦重复应用揉捏和深推摩手法。

⑧轻推摩手法结束治疗。

（3）治疗时间和频度

①时间为数分钟至1小时。

②频度为每日1次。

3.注意事项

（1）禁忌证：局部皮肤创伤、湿疹、炎症；局部的肿瘤、结核；局部血肿早期及其他出血倾向；局部开放伤口未愈；局部或邻近处骨折未愈；孕妇或经期妇女的下腹部、腰骶部。

（2）患者需知：治疗时身体尽量放松。

（3）工作人员需知

①采用于皮肤摩擦较强的手法时，应使用滑石粉、橄榄油等介质。

②损伤处于急性或亚急性期时，按摩可能会增加炎症反应。

（二）关节松动术

1.适应证

关节疼痛、反射性肌肉紧张及痉挛、可逆性关节活动度降低、关节进行性活动受限、关节功能制动。

2.操作程序

（1）基本手法

①属正常生理运动的摆动手法。

②属关节内骨表面的滚动、滑动、滚动－滑动结合、旋转等手法。

③被动成角牵伸和关节滑动牵伸。

④挤压、牵拉等其他附加运动手法。

（2）治疗前

对患者的疼痛和关节运动功能受限情况进行评定。

（三）Mckenzie 力学诊断治疗技术

1. 适应证

颈、胸、腰等脊柱疾病和按 Mckenzie 分类的三大综合征。

2. 操作程序

（1）力学诊断

①病史：以疼痛为核心，重复向患者提问，获取准确的信息。

②检查：姿势的评定和神经学方面问题的筛查，内容包括坐、站的姿势，下肢长度差异和神经学方面的检查。

③运动缺失的评定：包括对脊柱屈曲、伸展、侧屈、旋转及侧方滑动等功能运动的活动范围的评价。

④运动试验：通过各种不同姿势下各方向运动（包括反复运动）来明确运动对疼痛部位和强度的影响效果。

⑤综合征及其分型、分类：综合征分为姿势性综合征、功能不良综合征、间盘移位综合征；间盘移位综合征又可分为间盘后方移位和间盘前方移位两型；根据疼痛部位、对称与否、下肢痛累及的部位和有无后凸、侧移变形等将间盘后方移位分为 6 类，间盘前方移位分为第 7 类。

（2）力学治疗

①治疗原则：姿势综合征需矫正姿势；功能不良综合征产生力学变形时相应采用屈曲或伸展原则；间盘后方移位时，若伸展使疼痛向心化或减轻、停止，则应用伸展原则；间盘前方移位时，若屈曲使疼痛向心化或减轻、停止，则应用屈曲原则；神经根粘连应用屈曲原则。

②具体操作：俯卧位、俯卧伸展位、卧位伸展、用皮带固定的卧位伸展、持续伸展、站立位伸展、伸展松动术、伸展手法、伸展位旋转松动术、屈曲位旋转手法、卧位屈曲、坐位屈曲、站立位屈曲、侧移矫正和侧移自我矫正等。

3. 注意事项

（1）禁忌证

运动试验或体位调整不能有效降低疼痛者、存在严重病理改变、严重疼痛或体重明显减轻者；鞍区麻木、膀胱无力、骨折、脱位和部分腰椎滑脱、运动时疼痛剧烈和完全不能活动者。

（2）患者需知

①应遵医嘱坚持练习，并注意观察疼痛部位、强度等症状的改变。

②增强自我治疗和减少依赖的观念。

（3）工作人员需知

①根据患者具体情况，相应教会患者自我治疗的方法，如正确的坐姿、锻炼方法等。

②加强对患者的预防教育。

二、牵引

（一）颈椎机械牵引疗法

1. 适应证

颈部肌肉痉挛、颈椎退行性椎间盘疾病、颈椎椎间盘突（膨）出、颈脊神经根刺激或压迫、颈椎退行性骨关节炎、椎间关节囊炎和颈椎前后纵韧带病变。

2. 仪器设备

电动牵引装置或机械牵引装置。

3. 操作程序

（1）治疗前准备

①确定患者体重，决定牵引首次力量。

②选择患者舒适、放松体位，如坐位、仰卧位、斜位。

③根据病变部位确定患者头部的位置，一般以前屈 25°为宜；按病变部位确定牵引角度，上颈段病变角度可小些，下颈段病变牵引角度可大些。

④牵引带加衬，使患者更为舒适，且使牵引力量作用于后枕部。

⑤将牵引带挂于牵引弓。

（2）治疗过程

①设定控制参数：一般首次牵引力量为体重的 7%，常用的牵引力量为 6 ~ 14kg。牵引时间为 25 分钟左右；间歇牵引时牵引与间歇的时间比例为 3：1 或 4：1。

②根据牵引后的症状、体征的改变，相应调整牵引体位、角度、力量和时间。

（3）治疗结束后

①牵引绳完全放松、所有参数回零后关机；卸下牵引带。

②询问患者牵引效果及可能的不适，记录本次牵引参数，以作为下次治疗的依据。

4. 注意事项

（1）禁忌证

颈椎及邻近组织的肿瘤、结核或血管损害性疾病、严重的颈椎失稳或椎体骨折、脊髓压迫症、突出的椎间盘破碎、急性损伤、炎症在首次治疗后症状加重、严重的骨质疏松、颈椎病术后。

（2）患者需知

①牵引前应将手机、眼镜等影响治疗的物品除去。

②牵引中应尽可能使颈部放松。

③了解可能出现的不良反应，并及时报告。

（3）工作人员需知

①熟悉牵引装置的性能。

②治疗时对患者状况作密切观察，预防不良反应，如纱布卷放于后牙间、不必让患者除去假牙、使用改良牵引带等减少颞颌关节疼痛；合并腰椎病变者，牵引力量宜小，以避免产生腰椎疼痛。

（二）颈椎徒手牵引疗法

1. 适应证

同颈椎机械牵引，并可作为是否应用机械牵引及寻找最合适牵引体位的试验性手段。

2. 操作程序

（1）患者尽可能放松，仰卧于治疗床。

（2）治疗师立于治疗床头，双手支持患者头部重量，并以患者舒适为度。具体方法有如下几种：①双手置于患者枕后；②一手置于患者前额，另一手于患者枕后；③双手食指置于需牵引的椎体上一节段棘突；④使用皮带技术，增强手指的牵引力量。

（3）首次牵引时，改变患者头部的位置，找到能最有效缓解症状的牵引位置。

（4）治疗师双臂采用静力收缩施加牵引力量。

（5）牵引力量可间歇使用，在逐渐平稳增加至最大时，维持 15 ～ 60 秒，并以同样平稳、逐渐放松的方式复原，反复数次。

3. 注意事项

（1）禁忌证

同颈椎机械牵引。

（2）患者需知

①在治疗过程中，头颈背部肌肉应尽量放松。

②及时述说自身的反应，如疼痛、不适症状加重等。

（3）工作人员需知

①牵引力量的大小不能被客观测量，故应注意观察和询问患者反应，尤在进行机械牵引前的试验时更应细致观察。

②若试验加重了症状，则不能应用牵引治疗。

（三）腰椎机械牵引疗法

1. 适应证

腰椎间盘突出症，尤为造成脊神经损害者；腰椎退行性椎间盘疾患；腰椎关节功能障碍或退行性骨关节炎、腰椎肌肉痉挛或紧张等。

2. 仪器设备

电动牵引装置或机械牵引装置。

3. 操作程序

（1）治疗前

①选择患者牵引体位，如：仰卧位、俯卧位（一般应屈髋、屈膝）等，以使腰椎获得更大的屈曲或伸展，并使患者处于合适的牵引力学列线上。

②固定牵引带，骨盆牵引带的上缘应恰好处于髂前上棘，反向牵引带固定于胸廓（或双侧腋下），分别将牵引带系于牵引弓和牵引床头。

（2）治疗过程

①设定参数：选择持续或间歇牵引模式，后者一般为牵引 40 秒，放松 20 秒；首次牵引力量选择 > 25% 体重，适应后逐渐增加；牵引时间 20 ~ 40 分钟；治疗频度 5 ~ 6 次/周。

②治疗调整：根据治疗目的和患者反应调整牵引力量、时间，一般可渐增力量，但牵引力量范围宜在 30 ~ 70kg，时间则根据牵引力的大小相应调整，牵引力大则时间短。

（3）治疗结束后

①牵引绳完全放松、控制参数回零后关机。

②患者状况再评估。

记录本次牵引的控制参数，作为下一次治疗的根据。

4. 注意事项

（1）禁忌证：上腰段脊髓受压、腰椎感染、恶性肿瘤、风湿性关节炎、急性拉伤扭

伤、腹疝、裂孔疝、动脉瘤、严重痔疮、严重骨质疏松、急性消化性溃疡、心血管疾病
（尤其是未控制的高血压）、严重的呼吸系统疾病、心肺功能障碍、孕妇。

（2）患者需知

①尽量使自己放松。

②症状加重或有不良反应时及时报告。

（3）工作人员需知

①为减少摩擦力可选择滑动的分离式牵引床，骨盆置于滑动部分；治疗前后，锁定
分离床，治疗时再开启。

②可采用脚凳、枕头等调整患者腰椎角度。

（四）腰椎徒手牵引疗法

1. 适应证

同腰椎机械牵引。

2. 操作程序

（1）患者仰卧于治疗床，最好为滑动的分离式治疗床。

（2）治疗师施力方法根据患者双髋和双下肢位置的变化而定。具体方法有：①患者
双下肢伸直、腰椎伸展时，治疗师施力于患者踝部；②患者双髋屈曲90°，腰椎屈曲，
双下肢悬挂于治疗师双肩，治疗师用双臂绕于患者双下肢施力；③治疗师应用绕于自身骨
盆的环形皮带助力。

（3）尝试性地检查患者对牵引的耐受情况，注意改变患者腰椎各方向运动的角度，
找到患者最舒适、症状降为最低的牵引位置。

（4）治疗师应用身体后倾力量有效地产生牵引力量。

（5）每次牵引时间为 15 ~ 60 秒，可反复数次。

3. 注意事项

（1）禁忌证：同腰椎机械牵引。

（2）患者需知

①尽量使自己放松。

②及时反映牵引中或牵引后的反应，以利于调整牵引方向、力量和时间。

（3）工作人员需知

①这一牵引不像颈椎徒手牵引一样易于进行，牵引力量相对较大。

②欲加大牵引力量时，可将患者胸椎固定，或由另一个治疗师立于治疗床头侧，抓握患者腋下固定患者。

（五）四肢关节功能牵引疗法

1. 适应证

需要扩大关节活动范围的关节活动受限性疾病，尤其是存在挛缩及粘连的关节。

2. 仪器设备

各关节专用的支架或特制的牵引器，以及多关节（甚至包括脊柱）的牵引装置。

3. 操作程序

（1）在牵引器上稳定地将需牵引的关节近端肢体固定于适当姿势。

（2）在关节的远端肢体施加牵引力量，并使牵引力作用点准确落在被牵拉组织的张力最大点上。

（3）牵引力量应稳定而柔和，患者的局部肌肉有一定紧张或轻度疼痛，但不引起反射性肌痉挛且可耐受；牵引关节时力量要小，有炎症时力量要轻柔。

（4）牵引时间为 10 ~ 20 分钟，使挛缩的肌肉和受限的关节缓缓地伸展开，每日 1 ~ 2 次。

（5）牵引疗程：取决于每次牵引的效果，只要牵引后肌肉紧缩或关节活动受限再现，则均可考虑再行牵引。

（6）不同关节、不同方向的牵引可依次进行。

4. 注意事项

（1）禁忌证

骨性关节强直、新近骨折后、关节内及其周围的炎症或感染、关节运动或肌肉拉长时疼痛剧烈、有血肿或其他组织损伤征兆时、挛缩或缩短的软组织正替代正常结构的稳定性或对关节起日益增强的稳定作用时、当挛缩和缩短的软组织有增大功能能力作用时（尤其是瘫痪或严重肌无力患者）。

（2）患者需知

①牵引前宜进行一些热身活动。

②牵引中患者局部应尽量放松。

③牵引时呼吸应慢而有节律。

④衣着应舒适、宽松，以免限制运动。

（3）工作人员需知

①不能强迫关节超过其正常的关节活动度。

②新愈合的骨折部位和发生运动的关节之间要加以固定保护。

③对存在骨质疏松的患者操作要小心。

④避免用较大的力量牵引长期制动的肌肉和结缔组织。

⑤避免牵引水肿组织和过度牵引无力的肌肉。

⑥应从简单的牵引逐步过渡到较高级水平。

⑦从少量、数次的牵引过渡到持续牵引。

⑧可合并热疗使局部温度达到 43℃左右再行牵引。

第三节 电刺激疗法与作业疗法

一、功能性神经肌肉电刺激疗法

（一）适应证

偏瘫、脑性瘫痪、截瘫所致下肢运动障碍，脑瘤摘除术后，多发性硬化，脊柱侧弯，呼吸功能障碍，马尾或其他脊髓损伤引起的排尿功能障碍等。

（二）仪器设备

目前临床上应用的功能性电刺激种类繁多，刺激方式主要有表面刺激式、经皮刺激式及全植入式三种。现以以下两种较为常用的功能性电刺激仪器作为代表举例说明。

1.便携式垂足刺激器

对于中枢神经系统损伤后足下垂的患者，可使用此类便携式功能性电刺激仪以达到改善行走功能和步态的目的。当患者行走时，功能性电刺激仪可以对目标肌肉给予适时适量的电刺激，以产生相应的肌肉收缩如踝背屈和伸趾以补偿患者所丧失的功能。同时电刺激也刺激传入神经，经脊髓投射至高级中枢，促进功能重建。运动功能的重建对患者的心理、生理及社会参与均产生积极的影响。除表面电极外，有的仪器还采用植入式电极。由于植入电极免除了皮肤抗阻的影响，其所需电流强度只有表面电极的 1/10 甚至 1/100，且又可对所需肌肉进行选择性刺激，所以当脑卒中、脑外伤后病变影响到下肢众多肌群时，可以通过多通道刺激器植入的方法来获得完美的步态。

2. 循环运动下功能性电刺激疗法

循环运动下功能性电刺激疗法（FES-Cycling），是通过精密设定的程序在上下肢循环屈伸运动过程中对主动肌进行适时的神经肌肉电刺激以辅助患者主动完成上下肢屈伸运动的一种功能性电刺激疗法。循环运动下功能性电刺激疗法具有防止或延缓肌肉萎缩，增加肌力，缓解肌肉痉挛，提高运动协调性、对称性，改善心肺功能等作用，可有效改善中枢系统损伤所致运动功能障碍患者的运动功能。

（三）操作程序

1. 便携式垂足刺激器（以表面电极式为例）

①使用时，刺激器可置于患者腰部，刺激电极置于腓神经处（通常为腓骨小头下方），用绑带固定，触发开关设在鞋底或足跟部。

②当患者足跟离地时，开关接通，位于鞋跟的触发刺激盒发出低频脉冲电流，通过刺激电极刺激腓神经使足背屈，直到患者足跟再次着地，开关断开，刺激才停止，下次迈步时又重复上次过程。

③可根据患者情况调整相关参数，如刺激频率、刺激开始及结束的延迟时间等。

2. 循环运动下功能性电刺激疗法

①检查治疗部位的皮肤，确定局部皮肤干燥、清洁，无红肿破损等异常表现。将设备专用电极沿肌纤维走向平行放于目标肌肉的肌腹上，确保电极与皮肤贴合紧密。

②根据患者情况，适当调整座椅高度及与治疗仪之间的距离，确保座椅治疗过程中固定无移动。

③将患者肢体牢固固定于治疗仪的移动臂及踏板上，将电极与通道线相连接。

④根据患者情况，调整治疗仪相关参数，设定目标转速、阻力值、刺激强度、刺激频率、刺激时间及治疗时间等参数。

⑤治疗一般每天 1 次，每次 20～30 分钟，根据患者情况适当调整。

（四）注意事项

①心脏起搏器植入者、怀孕者、运动肢体存在骨折等不稳定因素禁用。

②慎用于下运动神经元病变所致失神经肌肉、严重痉挛、关节活动范围明显受限者、刺激部位皮肤有破损者、重度骨质疏松者、痛觉过敏不能耐受电刺激者、有癫痫病史者、对电极凝胶过敏者、刺激部位或附近有近期植入的金属内固定物（螺钉、钢板等）

者、严重认知功能障碍者、严重心肺功能障碍者。

③治疗时应该有医师或治疗师在旁监护，如患者有心慌、头晕、恶心或疼痛等不适应立即停止治疗，监测患者血压、心率和皮肤情况，必要时调整相关训练参数。

④如果皮肤与电极接触面不足或参数调整不当，会造成皮肤过敏或化学烧伤，因此应谨慎选择治疗参数，保证电极与皮肤紧密贴合，电极不能放置于皮肤发红或破损处。

二、作业疗法

（一）概述

1. 作业疗法的定义和目的

作业疗法是指导患者参与选择性、功能性活动的治疗方法。目的是减轻残疾，保持健康，增强患者参与社会、适应环境、创造生活的能力。有效的作业治疗需要患者主动地参与选择性活动，以达到有目的地利用时间、精力进行日常生活活动、工作和娱乐。在患者进行选择性活动的过程中，达到身体功能、心理社会功能和生活能力的康复。选择性活动不仅包括那些可以达到治疗目标的活动，而且包括那些对患者适应环境和适应工作有帮助的活动。作业疗法是重要和必要的。因为作业治疗的最终目标是提高生存质量，训练患者成为生活中的主动角色，积极地进行必需的生活活动，而不是被动地成为他人的负担。作业治疗的基本成分是"教"与"学"，"教"是治疗师的任务，为患者的学习提供环境，用科学的方法设计学习的内容，并给予细致、有步骤、有计划的指导；"学"是源于患者自身内部的过程，通过学习，患者改变以往看问题的眼光和对事物的领悟，把新的理念和知识变为习惯。

2. 作业疗法的种类

（1）按作业名称分

木工、金工、皮工等；黏土作业；编织作业；制陶作业；手工艺作业；电气装配与维修；日常生活活动；认知作业；书法、绘画；园艺。

（2）按作业治疗方法分类

①感觉运动功能：治疗性练习；神经生理学方法；计算机辅助训练；认知综合功能训练；日常生活活动能力训练。

②娱乐活动。

③工作训练。

④矫形器、自助器具的制作与使用。

3. 作业疗法的治疗作用

（1）增强躯体感觉和运动功能

通过感觉和运动功能的作业训练，结合神经生理学方法、治疗性锻炼改善躯体的活动能力，如增加关节活动度，增强肌肉力量、耐力，改善身体协调性和平衡能力等。

（2）改善认知和感知功能

通过认知和感知作业的训练，提高脑的高级功能的能力，如定向力、注意力、认识力、记忆力、顺序、定义、概念、归类、解决问题、安全保护等。

（3）提高生活活动自理

能力通过生活活动自理能力的训练，及自助器具的使用，提高患者自行活动能力、自我照料能力、适应环境及工具使用能力等。

（4）改善社会、心理功能

通过作业活动可以改善进入社会和处理情感的能力，包括自我概念、价值、兴趣、介入社会、人际关系、自我表达、应对能力等，并且调动患者的情绪和积极性，增强战胜疾病的自信心。

4. 作业治疗的评定

作业评定主要包括以下内容：

（1）感觉运动功能

维持躯体运动和活动的基本要素。包括：感觉，感知，肌力，肌张力，耐力，关节活动度，关节稳定性，姿势控制，原始反射，腱反射，正常软组织结构，粗大运动，精细运动，越过中线运动，手的活动，单侧肢体运动，双侧肢体运动，对刺激的接收和处理等。

（2）认知综合功能

运用脑的高级功能的能力。包括：觉醒水平，定向力，注意力，认识力，记忆力，顺序，定义，关联，概念，归类，解决问题，安全保护，学习概括等。

（3）日常生活活动能力

是指日常生活中的功能性活动能力。日常生活活动可分为两个层次：①基本日常生活活动：最基本的生存活动技能。包括：活动（如床上活动、转移、行走、上下楼梯等）、自我照顾（如穿衣、吃饭、如厕、修饰、洗澡等）。②工具性日常生活活动：需要更多的解决问题的能力、社会能力和有更复杂的环境因素介入。包括：家务（做饭、洗衣、打扫卫生）、社会生活技巧（如购物、使用公共交通工具）、个人健康保健（就医、服药）、安全意识（对环境中危险因素的意识、打报警电话）、环境设施及工具（如冰箱、微波炉）的使用。另外，性生活也是日常生活活动以及生活质量的一个重要方面。

（4）社会心理功能

是指进入社会和处理情感的能力。包括：自我概念，价值，兴趣，介入社会，人际关系，自我表达，应对能力，时间安排，自我控制等。

5. 作业治疗处方

康复医生根据患者性别、年龄、职业、生活环境、个人爱好、身体状况、残疾程度的评定结果，拟定作业治疗计划或阶段性实施方案，如增加手的抓握功能、增加上肢的协调性、增强下肢的肌力，改善和调整心理状态等，称作业治疗处方。作业治疗处方包括作业治疗的项目、目的、方法、强度、持续时间、频率及注意事项等内容。与作业时体力，姿势，作业的材料、用具，因作业的不同活动内容而不同。作业治疗一般是循序渐进，从轻到重，从简到繁，而且根据患者的不同情况，对作业活动进行调整，以适应患者需要。疗程中要定期评定，根据功能状态及时调整修订治疗处方。

（二）作业活动训练与方法

1. 作业治疗的流程

患者参与作业活动前要进行评定。作业评定是为了评定患者的功能状态，寻找患者存在的问题，即进行或完成作业活动能力和技能的过程存在哪些功能障碍，明确和设定治疗目标，选择出适合患者功能状态和促进其恢复的作业活动和治疗，之后对患者进展和恢复的不同阶段再行评定，制定适应不同阶段的康复目的和目标，最终达到康复。

2. 作业治疗的功能训练方法

功能训练重点是对患者进行感觉运动功能、认知综合功能、日常生活活动、娱乐活动以及就业前训练，从而达到身体功能、心理社会功能和生活能力的康复，重返社会。

（1）感觉运动功能

生物力学方法：运用人体运动的生物力学原理进行作业活动的方法是生物力学方法。将力、杠杆、力矩等在人体运动及平衡中的作用原理用于作业活动中，以改善活动范围、增加肌力及耐力、减少变形。生物力学方法主要适用于周围神经系统或骨、软组织疾病导致的运动功能障碍者，例如类风湿性关节炎、骨性关节炎、骨折、截肢、手外伤、烧伤、外周神经损伤、吉兰-巴雷综合征、脊髓损伤、肌营养不良等。这些患者能够控制分离动作和特殊的运动模式，只是肌力、耐力和关节活动度受限。生物力学方法分为以下两种：

第一为实用性活动，它是作业治疗最主要的内容和最基本的治疗方式，同时也只有作业治疗这门学科将实用性活动作为重点。实用性活动是患者在日常生活及工作中可应用的、有目的、有功能性的活动，是患者主动参与的活动。其目的性表现在两方面：活动本身的目的及治疗目的。以锯木为例，它本身的目的可能是制作一个书架，而治疗性目的是加强肩、肘部的肌肉功能。当患者专心进行这种活动时，他的注意力将集中在这个动作的最终目标上，而不是这个动作过程本身，这就使患者能够自然地努力完成这个动作。实用性活动旨在使患者患病肢体得到有目的的锻炼和运动，使患者在非实用性活动中获得的运动、力量及耐力、协调性等能够运用到具体的日常活动中。实用性活动包括绘画、书法、演奏、舞蹈、编织、剪纸、泥塑、金工、木工、游戏、体育项目、娱乐活动、自我照顾活动、家务料理等。上述活动的特点为使病变部位肌肉能够交替收缩及放松，关节活动可达到其最大范围；对患者有益的动作模式可重复进行；活动的难度可调整。实用性活动可以从以下几个方面调整作业活动的难度。首先是力量的调整：①从减重运动到抗重力运动，直至负重运动；②增加物体重量；③改变材料的质地，通过增加摩擦力来提高阻力；④变换另一种阻力大的作业活动。其次是关节活动度的改变，例如用毛巾卷在用具的手柄上，以增加手柄尺寸，利于患者抓握。第三，可以通过逐渐提高工作强度、延长时间来锻炼耐力。第四，协调性与肌肉控制能力可通过减少粗大抗阻运动，增加精细控制运动来改善。最后可通过增加活动的复杂程度来达到感知、认知、社会技能。实用性活动能够加强患者主动参与的动机，因此，通过实用性活动，可以锻炼患者的自主随意运动，加强患者的社会意识，同时，也可发现患者的潜能，进行再就业方面的训练。

另一种为非实用性活动。非实用性活动是强调使用患者的运动功能来完成的活动，活动本身无实用性。患者的注意力集中于活动的过程，而不是最终的成果。此类活动又分为可能性活动与附加活动。可能性活动：是由治疗师设计的模仿现实生活中具体工作活动，目的是通过某种特殊运动模式的反复练习，来提高患者在真实生活中的运动、认知等功能。这种活动可作为实用性活动的中介在作业治疗中使用。可能性活动包括以下常用几种：①斜面砂板磨：在一倾斜平面内模仿打磨木板的动作。主要训练肩、肘部关节、肌肉。②在桌面上堆积木：可训练协调性、抓握、伸指及消除共同运动的组合运动模式。③桌面训练板：用于训练视觉、认知、记忆、解决问题的能力。如拼图、拼板、匹配、游戏板等。④生活、工作中各种精细运动的物品的应用：如拉链、纽扣、门把手、水龙头、电源插座、电灯按钮等。这些练习主要是为患者回归家庭及社会做准备。⑤高级技能训练活动，如计算机操作等。可能性活动为患者进行实用性活动提供了可能性。当患者开始学习某一动作时，比较适于此种活动。这种活动需每天练习，并要纠正其错误，以便患者掌握正确的运动模式。

附加活动是为作业活动作准备的。包括治疗性练习、站立训练、感觉刺激及物理方法等，其中最主要的是治疗性练习。治疗性练习是作业活动的准备阶段，是通过身体的运动或肌肉收缩来提高神经肌肉系统的功能的一种方法。治疗性练习对于骨科疾病及外周神经损伤造成的力弱、弛缓性瘫等比较适用。不适用于炎症早期、体质差或术后早期患者，对痉挛和运动控制不好的患者，效果也不好。

（2）治疗性练习

增加肌力的练习：主动助力运动、主动运动、抗阻运动，应用的肌肉收缩形式有等长收缩与等张收缩，可达到增加肌力的作用。治疗性练习的主要类型有：①抗阻等张运动：例如抗阻的斜面磨砂板；②主动等张练习：如使用锤子，训练上肢肌力，使用橡皮泥训练手的力量；③主动助力练习：例如上肢借悬吊带进行一些活动，此种活动主要是等张收缩形式；④被动牵拉：可增加关节活动度；⑤主动牵拉：利用主动肌的力量牵拉拮抗肌；⑥无抗阻的等张练习；⑦抗阻等长练习：用于肌力 2+ 或 3+ 的肌肉，任何需要保持姿势的动作均作为此种练习，如抬高上肢绘画；⑧神经肌肉控制练习。

增加耐力的练习：低负荷、重复多次的练习，可增加肌肉的耐力。训练不同姿势下的耐力。

增加心肺功能的练习：主要是有氧练习，要达到最大耗氧量的50% ~ 85%。

增加关节活动度和灵活性的练习：主动运动和被动运动均可增加关节活动度与灵活性。被动运动可借助于治疗师或一些装置的外力来完成。在这种练习中，稍加阻力的持续牵拉的效果比大阻力的反复快速振动要好。

增加协调性的练习：协调性是由本体感觉反馈所控制的自动反应。因此通过多次的练习，患者的神经系统可以自发地控制肌肉的运动，动作就越发的圆滑自如，不需集中更多的注意力，如利用洗碗等增加双侧上肢协调能力。

站立训练、感觉刺激及物理治疗等方法可在作业活动之前作为准备，或在进行作业活动中，来增加作业活动的效果。

（3）神经生理学方法

应用神经生理学理论，使肌张力正常化，引出正常的运动的方法。这种方法的目的是提高患者的运动功能，而不注重患者的动机、主动性、注意力等对动作的影响。可用来为患者进行作业活动提供准备。神经生理学方法中，假设特定的可控的感觉输入，可影响到运动的输出。异常的运动模式可以得到抑制，正常的运动模式可以重新学习。常用的感觉输入方法有本体感觉刺激（如牵拉、抗阻）和皮肤的刺激（刷、擦、冷、热等）。这两种刺激可结合使用，以影响感觉感受器的活性，促进特定肌群的自主运动，抑制异常运动。另外，还可利用反射机制，如紧张性颈反射、腰反射、翻正反应，保护性反应和联合反应等。常用的有 Rood 方法、Brunnstrom 方法、PNF 法、Bobath 方法等，参见运动治疗部分。

3. 认知综合功能训练

可对觉醒水平、定向力、注意力、认识力、记忆力、顺序、定义、关联、概念、归类、解决问题、安全保护、学习概括分别进行训练。如提高觉醒水平，可用简单的问题提问或反复声音刺激等；每天进行空间、时间的问答刺激提高患者的定向能力；对患者熟悉的事、物可帮助患者提高记忆力；阅读等逐步使患者理解定义、概念等。

计算机辅助训练是最直观、省力，又能提供反馈的治疗方法。由计算机输出的声音信号帮助患者促进听觉记忆，输出的文字、图画等促进文字、图像记忆，并有利于定义、概念、解决问题和对策，计算机中的各种游戏对患者注意力、认知能力、计划、学习等有促进作用。

4. 日常生活活动能力训练

（1）基本日常生活活动

基本日常生活活动是按一定的训练顺序：吃饭→洗漱→转移→入厕→脱衣服→穿衣服。这是儿童学习 ADL 的顺序，训练患者时可作为参考。但要根据患者的特殊残疾和局限性、家庭条件等制订训练程序。根据患者的具体情况，教给他一些技巧并作指导，必要时为患者配置辅助器具。主要包括穿脱衣服、吃饭、洗漱、入厕、洗澡等活动的技巧和方法。

（2）工具性日常生活活动

应当教会患者如何安排并进行家务活动（做饭、洗衣、打扫卫生）以节省能量消耗。让患者学会社会生活技巧（如购物、使用公共交通工具）、个人健康保健（就医、服药）、安全意识（对环境中危险因素的意识、打报警电话）、环境设施及工具（如冰箱、微波炉）的使用。

5. 娱乐活动

娱乐活动是另一类作业疗法中重要的训练内容之一，主要适用于大关节、大肌群或内脏功能障碍者，国外有专门受训的娱乐治疗师来指导训练。娱乐活动可增加患者内在的价值感和自尊感，可增进与家人、朋友的关系。娱乐活动可以是适合患者年龄的各种娱乐活动，如球类、游戏、下棋、文艺等。作业治疗师可对患者的娱乐功能进行评定，提供指导和教育，并可配置一些辅助器具。使患者在娱乐活动中达到治疗疾病、提高生活质量的目的。

6. 工作训练

工作训练为最大程度使患者重返工作而专门设计的有目标的个体化治疗程序，以真实的或模拟的工作活动作为手段。工作活动包括能够为社会创造物质或提供服务的活动，可有报酬或无报酬。作业治疗师可以对工作活动进行分析，评定患者的身体功能状况，为患者设计工作活动，可以是与原工作相近的技能训练，可以是针对性地对有明显手的精细协调功能活动障碍进行技能训练，也可以根据个人爱好选择相应的技能训练，训练中教给患者减轻工作中不适的技巧和自我保护的技巧。

7. 矫形器与自助具

矫形器、自助具的制作与使用：矫形器和自助具是作业治疗的方法之一，常常在临床中应用。

矫形器是在人体生物力学的基础上，作用于人体四肢或躯干，以预防、矫正肢体畸形，治疗骨、关节、神经和肌肉疾病及功能代偿的体外装置，是利用矫形器治疗疾病和训练患者功能的学科及技术，在康复医学领域占有十分重要的地位。矫形器的基本作用包括：①保护作用：通过矫形器对受损、疾病肢体的固定，保持肢体、关节的正常对线关系，维持肢体功能位置；②稳定作用：通过矫形器对肢体异常活动的限制，维持骨、关节、脊柱的稳定性，有利于病变组织修复，肢体功能重建，缓解痉挛，改善功能活动；③代偿作用：通过矫形器的外力源装置，代偿已瘫痪肌肉的功能，对肌力较弱者给予助力，使其维持正常运动；④矫正作用：通过力学原理矫正已出现的畸形，充分保持肢体功能位，以预防潜在的畸形发生和发展。

自助具是帮助肢体功能障碍的残疾人或老年人实现生活自理的辅助用具。可包括：①饮食辅助器具，如特制的勺、叉、碗、杯等，开罐器、防滑垫；②穿着辅助器具，如扣扣子辅助器具、长柄鞋拔子；③梳洗辅助用具，如特制的牙刷、挤牙膏器、特制洗澡刷。

第四节　言语治疗

一、言语治疗的概述

言语治疗，又称为言语训练或言语再学习，是指通过各种手段对有言语障碍的患者进行针对性治疗。其目的主要是通过言语训练来改善患者的言语功能，提高交流能力。对经过系统训练效果仍不理想者，或因重度语言障碍而很难达到正常的交流水平时，应加强非言语交流方式的训练或借助于替代言语交流的方法如手势语、交流板和言语交流器等。

（一）言语治疗的原则

1. 早期开始

早期发现有言语障碍的患者是关键。只有早期发现才能早期开始治疗。开始得愈早，效果愈好。

2. 及时评定

治疗前应进行全面的言语功能评定，了解障碍的类型及其程度，制定相应的治疗方案。并要定期评定以了解治疗效果，及时调整治疗方案。

3. 循序渐进

言语训练应遵循循序渐进的原则，先易后难。如果听、说、读、写均有障碍，治疗应从听理解开始，重点应放在口语的训练上。合理安排治疗时间及内容，避免患者疲劳及出现过多的错误。

4. 及时反馈

言语治疗就是治疗人员给予某种刺激，使患者作出反应。正确的反应要强化（正强化），错误的反应要加以更正（负强化），反复进行可以形成正确反应，纠正错误反应。

5. 患者主动参与

言语治疗是训练者与被训练者之间的双向交流过程，需要患者的主动参与。

6. 语言环境

为激发患者言语交流的欲望和积极性，要注意设置适当的语言环境，采用集体治疗、识别治疗或家庭治疗。

（二）言语治疗的途径

1. 训练和指导

是言语治疗的中心，包括听觉的活用，促进言语的理解和口语表达，恢复或改善构音功能，提高语言清晰度等。训练形式分为"一对一"训练、自主训练、小组训练和家庭训练。

2. 手法介入

对一些言语障碍的患者，可以利用传统医学的手法帮助改善受限的与言语产生有关的运动功能。

3. 辅助具

为了弥补功能受限，有时需要装配辅助具，如重度运动性构音障碍腭咽肌闭合不全时，可以给患者戴腭托，以改善鼻音化构音。

4. 替代方式

当重度言语障碍很难达到正常的交流水平时，就要考虑使用替代交流的方式，如手势、交流板、言语交流器等。

（三）言语治疗的影响因素

影响言语治疗的因素很多，有些是确定的，有些是不确定的。根据国内外文献和统计资料，言语治疗的影响因素可能与以下因素有关：训练开始愈早效果愈好；障碍程度越轻效果越好；无合并症效果好；初次发病好于再次发病；脑损范围小、部位单一好于范围大、多部位；一般外伤性脑损伤所致的言语障碍好于其他原因所致的言语障碍；家属和本人主动积极参与、对恢复的愿望高者效果好；表达障碍为主的要好于理解障碍为主的。

（四）言语治疗的注意事项

1. 反馈的重要性

这里说的"反馈"是指训练过程中患者有意识的认识到自己的反映情况。

2. 并发症

由原发病所引起的注意力、观察力的改变，以及抑郁、过度紧张等并发症经常存在，此时要注意与患者的说话方式和调整环境。

3. 确保交流手段

对于重症患者，首先要用手势、交流板等交流工具，尽量建立基本的交流。特别对失语症患者有很大帮助。

4. 重视患者的自我训练

训练效果原则上与训练时间成正比，因此要充分调动患者及其家属的积极性，配合训练。

5. 注意观察患者的异常反应

开始前要了解患者原发病及并发症方面的资料以及可能出现的意外情况；另外要经常注意患者的身体状况，病房人员的介入量，运动疗法、作业疗法训练内容等；特别要注意患者的疲劳表情。训练时如发现患者与平时状态不同绝不可勉强训练。

二、失语症

（一）听理解障碍的治疗

1. 重度听理解障碍的治疗

重度听理解障碍的语言治疗，可以从词水平开始。采取听语指图或指物作业，给患者出示 2 ~ 4 张图片，治疗师说出名称（靶词），患者指出相应的图片。

当重度感觉性失语症经观察或治疗无明显改善者，可采用旁路刺激，不使用任何听说刺激呈现，通过阅读理解训练可以减少患者的新词杂乱语，改善命名能力，从而达到改善患者的交往能力的目的。

2. 中度听理解障碍的治疗

（1）扩大短时记忆广度：目的是扩大患者的听语保持广度。听语记忆训练语句中的

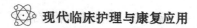

各词汇应在患者的理解范围内，要求患者准确记忆全部信息成分，逐步增加信息量，扩大短时记忆能力。

（2）语句完形：语句完形既可以用于言语表达训练，也可用于理解训练。由治疗师说出句子的大部分，由患者说出句子最后的一个词，使语句完整。患者完成该作业的首要条件是能够准确地接收语音信息，并需要恰当的词提取。语句完形作业有不同的难度。

（3）"是否"问句：由治疗师提出问题，患者只需作是或不是的回答，或点头、摇头的反应。是否问句可以涉及一般知识的问题，如"石头在水里可以沉下去吗？"；需要语义辨别的问题，如"能用吸尘器擦地吗？"；语言保持的问题，如"牛、马、狗、树都是动物吗？"根据患者的情况选择适当的问题。

3. 轻度听理解障碍的治疗

轻度听理解障碍的患者能够听懂大部分言语。但与数人一起交谈时，会出现理解困难。治疗师要通过详细的语言功能评价，明确患者的具体的听理解缺陷，并将这种缺陷告诉患者，使他知道自己对理解某些语言信息或结构有困难，从而提高患者的自知力。

（1）记忆训练：训练的方法是治疗师朗读一段短文后，呈现一些与短文内容相关的语句（文字），患者阅读后从中选出不正确的信息进行口头修改，或指出错误。这类作业应与日常生活有关，可根据工作生活环境，改变短文内容。

（2）介词理解训练：轻度听理解障碍的患者对理解某些词类，如介词比理解实义词如名词、动词困难。介词的听理解训练可呈现实物，患者按照指令移动实物。

（3）被动句的听理解训练：可以采用词序策略的方法，先训练主动句，将第一个名词作为施事者，第二个名词作为受事者。当主动句听理解能力较好时再进行被动句训练。

（4）社会活动参与训练：由于轻度听理解障碍的患者可以做出较为复杂的言语反应，在听理解训练中可与言语反应结合在一起训练。可能的话，治疗活动应与患者的社会、职业活动有关，如：让患者听一般故事或新闻，数秒钟后说出他听到的内容；还可以由治疗师说出一系列与患者职业有关的指令，患者执行，为患者恢复工作，回归社会做准备。

（二）言语失用症的治疗

言语失用症的治疗与失语症或构音障碍的训练不同，应集中在发音障碍上。患者需注视治疗师的发音动作，建立和加强"视觉记忆"对成人言语失用症的治疗是非常重要的。向患者描述正确的发音位置、清音浊音的发音方法也是有益的。

可应用旋律语调疗法治疗非流利型言语障碍患者。通过"唱"语句的训练程序，指导患者过渡到正常的语句表达。

三、结构障碍

（一）轻度至中度构音障碍的治疗

关于康复的途径，学者们强调按①呼吸、②喉、③腭和腭咽区、④舌体、⑤舌尖、⑥唇、⑦下颌运动的顺序一个一个地解决。要分析这些结构与言语产生的关系，决定治疗从哪一步开始和先后的顺序，这种顺序自然是根据构音器官和构音评定的结果。构音器官评定所发现的异常部位便是构音训练是重点部位；构音评定所发现的哪些音可以发，哪些音不能发，哪些音不清楚等就决定了构音训练时的发音顺序。一般来说均应遵循由易到难的原则。

1. 构音改善的训练

（1）舌唇运动训练。

（2）发音训练。

（3）减慢言语速度：可以利用节拍器控制速度，由慢开始逐渐变快，患者随节拍器的节拍发音可以增加可理解度。

（4）辨音训练：训练患者对音的分辨，首先要能分辨出错音，可以通过口述或放录音，也可采取小组训练形式，由患者说一段话，让患者评议，最后由治疗师纠正，效果很好。

（5）利用患者的视觉途径：如患者的理解能力很好，要充分利用其视觉能力，如可以通过画图让患者了解发音的部位和机制，指出其主要问题所在并告诉他准确的发音部位。此外，也可以结合手法促进准确的发音，首先是单音，然后是拼音、四声、词、短句。还可以给患者录音、录像，让患者一起对构音错误进行分析。

2. 克服鼻音化的训练

鼻音化是由于软腭运动不充分，腭咽不能适当闭合，将鼻音以外的发成鼻音。治疗的目的是加强软腭肌肉的强度。

（1）"推撑"疗法：具体的做法是患者的手放在桌面上向下推或两手掌相对推，同时发：（ao）的声音。随着一组肌肉的突然收缩，其他肌肉也趋向收缩，增加了腭肌的功能。这种疗法可以与打哈欠和叹息疗法结合应用，效果更好。另外训练发舌后部音也用来加强软腭肌力。

（2）引导气流法：这种方法是引导气流通过口腔，减少鼻漏气。如吹吸管、吹乒乓球、吹喇叭、哨子等。

3. 克服费力音的训练

这种音是由于声带过分内收所致，听起来喉部充满力量，声音好似从其中挤出来似的。因此，主要的治疗目的是获得容易的发音方式，理论上打哈欠可以完全打开声带而停止声带的过分内收；还可以训练患者随着（h）发音，由于此音是由声带的外展产生，因此可以用来克服费力音；另外，咀嚼训练可以使声带放松和产生适当的肌张力，训练患者咀嚼时发声，利用这些运动使患者发出单词、短句和对话。

4. 克服气息音的训练

气息音是由声门闭合不充分引起的。上面所述的"推撑"方法可以促进声门闭合；另一种方法是用一个元音或双元音结合辅音和另一个元音发音，如 [ama]（ama），[eima]（eima）等，在用这种元音和双元音诱导发音的方法来产生词、词组和句子。对单侧声带麻痹的患者，注射硅可用来增加声带的体积，当声带接近中线时，可能会产生较好的声带震动。

5. 语调训练

指出患者的音调问题，训练者可以发音由低到高，乐器的音阶变化也可以用来克服单一的音调。另外，也可以用"视－音高训练"帮助训练，患者可以通过仪器监视器上的曲线的升降调节音高。

6. 音量训练

训练患者强有力的呼吸并延长呼气的时间。可使用具有监视器的语言训练器，患者在发音时观看监视器的图形变化训练和调节发音的音量。

（二）重度构音障碍的治疗

1. 手法

适合于重度构音障碍无法进行主动运动或自主运动控制很差的患者，通过手法可以使患者逐步自主完成构音运动。

（1）呼吸训练：练习腹式呼吸，并逐步让患者结合 [f]（f）、[xa]（ha）等发音进行。

（2）舌训练具体方法是治疗师戴上手套或用压舌板协助患者做各种运动舌。

（3）唇训练：通过手法可以帮助患者做双唇展开、缩拢、前突运动并进行吹吸及爆破音的训练。当出现下颌下垂或偏移而使唇不能闭合，可以把左手放在颌下，右手放在患者的头部，帮助做下颌上举和下拉的运动，帮助双唇闭合。

2. 增强或替换交流系统的应用

替换或增强交流系统（ACS）包括很多种类，最简单的包括图片板、词板和句子结构板，以及体积小、便于携带和操作的电子交流器。经过训练，患者通过这类装置上的内容来表达各种意思。计算机语言辅助训练系统近些年以来在我国也逐渐开始应用，但还不够普及。在为患者设计交流板时，关键要对患者的运动功能、智力、语言能力等进行全面的评定，充分利用残余能力来进行设计。例如四肢瘫患者就可以利用"眼指示"或"头棒"选择交流板上的内容来进行交流。随着患者水平的提高，要调整和增加交流板上的内容，最终使患者能使用现代的交流辅助系统来补偿重度运动障碍所造成的言语交流障碍。

四、吞咽障碍

（一）口面肌肉运动

目的是改善面部的对称性和感觉。主要有：①增加面颊力量和肌张力。②增加上唇力量和肌张力。③增加下唇力量和肌张力。④增加唇的感觉：可将手轻放在患者的双唇上，轻拍患者的嘴唇发出"哇，哇，哇……"的声音，使唇发生震动。⑤增加嘴唇闭合和减少流口水。⑥发闭唇音和咬唇音：闭唇音如："宝贝""版本""婆婆""批评"等；咬唇音如："发奋""方法""反复"等。

（二）舌运动

目的是增加舌头力量、肌张力和协调。主要有：①舌的各向运动。②舌牵拉运动：用干纱布包住舌，用拇指、食指向外牵拉舌。③舌尖抵抗运动。

（三）软腭运动

主要有：①冷刺激腭弓，压舌板压住舌头，暴露会厌，嘱患者发"啊"并观察运动情况，冰棒快速自内向外、自下而上地划过软腭。②深吸气，鼓腮，维持数秒，然后呼出；也可吹堵住的吸管。鼓腮闭嘴时，如有漏气（手指挤压面颊，气流从鼻孔漏出），让患者说"s、s、s"，不让气流由鼻漏出。③分辨鼻音与非鼻音，让患者发"na，ba""bo、mo""bei、mei"等。

（四）下颌运动

目的是增加下颌力量和稳定性。主要有：①张开口停留5秒；将手心放在下颌上，开口手往上推，抵抗下颌往下。②增加下颌开口度运动。③将压舌板放在一侧磨牙上，嘱患者尽量咬住，不让压舌板拉出，肌肉无力侧要加强。④嚼口香糖。

（五）吞咽运动

主要有：①冷刺激治疗：冰的勺柄或小号喉镜反复刺激软腭、舌咽弓基底部、舌后部，刺激后令患者做空吞咽动作，反复进行。②促进吞咽反射手法：用手指沿着甲状软骨到下颌缘之间的皮肤上下摩擦；或用手指快速按摩该部位的皮肤和肌肉促进吞咽反射的触发。③反复的空吞咽：改善吞咽的反射触发。④用冰勺或喉镜刺激舌体，促进吞咽反射的快速触发。

（六）吞咽代偿方法

目的是减少吞咽前、中、后发生的误吸。主要有：①声门上吞咽：患者吸气，屏住呼吸；吞咽；吞咽结束后，紧接着立即咳嗽。②一侧咽肌麻痹者：将头转向患侧吞咽。将头转向无力侧减少食物滞留，关闭患侧，引导食团进入健侧。③吞咽延迟者：低头时下颌回缩，防止食物过早滑过舌根部；将会厌谷加宽，把会厌推向更高的悬吊位置增加气道保护。④咽部滞留者：每次吞咽后，反复做几次空吞咽；或每次进食吞咽后饮少量水。

（七）进食训练

1.进食体位

①躯干与地面成 45° 或以上角度。

②躯干 30°仰卧位，头前屈，偏瘫侧肩部垫起，辅助者位于健侧。

③不能坐起者，采用吞咽器官的健侧卧位。

2.食物和液体送入

①食物性质：密度均一、适当黏性、不易松散，通过咽及食道时易变形，不在黏膜上残留，例如：稠酸奶、稠芝麻糊、蛋羹、豆腐等。

②食量：小量，最好用勺，每口之间间隔至少 30 秒，鼓励干咽。

（八）声带运动

1.发音训练

学习控制发音的持续性、音量及音调。

2.声门内收训练

练习在躯干及上肢用力地同时说出：一、二、三、四、五，可增加声门闭合的力量，防止水进入肺部。

第三章 临床康复护理技术

第一节 体位摆放与转换

一、概述

体位即人的身体位置，在临床上通常指的是根据治疗、护理和康复的需要，所采取并能保持的身体姿势和位置，如仰卧位、侧卧位、半卧位、俯卧位、膝胸位、头高足低位、截石位等。康复护理治疗时，针对疾病的特点选取合适的体位，有助于患者功能的康复。

体位转换可促进血液循环，预防压疮、深静脉炎、坠积性肺炎、尿路感染、肌肉萎缩、关节变形和挛缩等并发症的发生。由于仰卧位强化伸肌优势，健侧卧位强化患侧屈肌优势，患侧卧位强化患侧伸肌优势，不断变换体位可使肢体的伸屈肌张力达到平衡，预防痉挛模式出现。一般 60 ～ 120 分钟变换体位一次。

在康复中，正确的体位是指防止或对抗痉挛姿势出现的体位，也叫良肢位。因此，在康复治疗护理中保持正确的体位，其目的是有助于预防或减轻痉挛的出现或加重，定时变换体位有助于并发症的预防。

人体体位转换、转移能力是进行各项活动的重要条件之一。在康复护理训练过程中，常需要有体位转换的配合，才能达到康复训练的目的，实现康复治疗及康复护理的预期效果。

转移技术是指人体从一种姿势转移为另一种姿势的过程，包括卧位—坐位—站立—行走等。转移训练目的是提高功能障碍者体位转移的能力而进行的训练，如床上转移技术、卧坐转移技术、坐站转移技术、轮椅与床（椅子、马桶等）之间的转移。转移训练是恢复障碍功能、ADL 自理、工作和（或）学习及休闲娱乐活动的前提。

二、良肢位的摆放

良肢位是从康复治疗的角度出发而设计的一种临时性体位。适当地安置患者，维持正确的姿势和体位，不仅使患者舒适，还有助于保持肢体的良好功能，防止或对抗痉挛姿势的出现、保护关节及早期诱发分离活动，预防并发症。康复护理员要掌握偏瘫、脊髓损伤及小儿脑瘫患者的良肢位的摆放方法。

（一）偏瘫患者良肢位

1. 仰卧位

头部置于枕上，患侧肩胛部位垫一略高于躯体的枕头，使肩胛骨前倾肩关节外展与身体成45°角，肘关节伸展，整个上肢置于枕头上，腕关节和手指伸展，掌心向上。患侧臀部和大腿外侧放一支撑枕，髋关节稍向内旋，防止患腿外旋。膝关节稍弯曲腘窝处可垫一小枕，足底避免接触任何支撑物。

2. 健侧卧位

健侧在下，患侧在上，枕头不宜过高，胸前垫一软枕。患侧肩前伸，肘、腕、指关节保持伸展，置于胸前枕头上，上肢向头顶方上举健侧上肢自然屈曲放置胸腹前。患侧髋、膝关节略屈曲置于另一枕上，稍稍被动背屈踝关节。健侧下肢自然平放床上，轻度伸髋屈膝。

3. 患侧卧位

患侧在下，健侧在上。患侧肩前伸，前臂后旋，肘、腕关节伸展，掌心向上，手指伸展。患侧下肢在后，髋关节伸展，膝关节微屈。健侧下肢屈曲向前，膝关节屈曲置支撑枕上，注意不要挤压患侧下肢。

（二）四肢瘫患者良肢位

1. 仰卧位

上肢：双肩下垫枕，确保不致后缩。双肢放于身体两侧枕上，肘关节伸展位，腕关节背伸约45°以上功能位。手指可取功能位。下肢：双髋关节伸展，两腿间放1～2个软枕保持髋关节轻度外展，踝关节背屈，可用小枕垫足，足趾伸展。

2. 侧卧位

上肢：双肩向前伸呈屈曲位，一侧肩胛骨着床，肘关节屈曲，前臂后旋，上方的前臂放在胸前一枕上，腕关节伸展，手指自然屈曲，躯干后部置一枕支持。下肢：髋、膝关节伸展，踝关节自然背屈、足趾伸展；上方髋关节屈曲约20°角，膝关节屈曲约60°角放于软枕上，踝关节下可垫一软枕，以免踝关节跖屈内翻。

（三）截瘫患者良肢位

1. 仰卧位

头下垫一薄枕。肩胛、上肢、膝、踝下垫枕，肩放置内收位、中立位或前伸位，伸肘，腕关节保持40°背伸位，指稍屈曲，拇指对掌。

2. 侧卧位

下方的上肢肩前伸，肘伸展，前臂旋后。上方的上肢肩前伸，稍屈肘，前臂旋前，胸前部和上肢间放一枕。双下肢稍屈髋，屈膝，踝背伸，双下肢间放两枕。背后用长枕靠住，保持侧卧位。

（四）脑性瘫痪患儿良肢位

1. 仰卧位

由于仰卧姿势容易诱发紧张性迷路反射，脑性瘫痪患儿一般不宜长期采用仰卧位，应经常变换卧姿。肌肉紧张亢进患儿，可采用悬吊式软床平卧位，以使躯干屈曲，双肩胛带与两侧骨盆带呈水平位，肩与上肢在身体前方，手放正中线，髋关节屈曲，以保持头部中位。

2. 俯卧位

可改善患儿头部的控制能力，如患儿以整体屈曲模式为主，可在其胸部放上枕头、毛巾卷、圆滚或楔形垫等，牵拉髋部屈肌群，以促进头颈和脊柱的伸展。中、重型屈髋痉挛患儿可用卷形物将僵硬的腿分开，并使下肢向下牵拉，以对抗屈曲模式。

3. 侧卧位

侧卧位是最佳的睡眠姿势，适合各类脑性瘫痪患儿。患儿双上肢向前伸直，双手放在一起，上侧髋、膝屈曲，支在枕头上，使全身放松，在胸部前放置毛巾卷，使患儿在较长时间内能保持这一姿势，有助于训练前臂及手部的控制，减轻不正常反射。

三、体位转换、转移技术

根据病情、康复治疗和护理的需要，选择适当的体位及转换的方式、方法和间隔时间，一般2小时体位转换一次。在患者进行体位转移、转换之前，要根据病情需要，配合治疗要求，详细评估，选择患者适当体位及其转移的方式、方法、范围和限度等。

操作前，应向患者说明要求和目的，以取得患者最大限度的配合。体位转移时，要避免碰伤、擦伤患者身体。体位转换后，一定要注意保持稳定、舒适和安全，必要时用软枕或海绵垫等软物支持或固定。体位转移时应充分发挥患者的残存能力，鼓励患者树立自护的信心，同时给予必要的协助和指导。

（一）翻身训练

1. 辅助翻身动作训练

（1）仰卧位到侧卧位

患者仰卧，两手放于腹上（或两手相握并上举），两腿屈曲，先将患者两下肢移向康复护理员一侧床缘，再移动肩和臀部，协助翻身时康复护理员将手扶于患者肩部、膝部，轻轻推患者转向对侧。此方法适用于体重较轻的患者。

（2）仰卧位到俯卧位

以偏瘫患者为例，患者仰卧，健手握住患手于腹部，健腿放置在患侧腿下，呈交叉状，康复护理员站在患者患侧，一手扶患侧肩部，另一只手托于下肢腘窝后，同时将患侧下肢稍抬起缓慢推者转向健侧卧位，然后将上肢置于头的上方，转运身体到俯卧位，帮助患者将健侧手从腹下方取出，整理呈功能位。这种体位变换有利于改善患者脑血管功能状态，促进健侧、患侧协调功能的改善，帮助患者被动运动，防止关节挛缩。

（3）俯卧位到仰卧位

以偏瘫患者为例，患者俯卧，健手握住患手上举于头上方，康复护理员站于患者健侧，一手扶患侧肩部，另一只手扶于患者髋部，嘱患者抬头缓慢向健侧转运，并尽力举手。康复护理员缓慢移动患者肩和髋部，带动患者下肢转运至健侧卧位，再帮助患者转运身体成仰卧位，整理呈功能位。

2. 主动翻身动作训练

（1）促进主动翻身动作训练

让患者呈侧卧位，躯干后垫 1 ~ 2 个枕头，先被动地使躯干稍向后倾斜，然后恢复到原来的侧卧位。这样逐步扩大倾斜的角度，反复练习此动作，直至能从仰卧位转成侧卧位。

（2）主动向健侧翻身训练

以偏瘫患者为例，翻身前，首先双手十字交叉握手，以支持患侧上肢，注意将患手拇指置于健手拇指之上。健腿插入患腿下方。双上肢伸直举向上方做左右侧方摆动，借助摆动的惯性，让双上肢和躯干一起翻向健侧，康复护理人员可协助其旋转骨盆。

（3）主动向患侧翻身训练

以偏瘫患者为例，康复护理员在患侧肩部给予支持，一只手放在肩胛骨上，抓住肩胛骨内缘保持肩胛骨向前。另一手放在患侧膝部以促进患侧下肢外旋。嘱患者抬起健腿并向前摆放，健侧上肢也向前摆动，以完成翻身动作。注意不应让患者抓住床边缘把身体拉过去。

（二）床上移动

当病情允许时应进行床上撑起和左右、前后转移训练，以增强患者的肌力，提高平衡和协调能力。

1. 床上横向移动

患者仰卧，双腿屈曲，双脚平放在床上。康复护理员一手将患膝下压，并向床尾方向牵拉，另一手扶持患者髋部稍下处，嘱患者抬臀，并向一侧移动，然后患者移动肩部使身体成直线。患者向床头或床尾移动，也可采用此动作。

2. 床上纵向移动

（1）主动纵向移动：侧坐位，脸斜向前方，将健侧手放置于身体前方以支撑身体，健侧下肢屈曲向健侧手移动，以侧膝关节为支撑点，移动臀部，使身体往前方移动。向后方移动时可按同样方法进行。

（2）被动纵向移动：坐位，患者利用健手支撑、臀部重心的前后移动，使身体发生向前或向后的移动。治疗者可站在患侧，用手支撑患侧大腿根部，帮助患者转移身体重心。

3. 仰卧位与坐位转移法

（1）仰卧位到平坐位

①患者仰卧，双臂肘关节屈曲支撑于床面上；②康复护理员立于患者侧前方，双手扶托患者双肩并向上牵拉；③指导患者利用双肘支撑上部躯干后，逐渐改用双手掌撑住床面，支撑身体坐起；④调整坐姿，保持舒适。

（2）平坐位到仰卧位

动作与上述相反。

（三）坐位到站立位转移

1. 独立由坐位到立位转移

患者坐于床缘，双手 Bobath 握手，双上肢向前伸展，双足分开与肩同宽，两足跟位于双膝后（若患侧下肢功能较好，可将患足置于健足稍后，以利负重及防止健侧代偿；若患侧下肢功能差，可将患足与健足平放或患足置于健足前），身体前倾，使身体重心前移，当双肩向前超过双膝位置时，患者立即抬臀、伸膝、挺胸，完成站起。

2. 辅助由坐位到立位转移

患者坐于床缘，治疗者站于患侧，一手放在患者健侧臀部或抓住患者的腰带，辅助抬臀；另一手放在患者患侧膝关节上，重心转移时使其伸髋伸膝。起立后应注意使患者双下肢对称负重，治疗者可继续用膝顶住患侧膝以防患者膝关节无力导致的屈曲。

（四）床与轮椅之间的转移

1. 站立式转移

①轮椅与床呈 45°夹角，刹住车闸，翻起脚踏板；②帮助患者坐于床边，双脚着地，躯干前倾；③康复护理员直背屈髋面向患者站立，双下肢分开于患者双腿两侧，双膝夹紧患者双膝外侧并固定，双手抱住患者臀部或拉住腰部皮带，让患者双臂抱住护理人员的颈部，并将头放在康复护理员靠近轮椅侧的肩上，康复护理员挺直后背并后仰将患者拉起呈站立位；④患者站稳后，康复护理员以足为轴慢旋躯干，使患者背部转向轮椅，臀部正对轮椅正面，然后使患者慢慢弯腰，平放坐到轮椅上；⑤帮助患者坐好，翻下脚踏板，患者双脚放于踏板上。站立式转移适用于偏瘫及体位转移时能保持稳定站立的患者。

2. 床上垂直转移

（1）床到轮椅的转移

①轮椅正面垂直紧靠床边，刹住车闸；②康复护理员帮助患者取床上坐位，背对轮椅，躯干前屈，臀部靠近床沿，一手或双手向后伸抓住轮椅扶手；③康复护理员站在轮椅一边，一手扶住患者肩胛部，一手置于患者大腿根部；④患者和康复护理员同时用力，患者尽可能将躯体撑起并将臀部向后上方移动，护理人员将患者躯干向后托，使患者的臀部从床上移动到轮椅上；⑤打开车闸，挪动轮椅离床，使患者足跟移至床沿，刹住车闸，双脚放于脚踏板上。

（2）轮椅到床的转移

按床到轮椅转移步骤相反方向进行。

（五）步行转移技术

1. 独立行走

①步行前，患者扶持站位，患腿前后摆动，注意骨盆后缩和倾斜，伸髋屈膝，健腿前后摆动，训练患腿负重和平衡能力；②扶持步行时，康复护理员站在患者患侧，一手握住患侧的手，另一手放在患者腰部，按照正确步行动作与患者一起缓慢向前行走。患者也可在平行杠内练习行走。先在平行杠内练习健肢与患肢交替支持体重、矫正步态、改善行走姿势等，再做独立行走练习。

2. 架拐行走

①双拐站立：双拐置于足趾前外侧 15 ~ 20 cm，双肩下沉，双肘微屈，双手抓握拐杖横把，使上肢支撑力落于横把上。肌力不足者，可取三点位站立，即两拐杖置于足前外方 20 ~ 25 cm，此时患者的足、左拐杖、右拐杖三点支撑身体。②架拐行走：根据患者的残疾及肌力情况，分别指导练习不同的步态，如迈至步、迈越步、四点步、三点步、两

点步。

3. 上下楼梯

患者能够熟练地在平地行走后，可试着在坡道上行走，再进行上下楼梯训练。

（1）上楼梯

①偏瘫患者健手轻扶扶栏，康复护理员站在患者患侧后方，一手扶持健侧腰部，另一手控制患侧膝关节，协助重心转移至患侧，健足上第一个台阶；②康复护理员协助患者重心向前移动于健侧下肢，一手固定健侧骨盆，另一手从膝关节上方滑至小腿前面，协助患足抬起放在第二个台阶上；③患者健足再上台阶时，康复护理员一手不动，另一手上移至患侧大腿向下压，并向前拉膝部至足的前方。

（2）下楼梯

①偏瘫患者健手轻扶扶栏，康复护理员站在患侧，患足先下第一层台阶，护理人员一手置于患膝上方，使其稍向外展，另一手置于健侧骨盆处，用前臂保护患侧腰部，并将其身体重心向前方移；②健足下第二个台阶时，康复护理员的手保持原位，另一手继续将骨盆向前。

（六）被动转移

被动转移即搬运，是指患者因瘫痪程度较重而不能对抗重力完成独立转移及辅助转移时，完全由外力将患者整个抬起从一个地方转移到另一个地方。一般分为人工搬运和机械搬运。人工搬运至少需要两人，机械搬运即借助各种器械（如升降机）进行转移。

1. 人工搬运

（1）标准式或椅式搬运法

此法在搬运的整个过程可观察到患者的表情和反应，适用于胸部和上肢疼痛的患者。

（2）操作方法

①患者尽量坐直，双臂向前外侧伸展。

②两位治疗师面向患者背侧，面对面站立，尽量靠近患者，双脚前后分开，前脚向着预定方向移动，髋、膝微屈，头与腰背伸直，靠近患者侧的肩降低，抵住患者侧胸壁。

③患者上肢落在治疗师后背上或绕着治疗师的肩部，两治疗师的一手通过患者股后部互相握腕，承托着大腿靠近臀部部分。另一手置于患者背部，保持搬运时患者的躯干正直。

④根据一名治疗师的口令，两人同时用下肢的力量站起将患者抬起。循着预定的方向把患者的重量由后脚移至前脚，到达目的地后缓缓放下。

2.机械搬运

机械搬运是指借助器械如升降机来提举并转运患者的一种搬运方法。有移动式、落地式固定、上方固定式之分。这种机械装置多用于严重残疾而无法用人力进行长期转移的患者，如高位截瘫、重度颅脑损伤者。

（1）利用上方固定式升降机由轮椅到坐厕的转移

①上方固定式升降机的轨道固定于卫生间坐厕上方。治疗师将轮椅从侧面接近坐厕，杀闸，移开脚踏板，卸下近浴盆侧轮椅扶手。治疗师帮助患者脱下裤子，将坐套套于患者大腿下方，将吊带固定于升降机。

②治疗师操纵升降机，升起患者，沿着轨道使患者从侧方滑向坐厕正上方。

③治疗师操纵升降机降低患者，使其正好坐于坐厕上。

（2）利用移动式升降机由轮椅到浴盆的转移

①治疗师将轮椅从侧面平行接近浴盆，杀闸，移开脚踏板，卸下近坐厕侧轮椅扶手。然后将浴盆注满水，帮助患者脱下衣裤，将升降机坐套套于患者大腿下方，将吊带固定于升降机。

②治疗师操纵升降机，升起患者，然后移动升降机直至患者到达浴盆正上方。

③治疗师操纵升降机降低患者，使其进入浴盆内，当患者坐于盆底时注意头的支持。然后解下吊带。

第二节　日常生活能力训练

一、概述

日常生活活动（ADL）对于功能障碍者，是难以完成的复杂动作。通过康复训练及康复护理，使患者尽可能地获得日常生活活动能力。通过日常生活动作的一些代偿性训练，掌握一定的方法和技巧，可以最大限度地提高生活自理水平，改善心理状态，提高康复自信心。主要包括进食动作训练、洗漱动作训练、穿脱衣动作训练等。日常生活活动的训练对提高患者生活质量及实现回归社会的目标具有重要的意义。

日常生活活动能力训练原则包括：①根据日常生活活动能力评定结果，制订切实可行的训练计划；②设计的活动项目难度应比患者的能力稍高，并针对患者的生活习惯、活动表现及学习态度灵活应用；③训练应与实际生活相结合，指导和督促患者将训练内容应用于日常生活活动中，如进食活动在中、晚餐训练，更衣活动在早晨或晚间训练；④鼓励患者尽量自己完成所有的训练步骤，必要时护理人员才给予协助；⑤吸收患者家庭成员参与训练，指导家属学会用恰当的方式帮助患者自理生活；⑥配合其他治疗性锻炼活动，促进体能与运动的协调性，增强活动的技巧性。考虑使用辅助器之前，应考虑其他实用方法，只有必须使用时，才提供辅助器及其使用技术。

二、进食动作训练

训练患者尽可能地独立完成进食是十分重要的，当被别人喂食时，不但失去进食的主动性，趣味性，而且也使其依赖性增加。进食活动包括：饮水、吃固体和（或）半固体食物。

（一）饮水活动

1. 活动成分

（1）从热水瓶里盛水到杯子里；

（2）从杯子里饮水；

（3）吞咽。

2. 活动步骤

（1）用防滑垫或患手稳定饮水杯；

（2）从热水瓶里往水杯里盛水；

（3）用健手或双手（如果可能）握住杯直接饮水或用吸管饮水；

（4）在吞咽期间任何漏水或呛咳提示有吞咽问题，需要更全面的评估和特别处理。

（二）吃固体和（或）半固体食物

1. 活动成分

（1）从容器里拿起食物；

（2）把食物放进嘴里；

（3）吞咽。

2. 活动步骤

（1）坐稳桌边，注意食物及食具；

（2）伸手拿起食具（筷子、匙）；

（3）把食具放入有食物处的碗和（或）碟中，夹住食物；

（4）将食物运送到口部，张开嘴巴，将食物送入口中，然后合上嘴，进行咀嚼和吞咽；

（5）放下食具。

单手用勺进餐时，用较深的碟子或在碟子上加一个碟挡可防止饭菜被推出碟外，且易于将饭菜盛入勺内。碟挡可用旧罐头铁片剪制。用带叉的两用勺吃饭容易、方便。可用钢锯在勺的一侧锯几个口打磨光滑制成。为防止吃饭时碗或盘子在桌面上滑动，可在碗或盘子下面垫一块胶皮或一条湿毛巾。为了便于单手抓握进餐用具，可将餐具手柄加粗。加粗的方法可用毛巾缠绕或用泡沫材料等制成。

如果患者不能坐在桌边，应帮助患者在进食期间从床上坐起或坐在床边。用防滑垫或患手稳定碗或盘子等容器，把患侧上肢放在桌上可较好地稳定肘部，从而有助于患手握住碗，或借助身体使碗更加稳定。即使患者的患侧上肢和手没有恢复功能，在进食时也应放在桌上，接近碗或盘子旁防止异常模式。健手借助刀叉或调羹从碗里拿起食物。如果可能，患者可训练用患手使用已适应的饮食器皿。当患者完成吃饭训练时，康复护理员应注意让患者放松，以避免在进食期间呛咳。在吞咽时，口腔塞饭或呛咳提示可能有吞咽问题，需要更全面的评估和特别处理。

三、修饰动作训练

修饰最好坐在放于卫生间里凳子上的脸盆前完成，患者应有满意的静态和动态坐位平衡。修饰的工具应放在容易够到的地方。用一只手拿一条毛巾或一小块海绵将会比较容易完成。用具有标记按钮的小牙膏要比家庭普通尺寸的好。从安全考虑，鼓励男性患者使用电动剃须刀代替刀架剃须刀，建议患者用充电的电动剃须刀，因为患者用一只手换电池通常十分困难。如果需要，加粗把柄或用万能袖套帮助抓握。

（一）洗脸

建议患者靠近卫生间里或厨房里的脸盆。如果需要，为患者提供一个合适的椅子坐着洗脸。

1.活动成分

（1）打开和关上水龙头；

（2）冲洗毛巾；

（3）拧干毛巾；

（4）擦脸。

2.步骤

（1）靠近卫生间里的脸盆；

（2）将一个小毛巾放进脸盆，打开水龙头冲洗毛巾；

（3）紧握毛巾将其拧干或用一只手将其缠在水龙头上拧干；

（4）当毛巾足够干时，平拿在手掌上擦脸；

（5）重复（2）~（4）步几次，直到认为脸已洗净。

（二）梳头

1. 活动成分

（1）拿起梳子；

（2）梳前面的头发；

（3）梳后面的头发。

2. 步骤

（1）靠近一个台子并安全坐下；

（2）照着放在面前的镜子，拿起放在台上的梳子；

（3）如果鼓励患者使用患侧手来梳头，建议加粗或加长梳柄；

（4）先梳前面的头发，然后再梳后面的头发。

（三）刷牙、漱口

像洗脸一样，教会患者用单手完成这一活动，患者同样要先靠近放在卫生间或厨房里的脸盆，坐下来完成这一活动。

1. 活动成分

（1）牙杯里装满水；

（2）将牙膏挤在牙刷上；

（3）刷牙；

（4）彻底地漱口。

2. 步骤

（1）靠近卫生间里的脸盆；

（2）打开水龙头将牙杯充满水后关上水龙头并将牙杯放在脸盆里或脸盆旁；

（3）将牙刷放在湿毛巾上或一小块防滑垫上稳定；

（4）用一只手打开牙膏的按钮，然后将牙膏挤到牙刷上；

（5）放下牙膏并拿起牙刷刷牙；

（6）放下牙刷并拿起漱口杯漱口；

（7）重复（5）和（6）步直到活动完成。

（四）穿脱前开襟衣服

原则是先穿患侧，再穿健侧。先将患手插入衣袖内，用健手将衣领向上拉至患肩；健手由颈后抓住衣领并向健侧肩拉，再将健手插入衣袖内；用健侧上肢系扣并整理。脱上衣时，先脱健侧，后脱患侧。

一般情况患者穿和（或）脱上衣基本要求是：①坐在有靠背的椅子或坐在床边靠自身的平衡能力完成穿上衣；②坐位下双足能平放于地上；③在穿衣训练前，治疗师应分析与评估患者的动态坐位平衡和认知功能。

建议选择宽松的开襟衫或套头衫尽可能地利用患侧主动穿衣，不穿带拉链衣服，因为用一只手难以控制。可用魔术贴替代，如果患者不能用一只手系纽扣。用穿衣钩和扣钩可帮助穿衣和系纽扣，但要试着尽可能地不用辅助设备。在患者的后背和椅背之间要留有一定空间，否则会令穿后襟困难。

1. 穿和（或）脱开襟上衣活动成分

（1）放好"衫衣"；

（2）把患侧上肢和手穿进和（或）脱出正确袖管；

（3）把衣领拉到和（或）脱到健肩；

（4）穿上和（或）脱下健侧上肢；

（5）系上和（或）解开纽扣。

2. 穿和（或）脱开襟上衣步骤

（1）患者将"上衣"里面朝外，衣领向上置于其膝上；

（2）用健手帮助露出里面的袖口；

（3）把患手穿进相应的袖口；

（4）将上衣沿患侧上肢拉上并挎到健侧肩和颈部；

（5）把健侧手和上肢穿进衣袖；

（6）然后患者用健手抓住上衣的后襟将其拉开展平；

（7）最后整理上衣使其对称并使纽扣对准相应的扣眼；

（8）稳定纽扣边缘，用健侧拇指撑开扣眼套上纽扣。脱衣与穿衣步骤基本相反。

3. 穿和（或）脱套头衫

（1）先解开套头衫的纽扣；

（2）将套头衫的背面向上衣领向下放于膝上；

（3）用健手将套头衫的后襟拉到一起直到里面的袖口露出；

（4）拉起患侧上肢并将其穿入相应的袖口；

（5）拉上衣袖直到它穿到患肘以上；

（6）然后将健侧上肢穿入相应袖口，并且一定穿到肘部以上；

（7）将套头衫从衣领到衣襟拉在一起，然后低头套过头；

（8）最后拉衣襟整理好套头衫。

脱套头衫的动作与穿衣步骤基本相反。

4. 穿、脱裤子

患者应有好的坐位平衡能力，能独立完成卧坐转移，但在没有支撑的情况下，不能独自站立。

在床上穿裤子时，取坐位，先将患腿插入裤腿中，再穿健腿；躺下用健腿支撑，将臀部抬起，再把裤子提至腰部；用健手系好腰带。脱法与穿法相反。坐在椅子上穿裤子时，患腿放在健腿上，穿上患侧裤腿；放下患腿再穿上健侧裤腿；用健手拉住裤腰站起，将裤子提至腰部；再坐下用健手系好腰带。脱法与穿法相反。

（五）其他 ADL 训练

1. 修剪指甲

用单手动作就能剪健手指甲。可将指甲刀按图改造，利用患手的粗大运动即用手掌或肘按压指甲刀给健手剪指甲。如厕动作当意识清楚却无排尿意识时，应每隔 2 ~ 3 小时让患者排尿一次。使用床上便器时，由旁人固定患侧下肢，让患者自己双手交叉抬高臀部（桥式运动），就可进行便器的插进和拉出。

2. 从轮椅转移到坐厕

患者驱动轮椅至坐厕旁，使椅与坐厕呈 30° ~ 40° 闸住车闸，向两侧旋开足托板，向前弯腰，用健手抓住对侧扶手或远侧的坐厕盖圈上。以健腿支撑起身体，并以此为轴转动身体，坐到坐厕上。返回轮椅时按相反的顺序进行。

第三节 排痰技术

一、咳嗽训练

有效的咳嗽可以排出呼吸道阻塞物并保持肺部清洁，是呼吸功能训练的重要组成部分。坐位和立位时的咳嗽可产生较高的胸膜腔内压和气流速度，其效果更好。

无效的咳嗽只会增加患者痛苦和消耗体力，可使病人疲倦、胸痛、呼吸困难及支气管痉挛加重。而且胸内压力增高对低输出量患者及颅脑外伤患者是有害的。因此，应当教会患者正确的咳嗽方法，以促进分泌物排出，减少反复感染的机会。

（一）咳嗽机制

咳嗽的全过程可分解为 5 个阶段：

①进行深吸气，以达到必要的吸气容量。

②吸气后要有短暂的闭气，以使气体在肺内得到最大的分布。同时，气管至肺泡的驱动压尽可能保持持久。这样，一个最大的空气容量才有可能超过气流阻力，这是有效咳嗽的重要组成部分。

③关闭声门，当气体分布达到最大范围后，再紧闭声门，以进一步增加气道中的压力。

④增加胸膜腔内压，这是在呼气时产生高速气流的重要措施。肺泡内压和大气压之间的差值愈大，则在呼气时所产生气流速度愈快。

⑤声门开放，当肺泡内压力明显增高时，突然将声门打开，即可形成由肺内冲出的高速气流。这样高速的气流可使分泌物移动，分泌物越稀，纤毛移动程度越大，痰液越易于随咳嗽排出体外。

（二）有效的咳嗽训练

①患者处于放松舒适姿势，坐位或身体前倾，颈部稍微屈曲。②掌握膈肌呼吸，强调深吸气。

③治疗师示范咳嗽及腹肌收缩。

④患者双手置于腹部且在呼气时做 3 次哈气以感觉腹肌的收缩（哈气是声门打开的咳嗽，在哈气过程中，胸膜腔内压的增加没有咳嗽那样高。在低及中等肺容量时，哈气可有效地推动远处支气管内的分泌物排出）。

⑤练习发"K"的声音以感觉声带绷紧、声门关闭及腹肌收缩。

⑥当患者将这些动作结合时，指导患者做深而放松的吸气，接着做急剧的双重咳嗽。

注意训练中不要让患者吸进过多的空气，因为这样使呼吸功（耗能）增加，患者更容易疲劳，有增加气道阻力及乱流的倾向，导致支气管痉挛；另外会将黏液或外来物向气道更深处推进。

（三）诱发咳嗽训练

1. 手法协助咳嗽适用于腹肌无力者（如脊髓损伤患者）

手法压迫腹部可协助产生较大的腹内压，进行强有力的咳嗽。手法可由治疗师或患者自己操作。

（1）治疗师协助方法

①患者仰卧位，治疗师双手叠加置于患者上腹区，手指张开或交叉；患者尽可能深吸气后，治疗师在患者要咳嗽时向内、向上压迫腹部，将横膈往上推。

②患者坐在椅子上，治疗师站在患者身后，在患者呼气时给予手法压迫。

（2）患者自我操作

手臂交叉放置于腹部或者手指交叉置于剑突下方。深吸气后，双手将腹部向内向上推，且在想要咳嗽时身体前倾。

2. 伤口固定适用于手术后因伤口疼痛而咳嗽受限者

咳嗽时，患者将双手紧紧地压住伤口，以固定疼痛部位。如果患者不能触及伤口部位，则治疗师给予协助。

注意：避免阵发性咳嗽；有脑血管破裂、栓塞或血管瘤病史者应避免用力咳嗽，最好用多次哈气来排除分泌物。

二、体位引流

体位引流是指通过采取各种体位，应用重力使液体流向低处的原理，达到消耗较少的能量就能高效率地将痰液排出的目的。主要应用于痰量较多而排出困难的患者。适用于痰量每天多于 30ml 或痰量中等但用其他方法不能排出痰液者，如由于身体虚弱（特别是老年患者）、高度疲乏、麻痹或有术后并发症而不能咳出肺内分泌物者；急性肺脓肿、支气管扩张、慢性阻塞性肺疾病急性期以及急性呼吸道感染者。

然而，如果患者出现疼痛明显或明显不合作、有明显呼吸困难及患有严重心脏病、年老体弱、肺栓塞、肺水肿、急性胸部外伤、出血性疾病等情况时禁用或者慎用体位引流。

引流前采用气雾剂吸入方法。体位引流中若患者出现发绀、呼吸困难加重时应立刻停止，并予以临床处理。双肺尖段引流中若遇咳嗽反射较差的患者，则需在俯伏坐位叩击后立即采取头低胸高位将痰液咳出。左肺引流采用右侧卧位，右肺引流采用左侧卧位。

（一）体位引流技术

病变部位摆于高处，以利于痰液从高处向低处引流。

①评估患者以决定肺部哪一段要引流：确定引流姿势，从要引流的肺段向主支气管垂直引流。

②治疗时机选择：不能在餐后直接进行体位引流，应和气雾剂吸入结合使用，选择一天中对患者最有利的时机。因为前一夜分泌物堆积，患者通常清晨咳出相当多的痰液。傍晚做体位引流使睡前肺较干净，有利于患者睡眠。

③治疗次数：引流频率视分泌物多少而定，分泌物少者，每天上、下午各引流 1 次，痰量多者宜每天引流 3 ~ 4 次，直至肺部干净；维持时每天 1 ~ 2 次，以防止分泌物进一步堆积。

④每次引流一个部位，不超过 30 分钟或直至分泌物排出为止。

⑤引流时让患者轻松地呼吸，不能过度换气或呼吸急促，并随时观察患者脸色及表情。

⑥体位引流过程中，可结合使用手法叩击等技巧。

⑦如有需要，应鼓励患者做深度、急剧的双重咳嗽。如患者自动咳嗽有困难，可指导患者在呼气时给予振动，诱发咳嗽。

⑧引流治疗结束后缓慢坐起并休息，防止直立性低血压。告知患者，即使引流时没咳出分泌物，治疗一段时间后可能会咳出一些分泌物。

⑨评估引流效果并作记录记录，内容包括：分泌物形态、颜色、质感及数量；对引流的忍受程度；血压、心率等情况；在引流过的肺叶（段）上听诊并注明呼吸音的改变；患者的呼吸模式；胸壁扩张的对称性。

（二）手法技巧

利用机械原理移出肺内浓痰、黏液。

常用的体位引流手法有叩击、振动和摇法。

1. 叩击

手指并拢，掌心握成杯状，运用手腕力量有节奏地叩击患者胸壁。

2. 振动

直接用双手置于胸壁，在患者呼气时缓和地压迫并急速地振动胸壁。可与体位引流及叩击合并使用。

3. 摇法

治疗师两拇指互叩，张开的手直接置于胸壁，同时压迫并摇动胸壁，是一种较剧烈的振法。

注意如患者近期有不稳定型心绞痛、急性心肌梗死病史、胸腔手术史；近期脊柱损伤、脊柱不稳、肋骨骨折；严重骨质疏松；除支气管扩张造成急性感染引起的咯血等情况禁用手法排痰。

当患者胸部 X 线纹理清楚；患者的体温正常，并维持 24 ～ 48 小时；肺部听诊呼吸音正常或基本正常时可以终止体位引流。

三、湿化气道

湿化气道适用于分泌物浓稠者。可用手球气雾器或超声雾化器等，产生的微粒，大的沉着于喉及上呼吸道，小的沉着于远端呼吸性支气管肺泡。气雾剂有黏液溶解剂、支气管扩张剂，也可用抗生素类，使水分充分达到气道并减少痰的黏滞性，使痰易咳出。临床上使用乙酰半胱氨酸或2% 碳酸氢钠1 ～ 2ml，沙丁胺醇或氯丙那林0.2 ～ 0.5ml，每天2 ～ 4次，至少在起床或入睡时吸入。气雾剂吸入后鼓励患者咳嗽。治疗后立即进行体位引流排痰效果更好。

湿化气道时应注意：①防止窒息：干结的分泌物湿化后膨胀易阻塞支气管，应帮助病人翻身、拍背，及时排痰，尤其是体弱，无力咳嗽者。②控制湿化温度：一般应控制在35 ～ 37℃湿度过高可引起呼吸道灼伤；而温度过低则可能有诱发哮喘、寒战反应。③避免湿化过度：湿化时间不宜过长，一般以 10 ～ 20 分钟为宜。过度湿化可引起黏膜水肿、气道狭窄、气道阻力增加，甚至诱发支气管痉挛，也可导致体内水潴留，加重心脏负荷。④防止感染：定期进行湿化装置及病房环境的消毒，严格无菌操作，加强口腔护理。⑤用药注意：有严重肝脏疾病和凝血功能异常者禁用糜蛋白酶；严重呼吸功能不全的老年病人和哮喘病人慎用乙酰半胱氨酸（痰易净）。防止药物过量与中毒，某些药物过量与中毒，某些药物如异丙肾上腺素由病人自行吸入时极易过量而出现危险。雾化吸入的抗生素尽量与全身用药一致。

四、心理护理

适当的心理护理可以提高排痰效果。在护理过程中要帮助病人熟悉、适应医院环境，了解咳嗽、咳痰的有关知识，增强战胜疾病的信心，避免焦虑等不良情绪。掌握有效的应对技巧，如做一些力所能及的劳动，参加一定的娱乐活动。指导病人家属理解和满足病人的心理需求，给予病人精神、心理支持。

第四节 吞咽训练技术

一、概述

吞咽过程可分为：①认知期：又称先行期，是对食物的认识，如性状、颜色、气味、准备进食的方式、一口量等，此期以认知功能作为基础；②准备期：是食物自口腔摄入到完成咀嚼的过程；③口腔期：是咀嚼形成食团被运送至咽部的阶段，主要是食团的形成和输送到咽的过程；④咽期：食物由咽喉进入食管的过程；⑤食管期：食物在食管的输送过程，可因重力及食管的蠕动向下推送至胃部。口腔期、咽期和食管期属于吞咽阶段。吞咽过程中，5 个时期任何环节的功能障碍都有可能导致吞咽障碍。

对于吞咽障碍的治疗主要是提高或恢复患者的吞咽功能，进而增加进食的安全性，减少或者避免食物误咽、误吸入肺；改善身体的营养状况；改善吞咽障碍导致的心理恐惧和抑郁。

吞咽训练可应用于脑卒中、颅脑外伤、帕金森和脑性瘫痪等神经系统疾病导致的吞咽障碍患者。吞咽训练必须获得患者的理解和配合。如患者伴有意识模糊者，可先采用鼻饲、静脉输液等方法补充营养，待患者意识清楚，生命体征稳定，可尽早进行摄食吞咽功能康复训练。

二、吞咽训练方法

（一）口部运动训练

目的是加强唇、舌、下颌运动及面部肌群的力量及协调性，从而提高吞咽功能。包括感官刺激和吞咽器官的肌肉力量训练两个部分。

1. 感官刺激

①触觉刺激：为了增加这些器官的敏感度，可以用手指、棉签、压舌板、电动牙刷等刺激唇周、面颊部内外、整个舌部等；②舌根及咽后壁冷刺激：可使用棉棒蘸少许冷水，轻轻刺激腭、舌根及咽后壁，然后嘱患者做空吞咽动作；③味觉刺激：为了增强味觉敏感性及食欲，可以用棉棒蘸不同味道的食物（酸、甜、苦、辣、咸等），从而刺激味蕾。

2. 吞咽器官的肌力训练

对患者的唇、舌、下颌、软腭等吞咽相关器官的肌肉进行训练。

（二）间接吞咽训练

1. 改善咽反射的训练

用冷冻的湿棉签反复刺激患者的软腭及咽后壁。

2. 声门闭锁练习

应用发声器练习发音，或让患者持续发"i"音。这项练习训练患者随意闭合声带的能力，强化吞咽时喉闭锁环节，可有效地防止误咽。练习声门闭锁时可结合声门上吞咽法等气道保护运动训练，让患者先充分吸气，憋住，然后慢慢咽口水，接着再呼气和咳嗽。这是利用在吞咽前及吞咽时暂停呼吸而声门闭锁进行吞咽，以保护气管，避免发生误吸，而咳嗽是为了清除喉头周围残存的食物。适用于吞咽前和吞咽过程中出现误咽的患者。

3. 准备期和口腔期的训练

（1）口唇闭锁训练：口唇闭合运动训练有利于食物顺利摄入口中和触发吞咽动作，也能改善食物或水从口中溢出的现象。可以让患者面对镜子进行缩唇、展唇、撅嘴、抿嘴等动作的训练。

（2）颊肌运动训练：可使患者做鼓腮练习，并在闭口鼓腮的同时使用适当阻力挤压两腮，随后轻呼气。让患者做吸吮动作，有助于增强颊部及口轮匝肌肌力。

（3）下颌运动及咀嚼训练：让患者进行主动或被动的张口、闭口，然后松弛及下颌向两侧运动的练习。

（4）舌体运动训练：舌体运动训练可以促进舌部对食团形成、控制和向咽部输送的能力。当舌体无任何运动时，康复护理员用压舌板或勺子的凸面轻压舌背，促进舌体前伸或用纱布包住患者舌尖轻轻向前牵拉及左右摆动等，有助于降低舌肌张力。如患者舌体有自主运动时，康复护理员可指导患者进行舌体的单个方向运动训练，以利于提高舌运动的灵活性。

（5）口腔感知觉刺激：口腔感知觉刺激可以提高刺激部位对食物的反应性，促进吞咽功能的恢复。包括：①触觉刺激，可用手指、棉签、压舌板等刺激面颊部内外、口唇周围、舌部等；②温度刺激，指导患者用温水和冰水交替漱口进行冷热刺激等；③味觉刺激，用棉签蘸不同味道的液体刺激舌头的味觉。

4. 咽期的训练

（1）冷刺激：冷刺激可以提高刺激部位的敏感度，改善吞咽过程中神经肌肉的活动，诱发和强化吞咽反射，促进吞咽动作的产生。

康复护理员用棉棒蘸冰水刺激软腭、腭弓、舌根及咽后壁，然后让患者做吞咽动作。同时可刺激患者的双颊部、甲状软骨与下颌之间的皮肤，促进吞咽动作的产生。

（2）屏气吞咽训练：是嘱患者深吸气后呼出少量气体，再屏气和吞咽及吞咽后咳嗽；也可嘱患者深吸气后屏气，在屏气时进行吞咽，吞咽后立即咳嗽。该法可以使吞咽前和吞咽时食物不易侵入气道，咳嗽后滞留在咽喉部的食物残渣被清除。

（3）超声门上吞咽训练：超声门上吞咽训练有助于吞咽过程中增加舌根后缩的力量，清除会厌谷内存留的食物。吸气后屏气，并加强屏气，然后进行吞咽及吞咽后咳嗽。

（4）改良声门上吞咽训练：深吸气后屏气，向口腔中放入 5 ~ 10 ml 液体，仰头将液体流入咽部，同时吞咽 2 ~ 3 次或更多次数，尽可能将液体全部咽下，恢复呼气，再咳嗽数次以清除残留液体。该方法可用于口腔期和咽期都存在吞咽障碍的患者。

（5）构音训练：通过针对性的发音器官、语音、语调等训练，有助于提高和改善吞咽器官的功能。可以嘱患者练习发元音、吹蜡烛等训练，从而改善声带运动、鼻咽腔闭锁和呼吸功能。

（6）声带内收训练：通过声带内收训练，能达到屏气时声带闭锁，防止食物进入气管。嘱患者深吸气后，两手按住桌子或在胸前对掌，用力推压，闭唇、屏气 5 秒钟。

（7）屏气－发声训练：为了训练声门的闭锁功能，强化软腭肌力，除去残留在咽部的食物。

康复护理员可以令患者坐在椅子上，双手支撑于椅面并用力推压，同时屏气，此时胸廓固定、声门紧闭；然后突然松手，呼气发声，例如发"a"音，此时声门大开。

（8）软腭训练：指导患者反复发"g""k"等音；或让患者深吸气后，屏气 10 秒钟，接着从口中将气体呼出，增强软腭的肌力。

5. 食管期的训练

为了提高患者食管上段括约肌开放的时间和宽度，促进吞咽后因食管上段括约肌开放差而引起的咽部残留食物的排除。康复护理员可以让患者去枕平卧，抬头到刚好能看见自己脚趾的高度，同时肩部不离开床面，尽量保持约 1 分钟。

6. 其他间接训练

可用于摄取食物前，也可用于吞咽食物的间歇进行，适用于所有摄食—吞咽障碍的患者。

（1）头颈控制训练：头颈控制训练有利于增强呼吸辅助肌的肌力，也有利于缓解颈部肌肉的过度紧张，以防妨碍舌部及口腔周围肌肉的自主运动，有利于提高吞咽控制能力和咳出误咽物的能力。吞咽功能障碍者在床旁就应进行头颈控制训练，训练时康复护理员令患者身体朝前坐正，头部从正中开始，分别向前后、左右各方向做旋转运动和提肩、沉肩运动，每个动作持续 5 秒再回至正中位。在训练过程中要循序渐进。

（2）呼吸训练：呼吸训练可提高摄食—吞咽时的呼吸控制能力，恢复吞咽与呼吸的协调配合，提高声门闭锁能力，强化有效咳嗽，预防误吸的发生。康复护理员要对患者进行早期的呼吸训练。训练内容主要是从腹式呼吸和缩唇呼吸两方面进行。

（3）咳嗽训练：有效咳嗽产生的呼气气流能将呼吸道内的分泌物或异物排出体外，维持呼吸道的畅通。吞咽障碍患者会出现咳嗽无力的现象。为了产生有效咳嗽，可站或坐在患者身后，双手从患者的两腋下向前交叉，轻置于患者的胸腹部，可令患者深吸气后屏气，然后猛然向外呼气，呼气的同时置于患者胸腹前的双手用力向内上方挤压，帮助患者增加胸腹部压力，完成咳嗽动作。

（4）吞咽医疗操：患者端坐在椅子或床上，双手放在腹前，鼻子吸气、口呼气各3次；鼓腮、缩腮各3次；舌外伸左右活动各3次；舌前伸及后退运动各3次；发"pa-pa"声；向两侧转颈及左右倾斜各3次；上提双肩、双肩下垂各3次；双上肢上举提升躯干及向两侧弯曲各3次。

（三）摄食训练

在进行吞咽障碍训练时务必注意训练的安全性，具体摄食训练要求如下。

1. 进食体位

辅助者位于患者健侧，可让患者取躯干30°仰卧位，头前屈。如此训练食物不易从口中漏出，有利于食团向舌根运送，还可以减少向鼻腔逆流及误咽的危险。严禁在水平仰卧位及侧卧位进食。

2. 进食姿势

主要的吞咽姿势有以下几种：①空吞咽与交互吞咽。每次进食吞咽后，应反复做几次空吞咽，将食团全部咽下，然后再进食。②侧方吞咽：让患者分别左转、右转，做侧方吞咽，可除去梨状隐窝残留的食物。③点头样吞咽：当患者颈后伸时，会厌谷会变得狭小，会厌谷残留食物可被挤出，而后颈尽量前屈，形似点头，同时做吞咽动作，去除残留食物。④转头吞咽：头颈部向患侧旋转可以关闭患侧梨状隐窝，食团移向健侧，并且有利于关闭该侧气道。头前倾并向患侧旋转，是关闭气道最有效的方法，适用于单侧咽部麻痹的患者。⑤低头吞咽：采取颈部尽量前屈的姿势吞咽，可将前咽壁向后推挤，对延迟启动咽部期吞咽、舌根部后缩不足、呼吸道入口闭合不足的患者是比较好的选择。⑥头后仰吞咽：头后仰时，由于重力的作用，食物易通过口腔到达舌根根部，适用于食团在口内运送慢的患者。

3. 食物的性状和质地

应根据吞咽障碍的程度、先易后难的原则来选择。密度均一，有适当的黏性，松散且爽滑，通过咽及食管时容易变形、不在黏膜上残留的食物容易吞咽。

4. 口量和进食速度

最适于吞咽的每次摄食入一口量，正常人液体为 1～20 ml，浓稠泥状食物为3～5ml，布丁或糊状食物为 5～7 ml，固体食物为 2 ml。对患者进行摄食训练时，如果一口量过多，会导致食物从口中漏出或引起咽部残留引起误咽；吞咽的每次摄食入口量过少，则会因刺激强度不够，难以诱发吞咽反射。训练中患者的进食量要遵循从少到多的原则。确认前一口已吞完，方可进食下一口。如患者出现呛咳，应停止进食。进食稀流食时，应用力快速吞咽；进食糊状、半固体食物时，须慢速进食。

5. 吞咽辅助手法

吞咽过程中应用吞咽辅助手法，可以增加患者口、舌、咽等结构本身的运动范围，增加运动力度，增强患者对感觉和运动协调性的自主控制。此法需要一定的技巧和多次锻炼，应在吞咽治疗师的指导和密切观察下进行。

（四）其他护理

1. 电刺激

利用低频电刺激咽部肌肉，可以改善脑损伤引起的吞咽障碍。治疗时，将治疗用的电极放在咽喉部表面，当电流刺激咽喉部肌肉时，迫使患者完成吞咽动作。

2. 球囊扩张术

经鼻腔或口腔自上而下插入不同型号的导管，通过环咽肌后注入适量的水，使球囊直径增大，通过增大的球囊对环咽肌进行扩张。该技术对环咽肌失弛缓症、术后吻合口狭窄、化学灼伤性狭窄、肿瘤放疗后单纯瘢痕性狭窄、消化性狭窄、贲门失弛缓症等的治疗效果比较理想。

3. 针灸治疗

常取腧穴有天突、廉泉、丰隆等。

4. 辅助器具口内矫治

口腔辅助器具适用于舌、下颌、软腭等器质性病变的手术治疗，以及口腔器官有缺损或双侧舌下神经麻痹导致软腭上抬无力、影响进食吞咽功能的患者。

5. 手术治疗

手术治疗也具有较好的效果。

在对患者进行吞咽障碍训练过程中，注意培养患者良好的进食习惯，遵循定时、定量原则，训练中要循序渐进。当患者出现：昏迷状态或意识不清；对外界的刺激反应迟钝，认知严重障碍；吞咽反射、咳嗽反射消失或明显减弱；处理唾液的能力低，不断流涎，口部功能严重受损等现象时，暂时不宜经口进食训练。

在训练过程中，如果患者出现异物掉入口腔，应立即将一手放入患者的口腔中，使其不能闭口，以阻断患者将异物咽下，另一只手托住患者头部使之向前倾，使异物滑到口腔前部后取出。当患者出现呛咳现象，康复护理员可辅助患者立即弯腰低头，使下颌靠近前胸，在患者肩胛骨之间快速连续拍击，迫使食物残渣咳出。若出现异物阻塞气道，康复护理员可一手握拳，将拇指侧顶在患者腹部正中，肚脐略上和剑突以下，另一只手按住拳头，快速向上向内推挤腹部，增加胸腔压力，反复进行直到阻塞物排出体外。但是不可用力过猛，应避免挤压剑突、肋弓，以免损伤胸腹脏器。

对于吞咽障碍者的治疗，在积极治疗原发病的同时还要对患者及其家属进行康复指导和心理疏导，对患者进行物理治疗、作业治疗和言语治疗及合理选择辅助用具等综合的康复治疗方式。

第五节　皮肤的康复护理

一、概述

皮肤是人体最大的器官，是人体表面一层柔软、均匀且可以延伸的保护膜。皮肤康复护理有助于身心健康，促进舒适，预防感染及其他并发症。

二、压疮护理

由于局部组织长时间受压最终引起血流受阻，导致局部不同程度的缺血性溃疡和组织坏死，称为压疮。

（一）发生原因

1. 压力

长时间持续的机械压力由身体表面传至骨面，压力呈锥形分布，锥底为受压的身体表面，而骨上的组织承受最大的压力。因此最重的损伤常见于肌层而非皮肤。

2. 剪切力

当皮肤保持不动而其下的组织移动时会发生剪切情况。剪切力与骶部压疮发生率高有关。若床头抬高，则骶骨后部组织压力比床放平时更大，尽管骶尾部皮肤与床面附着在一起，但身体却滑向床尾，这就会使从下面的肌肉供应给皮肤的动脉受压，使皮肤缺血而引起基底面积广泛的剪切性溃疡。剪切的常见原因包括痉挛、坐姿不良、卧姿不良、转移时滑动而不是抬起等。

3. 摩擦力

若皮肤在其承重面上移动则会产生摩擦力。最轻的摩擦引起皮肤撕裂，但破损限于表皮和真皮层。在合并有压力和剪切力时，摩擦力会进一步加重损害。

（二）继发危险因素

1. 运动

控制身体姿势能力的丧失或减弱是压疮最常见的危险因素。引起运动能力减弱的主要疾病有中风、关节炎、多发性硬化、脊髓损伤、脑外伤、过度抑郁、无力和精神错乱，应协助患者达到和保持尽可能高的运动水平，采取有效措施增加身体运动。

2. 营养状况

饮食不良，血清白蛋白水平降低可成为形成压疮的原因。富含蛋白质和碳水化合物的高热量饮食可提供正氮平衡，满足代谢和营养需求，从而预防压疮。

3. 年龄

随着年龄增长，有效分配压力的能力被削弱，伴有胶原合成改变，导致组织机械力降低且僵硬程度增加，这些因素可使组织中的液体流动的耐受性降低。当年龄增长时，软组织弹性成分减少，则皮肤上的机械负荷增加。

4. 潮湿

潮湿是压疮形成的一个重要促进因素，若不能控制会使皮肤软化。随着表皮组织的软化，张力会减小，受压及给予摩擦力时易破损。过度潮湿由出汗、伤口引流及二便失禁引起。

（三）康复护理

1. 缓解压力：减轻局部压力与剪切力。

（1）建立翻身卡，定时翻身，落实执行

在患者运动或者固定姿势是应尽量减少对肢体摩擦，对于长期卧床的患者应及时采用正确的翻身，避免局部组织长期受压，常更换卧位，一般2小时翻身一次，必要时30分钟翻身一次。建立床头翻身卡，在各种卧位时，采用软枕、气垫，垫圈充气应1/2～2/3满，不可充气过多，还可采用翻身床、气垫床、水床等。

（2）使用防压疮皮肤护理液

如赛肤润，改善皮肤微循环，营养状况，提高皮肤抵抗力对于高危人群（急重症、手术时间长、术后不能下地等患者）受压部位可粘贴水胶体敷料（如多爱肤、康惠尔等）。

2. 缓解或移除压力源

（1）卧位

患者可取 30° 侧卧（注意肋部皮肤受压情况）位；

（2）对于患者久坐椅子或轮椅时

让患者 15 分钟换次体位，或由护士帮助 1 小时转换支撑点，同时可以使用减压器具如海绵垫、充气床垫、软枕、水床、水垫、气垫、泡沫。

3. 皮肤护理

保持皮肤清洁、干爽，及时更换潮湿被服及尿垫；避免使用刺激性洗液，宜用温水及中性洗剂；避免局部刺激，减少摩擦力和潮湿；用烤灯使皮肤干燥会导致组织细胞代谢及需氧量增加进而造成细胞缺血甚至坏死，因此不可使用。涂抹凡士林、氧化锌膏等油性剂由于无透气性，无呼吸功能，其水分蒸发量维持较低水平，远低于正常皮肤蒸发量，导致皮肤浸渍，也不可使用。

同时增加营养，对患者进行积极的健康教育也有利于预防压疮及改善压疮的症状。

三、伤口换药护理

换药是治疗压疮的基本措施。创面的愈合要求适当的温度、湿度、氧分压及 pH 等。局部不用或少用外用药，重要的是保持创面清洁。可用普通盐水在一定压力下冲洗以清洁创面，促进健康组织生长而且不会引起创面损害。每次清洗创面时要更换敷料，并清除掉创口表面的物质如异物、局部残留的药物、残留的敷料、创面渗出物和代谢废物。如有坏死组织，则易发生感染且阻碍创面愈合，可用剪除、化学腐蚀或纤维酶溶液等方法来清除坏死组织，但应避免损伤正常肉芽组织影响上皮组织生长或引起感染扩散。

根据情况可用过氧化氢和生理盐水冲洗伤口。渗出物多的创面换药应每日两次，无分泌物且已有肉芽组织生成时，换药次数宜逐渐减少，可由每日 1 次减少至每 3 日 1 次。压疮创面需覆盖，这有助于其内环境和维持生理完整性，较理想的敷料应能保护创面，与机体相适应，并提供理想的水合作用，尽管在潮湿的环境中创面愈合更快，但过多渗出物能浸泡周围组织，因而应该从创面上吸去这些渗出物。

四、抗感染护理

控制感染的主要方法是加强局部换药，伤口引流要好；必要时可用 2% 硼酸溶液、3% 过氧化氢溶液冲洗创面。同时，根据全身症状和细菌培养结果，可考虑全身使用敏感抗生素控制感染。

五、创口的物理疗法护理

紫外线可有效地杀灭细菌及促进上皮再生促进压疮创口愈合，但紫外线不应用于极易受损伤的皮肤或创口周围组织严重水肿的患者。治疗性超声可通过增强炎性反应期，从而更早进行增生期来加速创口的愈合。用于组织修复的电刺激通过刺激内源性生物电系统，促进电活动，改善皮氧分压，增加钙吸收和三磷酸腺苷、蛋白合成及其杀菌作用刺激慢性创伤愈合。可应用低强度直流电、高压脉冲电流和单相脉冲电流进行电刺激。电刺激可用于常规治疗无效的Ⅲ和Ⅳ级压疮以及难以治疗的Ⅱ级压疮。

第六节　肠道及膀胱的康复护理

一、肠道的康复护理

（一）概述

对于各种原因引起的肠道功能障碍的患者，有效的肠道康复护理可以帮助患者消除或减少大便失禁；建立一个定时定期排便的模式，解除或减轻便秘患者的痛苦。大大减少由于肠道功能障碍引起对患者的日常生活活动、工作／学习及休闲娱乐活动，从而可以提高患者的生活质量。

（二）肠道的护理方法

1. 大便失禁患者的康复护理

（1）心理护理

对于老年人，及时处置患者大便失禁的困窘，告知患者可穿收腹裤或紧身衣裤以增加肛门的节制能力，从而增加病人的生活信心，帮助他们回归社会。对于患儿，协助家长做好生活护理，帮助勤换衣裤、清洗会阴部；对于年长患儿，护理人员要耐心讲解病情，同时做好家长的思想工作，逐渐使患儿由替代护理变为自我护理。

（2）观察排便反应

如患者因进食刺激肠蠕动而引起排便，则应在饭后及时给予便盆。如排便不规律则酌情定时给予患者使用便盆以试行排便，可适当为患者使用导泻剂或灌肠，以帮助患者建立排便反射。

（3）皮肤护理

保持肛门周围皮肤清洁，一旦发现有粪便污染，用柔软卫生纸擦净后再用温水清洗局部皮肤，用毛巾擦干，并涂油膏于肛门周围皮肤，防止发生皮疹或压疮。

（4）改善饮食结构

宜进高蛋白、高热量、易消化、含纤维素多的食物，以利于排便通畅。增加膳食中膳食纤维的含量，膳食纤维不会被机体吸收，但可增加粪便的体积，刺激肠蠕动，有助于恢复肠道功能。

（5）肛门括约肌训练

嘱患者每天坚持收缩肛门（提肛），每次坚持数秒钟，从而提高患者肛门括约肌的紧张度。同时可采用电刺激疗法和针灸疗法等方法刺激肛门括约肌收缩。

2. 便秘患者的康复护理

（1）心理护理

稳定病人情绪，消除其紧张因素。

（2）养成定时排便的习惯

康复护理员指导患者选择适当的排便时间，形成排便规律。有便意时需及时排便，患者抑制排便可导致便秘现象。

（3）饮食指导

指导患者注意均衡饮食、适量增加膳食纤维、多饮水，具体方法如下：①补充水分：使肠道保持足够的水分，有利粪便排出；②高纤维饮食：膳食纤维可刺激结肠，增强肠蠕动，如糙米、蔬菜、香蕉等；③B族维生素及叶酸：进食含B族维生素丰富的食物，可促进消化液分泌，维持和促进肠蠕动，有利于排便，如粗粮、酵母、豆类及其制品等。在蔬菜中，叶酸具有良好的通便作用，如菠菜、包心菜等；④多食易产气食物：多食易产气食物，促进肠蠕动加快，有利排便，如洋葱、萝卜等；⑤增加脂肪摄入：适当增加高脂肪食物，植物油能直接润肠，且分解产物脂肪酸有刺激肠蠕动作用，如干果的种仁（杏仁、松子仁、核桃仁、桃仁等）。

（4）促进胃肠蠕动的运动指导

指导患者进行适量的运动，如中国传统功法、步行、慢跑和腹部的自我按摩等。

（5）药物软化粪便

根据病情可遵医嘱给患者口服软便剂，如液体石蜡 10 ～ 15 ml，每晚睡前服用 1 次。还可遵医嘱使用肛门栓剂如开塞露、甘油栓、肥皂栓等。

（6）灌肠法

可遵医嘱给予少量不保留灌肠。

二、膀胱的康复护理

（一）概述

神经性膀胱功能失调是控制膀胱的中枢或周围神经发生病变而引起的排尿功能障碍，尿潴留和尿失禁的症状会给患者增加痛苦，加重心理压力，而且会延缓康复进程，降低生存质量，甚至造成严重并发症。

膀胱功能训练是针对膀胱尿道功能失调而实施的重要功能训练，膀胱护理的目标是恢复膀胱排尿功能，改善排尿症状，减少残余尿量，预防泌尿系统并发症的发生。

（二）膀胱的护理方法

1. 尿失禁

排尿失去控制而尿液不自主地流出，称为尿失禁。对于尿失禁的患者康复护理的目标是帮助患者恢复膀胱功能，促使膀胱贮尿。

（1）心理护理

尿失禁患者因尿液刺激和尿液异味等问题常感到自卑和忧郁，心理压力大。因此应尊重、关心患者，给予理解和安慰，随时做好帮助和护理。

（2）盆底肌肉锻炼

康复护理员可指导患者收缩耻骨、尾骨周围肌肉（会阴及肛门括约肌），每次持续10秒，重复10次，每日5～10次。

（3）排便习惯训练

康复护理员可帮助患者建立规律性排尿习惯，每天规定特定的排尿时间。

（4）留置导尿

康复护理员根据病情可给予留置导尿管持续导尿或定时放尿，一般每3～4小时放尿1次。

（5）皮肤护理

保持皮肤清洁干燥，及时用温水清洗会阴部，被服应勤洗勤换，以避免尿液刺激皮肤，去除不良异味，防止感染和压疮的发生。

2. 尿潴留

尿潴留是指患者膀胱内潴留大量尿液而不能自主排出的现象。患者主要症状为下腹胀痛、排尿困难。护理与训练的目的是促使膀胱排空。

（1）调整体位和姿势

康复护理员协助患者以习惯姿势排尿；只能卧位者，可摇起床头或助其略抬高上身。

（2）激发诱导排尿

可采用患者自我心理暗示、听流水声、温水冲洗会阴、轻敲患者耻骨上区，摩擦患者大腿内侧、捏掐腹股沟等方式，从而诱导排尿。

（3）屏气法

病情允许时，让患者取坐位，身体前倾，快速呼吸 3 ~ 4 次，做 1 次深吸气，然后屏住呼吸，向下用力做排尿动作，促使尿液排出。

（4）手压法

先用指尖对膀胱区进行深部按摩，以增加膀胱张力。再用双手或者单手握拳，由脐部向耻骨方向推压，并改变加压方向，直至尿流停止。

（5）间歇性清洁导尿及留置导尿

间歇性清洁导尿能使膀胱周期性地扩张与排空，维持近似正常的生理状态，降低感染率，促使膀胱功能恢复。

对无法接受间歇性清洁导尿的患者，如昏迷、泌尿系统疾病手术后、会阴部有损伤时，可留置导尿管持续导尿，但极易引起泌尿系感染，要注意加强对留置导尿管的管理，如严格遵守无菌操作原则，尿道口每日消毒 2 次，贮尿袋每日更换 1 次，尿管每周更换 1 次，并及时清倒尿液，保持引流管通畅，防止尿液逆流。

第七节　心理及放松训练护理技术

一、心理护理技术

（一）概述

心理障碍是个体的心理偏离了常规标准或准则，并伴有个体痛苦体验或心理损害，从而影响其正常的生活、工作、学习及休闲娱乐活动的心理异常状态。

心理护理技术是解决患者各种心理困扰，包括情绪、认知与行为等问题。目的在于解决患者所面对的心理障碍，减少焦虑、抑郁、恐慌等精神症状，改善患者不适应社会的行为，建立良好的人际关系，促进人格的正常发展，较好地面对生活和较好地适应社会。

康复护理通过对患者的支持与辅助、了解与领悟、训练与学习、促进自然痊愈与成长的康复机制帮助患者把心理压力与挫折尽量减少，让来访者能发挥自己的长处，慢慢去克服心理障碍。

（二）心理护理方法

1.精神分析疗法

精神分析强调把无意识的心理冲突提升到意识当中，揭露防御机制的伪装，使患者了解到症状的真正原因和真实意义，使其摆脱自身症状，重塑健康人格。

（1）自由联想：让患者把陆续积满心头的一切想法毫无压抑、毫无批判地都说出来。然后分析者把患者报告的材料加以分析和解释，直到找到病根时为止。

（2）阻抗分析：阻抗是指来访者有意或无意地回避某些敏感话题或采取其他不合作的态度或行为。患者拒绝（无意识）暴露带有创伤或焦虑的事件，这可能正是来访者问题的症结所在。阻抗分析技术为了消除来访者不愿触及创伤经验或无意识冲突的抵抗心理。

（3）移情分析：移情即是来访者把自己早年生活中对某个人（通常是父母）的情感或态度，移渡到治疗者身上。帮助来访者了解自己。

2.行为治疗法

行为治疗基本原则即是采用经典条件反射、操作条件反射和社会学习理论，通过某些特殊设计的治疗程序，逐步纠正或消除来访者的病态及不良行为，建立新的行为反应。

（1）系统脱敏疗法：只是用于来访者在某一特定情景下产生的超出一般紧张的焦虑或恐怖状态。

（2）厌恶疗法：是将某些不愉快的刺激，使其欲实施一定行为时，便立刻产生厌恶体验而最终终止或放弃原有的不良行为。常见的厌恶刺激有物理刺激、化学刺激和想象中的厌恶刺激。

（3）强化的方法：系统应用强化的手段去增进某些适应性行为，减弱或消除某些不适应行为的方法。强化的类型有正强化（如代币奖励方法）和负强化（如消退法对不适应行为不予注意）。强化物应适当、及时，意义表达要明确，强化目标要逐渐提高。

（4）冲击疗法：治疗者使用能引起来访者更强烈焦虑情绪的刺激，使其受到更大的冲击。此方法在治疗恐惧症、强迫症方面疗效较好，但要注意病例选择。

（5）生物反馈法：采用由特殊设备与训练来训练个人按自身生理变化的信息，学习间接控制体内原本不能自由支配的活动，达到强化生理功能的目的。这种治疗适用于有强烈欲望的、患睡眠障碍、神经症和一些心身疾病的来访者。

3.人本治疗法

是以接受治疗的当事人为中心的一种治疗方法，治疗要点是以患者为中心，重视其人格尊严，将心理治疗的过程视为治疗者为来访者设置的一种自我成长的教育机会。治疗程序如下：①掌握真实的经验；②找回失去的信心；③培养独立的人格；④培养应变能力。

4. 认知疗法

认知是一个人对事物或自己和（或）别人的认识、看法和见解等。认知疗法是通过改变他们的认知或认知过程来达到减弱或消除情绪障碍和其他不良行为。

（1）合理情绪疗法：合理的、有理性的思维产生愉快的情绪，不合理的、非理性的思维产生情绪困扰。合理情绪疗法就是以理性治疗非理性，帮助来访者以合理的思维方式代替不合理的思维方式，以合理的信念代替不合理的信念，最大限度减少不合理信念给他们带来的不良影响。在整个治疗过程中，与不合理的信念辩论的方法是主要方法。治疗的3个阶段：心理诊断阶段；领悟和修通阶段；再教育阶段。

（2）贝克的认知疗法：贝克认为有机体在谋求生存的过程中，需要有一种适应性的信息加工过程，这个过程如出现偏差即会出现认知过程中的推理错误，如任意的推断、选择性提取、过分夸大或缩小、个人化、两极式思维等。认知疗法的目标就是要改变错误信息加工过程，矫正那些使情绪和行为失调的信念或假设。

5. 系统式家庭治疗

家庭治疗对于心理障碍的患者的康复有着重要的意义，是以家庭为单位来进行心理干预的方式。它所依据的理论吸收了不同理论观点和概念，如精神分析的心理动力学观点、系统理论等。

二、放松训练技术

放松训练是一种重要的康复护理方法。如患者肌肉过度紧张，会导致其运动功能减弱，甚至出现疼痛或原有疼痛加重；患者精神过度紧张，可能使其机体出现应激，过强的应激反应则会破坏机体内在的平衡，出现相应的病理状态或疾病。实际上肌肉的紧张和精神上的紧张往往又相互联系、相互影响。通过放松训练可以化解由于患者紧张所带来的不利影响。

（一）概述

我国的导引、气功疗法、印度的瑜伽术等都属于放松治疗。在传统的放松训练基础上，逐步发展成了现在的肌肉松弛法和意念松弛法，结合肌电生物反馈仪，又形成了肌电生物反馈松弛法，从而有效地提高了放松效果。这些治疗方法在康复医学和心理学中得到了广泛的应用。

放松是指对事物的注意或控制由紧变松，医学上主要指化解躯体上与精神上的紧张感，具有松弛、松散、不紧张的意思。放松训练也叫放松疗法或松弛疗法，是通过各种固定程式的反复训练，使患者的思想、情绪及全身肌肉处于完全松弛、宁静状态的一种行为治疗方法。主要有肌肉松弛法、意念松弛法和肌电生物反馈松弛法。

实践证明，松弛训练可以使机体产生生理、生化和心理方面的变化，不但对于一般的精神紧张、神经症有显著的疗效，而且对运动障碍和某些与应激有关的身心疾患也有一定的疗效。

1. 放松训练具有提高运动能力的作用

（1）增大肌肉收缩的力量。

（2）提高关节的灵活性和柔韧性。

（3）加快能量合成。

（4）减少能量消耗，提高速度耐力。

（5）有利于全身的协调运动，加速运动技能形成，提高动作完成质量。

2. 放松训练具有良好的抗应激作用

放松后，机体趋向于保持能量，提高副交感神经活动包括心率减慢、血压下降、皮肤温度升高、增强胃肠运动和分泌功能等，促进合成代谢及有关激素诸如胰岛素和性激素的分泌。因此，肌肉放松练习可用于自主神经功能失调、神经官能症的治疗，也可用于因精神、躯体的过度应激所致的病症，如强迫症。

3. 放松训练具有缓解疼痛的作用

当肌肉松弛时，其刺激也被传导至脊髓，但作用于突触的抑制区，即使原来可以引起疼痛的刺激也不引起疼痛。另一方面，如果疼痛持续存在，可因继发性肌紧张，导致局部血液循环障碍，使疼痛进一步加重，进而形成恶性循环。

肌肉放松后，可阻断恶性循环，以缓解疼痛，进一步消除不安，改善睡眠，调整全身状态，使病情向治愈方向发展。

（二）放松训练的方法

放松训练分为 3 类：肌肉松弛法、意念松弛法和肌电生物反馈松弛法。肌肉松弛法和意念松弛法的区别在于，前者是从生理上的放松出发，而后者是从心理上的放松出发。

1. 肌肉松弛法

肌肉松弛的方法很多，如对比法、交替法、下垂摆动和放松体操。

（1）对比法

对比法是通过反复练习肌肉的收缩和松弛，以提高肌肉的感觉，促使肌肉真正得到松弛的训练方法。训练时遵循从脚趾肌肉放松开始到面部肌肉放松结束。这种方法也称渐进性松弛法。

①训练前的准备：找个安静又无他人干扰的环境来进行，松解所有束缚在身上的物品。可取坐或卧位，双上肢掌心向下前旋位置于两侧，与躯干稍分开，双下肢稍分开，手足不要交叉。闭眼安静休息 3 ～ 4 分钟。

②各部位肌肉放松的动作要领

脚趾肌肉放松：将双脚脚趾慢慢向上用力弯曲。与此同时，两脚与腿部不要移动，持续约 10 秒，然后渐渐放松。放松时，注意体验与肌肉紧张时的不同感觉。20 秒后，做相反的动作，将双脚脚趾缓缓向下，用力弯曲，保持 10 秒，然后放松。

小腿肌肉放松：将双脚向上，朝膝盖方向用力弯曲，使小腿肌肉紧张。保持该姿势 10 秒后，慢慢放松。20 秒后，做相反的动作。将双腿向前下方用力弯曲，保持 10 秒，然后放松。

大腿肌肉放松：绷紧双腿，使双脚后跟离开地面，持续 10 秒，然后放松。20 秒后，将双腿伸直、绷紧，双膝相并，就像双膝正紧紧夹住一枚硬币那样，保持 10 秒后，放松。

臀部肌肉放松：将双腿伸直，平放于地，用力向下压两只小腿和脚后跟，使臀部肌肉紧张，保持此姿势 10 秒，然后放松。20 秒后，将两臀部用力夹紧，努力提高骨盆的位置，持续 10 秒，随后放松。

腹部肌肉放松：高抬双腿，以紧张腹部四周的肌肉，与此同时，胸部压低，保持该动作 10 秒，然后放松。注意感觉由紧张到放松过程腹部的变化和感觉。

胸部肌肉放松：双肩向前并拢，紧张胸部四周肌肉，体验紧张感，保持该姿势 10 秒，然后放松。

背部肌肉放松：向后用力弯曲背部，努力使胸部和腹部突出，使之呈桥状，保持 10 秒，然后放松。20 秒后，往背后扩展双肩，使双肩尽量合拢，以紧张其上背肌肉群，保持 10 秒后，放松。放松时，应注意该部位的感觉。

肩部肌肉放松：将双臂外伸，悬浮于沙发两侧扶手上方，耸肩，尽力使双肩向耳朵上方提起，保持该动作约 10 秒，然后放松。注意体验发热和沉重的放松感觉。

双前臂肌肉放松：双手平放于沙发扶手上，掌心向上，握紧拳头，腕关节屈曲，使双手和双前臂屈肌紧张，保持 10 秒，然后放松。20 秒后，掌心向下，五指伸展，腕关节背屈，使双手和双前臂伸肌紧张，保持 10 秒，然后放松。

双上臂肌肉放松：双前臂用力向上臂弯曲，使双臂的二头肌紧张，10 秒后，放松。20 秒后，双臂向外伸直，用力收紧，以紧张上臂三角肌，持续 10 秒，然后放松。

颈部肌肉放松：把头用力向下弯，尽力使下颌抵住胸部，保持 10 秒，然后放松。

头部肌肉放松：第一步，紧皱额头，就像生气时的动作一样，保持这种姿势 10 秒，然后放松。第二步，闭上双眼，做眼球转动动作。先使两只眼球向左边转，尽量向左，保持 10 秒后，还原，放松。再使两眼球尽量向右边转动，保持 10 秒后，还原，放松。

随后，使眼球沿顺时针方向，转动1周，然后放松。接着，再使眼球按逆时针方向，转动1周后放松。第三步，皱起鼻子和脸颊部肌肉，保持10秒，然后放松。第四步，紧闭双唇，使唇部肌肉紧张，保持此姿势10秒后，放松。第五步，收紧下颌部肌肉，保持该姿势10秒，然后放松。第六步，用舌头顶住上腭，使舌头前部紧张，10秒后放松。第七步，做咽食动作，以紧张喉部和舌头的背部，但注意不要完全完成咽食这个动作，持续10秒，然后放松。

在做放松训练时与自己的呼吸相协调，且应注意肌肉由紧张到放松要保持适当的节奏。每一组肌肉的练习之间应有一个短暂的停顿，每次练习应从头至尾完整地练习。一般可以每天练习1~2次，每次10~20分钟。放松时要注意体验放松的感觉。

经过渐进性肌肉放松训练法训练之后，一般都会感到头脑清醒、心情平静、全身舒适、精力充沛。

（2）交替法

交替法是以收缩拮抗肌来促使原先紧张肌群松弛的训练方法。其原理是通过拮抗肌的收缩紧张，对原动肌产生相应的负诱导，使处于紧张状态的原动肌出现抑制和松弛。要求患者感知他在某一体位下紧张的感觉和在不改变原有主要做功位置时如何消除它。具体方法如下：

①准备：在安静、无干扰的环境中，取有利于紧张部位的拮抗肌收缩的体位，坐或卧位均可。

②基本动作：缓慢且稍稍用力地收缩拮抗肌，尽可能放松紧缩的部位，体会新体位并保持30秒，然后放松。20秒后做下一个动作。不可过度用力，否则会出现拮抗肌和原动肌都同时收缩和紧张的情况，达不到放松紧张部位的目的。

（3）下垂摆动

康复护理员将上肢或下肢均置于下垂位，作前后放松摆动，直至肢端出现明显麻胀感为止。此类摆动适宜于缓解强直性震颤麻痹。也可加0.5~1kg重量于肢体，再作摆动。下垂摆动适用于肩、髋、膝部的放松。

对颈、肩、胸、背部的肌群有明显紧张而又无法放松者还可做放松操。

2.意念松弛法

意念松弛法是以意念调整为主的放松方法。常用的方法有气功里的放松功，国外的静思冥想法放松训练、自律训练和意象训练。

（1）放松功练习放松功，在卧、坐或站位下均可进行

①体位

卧位：可就地仰卧于草地上，两眼微闭或凝视鼻尖，四肢稍伸展放松。

坐位：可取自由倚靠坐位或端坐位，后者要求头正、肩松、腰直、髋松，两足平分与肩同宽，足踏实地。眼同卧位。

站位：常取直立位或三圆式站立。直立位要求和端坐位同。三圆式则要求两臂稍前屈、外展、内旋，肘微屈，两手相对作抱球状（一个圆），两臂相对呈环抱状（两个圆），两膝微蹲略呈圆形（三个圆）。

②方法

意念与呼吸相配合进行训练，做到以意领气。呼吸要求自然呼吸，舌抵上腭，呼吸节律慢，呼吸幅度大。吸气时默念"紧"，同时意念身体从头至足的某一部位先收缩使之变紧，呼气时默念"松"，同时意念相应意念部位突然放松。由于意念集中于身体各部，可排除杂念而达到入静的境界，因而能收到心理和肌肉均放松的效果。训练过后要注意有收功，收功时做几次深呼吸，活动四肢即可。

（2）静思冥想法

放松训练静思冥想是通过闭目守静，把意念集中到一点上，在大脑里形成一个优势兴奋中心，从而抑制其他部位的活动的放松训练方法。这是解除心理疲劳的一种有效的方法。静思冥想法可分为放松、静思、冥想、收式四个步骤。

①放松

坐在环境安静、温度适宜、光线柔和的房间里，双脚放在地面上，双目微闭，深吸一口气后，慢慢呼出，反复默念几次"放松"，让放松感传遍全身各个部位，并将这种状态保持5分钟左右。

②静思

要求是充分地运用想象，把自己置身于某一情境之中。

③静思冥想的要点

是把心理疲劳所导致的生理上的不适想象为某种实体，以自己所能接受的核心，这一步大约需要15分钟。

④收式

静思冥想结束之前，先做好思想准备，再慢慢地睁开双眼，把注意力转移到室内，功法结束。

静思冥想法简单易行，一天可以做2～3次，如患者能坚持习练会取得显著的心理治疗效果。

（3）自我催眠疗法

自我催眠疗法是通过患者本人进行主观意念诱导和有序练习来达到自我催眠效果的方法。这种状态有利于患者主动地调整和恢复心身平衡，具有调整人体心身功能和自主性神经系统功能的作用。

具体操作步骤：训练者取舒适的体位。采用坐姿时，两手放在两边的扶手上，头部稍微前倾；采用仰卧时，两手放在身体两侧，两脚稍分开，双目微闭，全身肌肉放松，心情平静、安定，注意力高度集中，排除一切杂念。训练者按一定的顺序进行默念形式的自我意念性练习。

默念时，在缓慢地默念语句的同时，想到默念内容在自己身上得到应验。此种方法简单易行，每日至少一次，每次 15 ~ 20 分钟，20 次为 1 个疗程。

（4）意象训练法

意象训练法是指通过想象轻松愉快的情境，从而达到身心放松、舒畅情绪的方法。

在整个放松过程中始终保持深、缓而均匀的呼吸。进行逼真、生动形象的想象。头脑中的意象越清晰、生动，放松的效果就越明显。

治疗前可选择安静的环境，患者可仰卧在舒适的床上，将四肢伸展、放平，闭上眼睛并配合深、缓而均匀的呼吸。意象训练能消除身心疲劳，也可减轻或解除心理紧张和烦恼，而且还可以恢复精力。

另外，肌电生物反馈松弛法把无法感觉到的肌电活动转变成各种能看到或听到的信号，从而让患者能客观地了解到肌肉松弛和紧张时的各种肌电活动，通过训练可以达到肌肉松弛的目的。

第四章　临床呼吸内科与消化内科疾病护理

第一节　呼吸内科疾病护理

一、慢性支气管炎

（一）概念

慢性支气管炎（简称慢支）是指气管、支气管黏膜及其周围组织的慢性非特异性炎症。以慢性反复发作的咳嗽、咳痰或伴有喘息为临床特征。

（二）临床表现

1. 症状

慢性咳嗽、咳痰、喘息。初期症状轻微，在寒冷季节、吸烟、劳累、感冒后可引起急性发作或症状加重。重症病人四季不断发病，在冬春季加剧，早晚加重。

（1）咳嗽：一般晨起时咳嗽加重，白天较轻，睡眠时有阵咳或排痰。

（2）咳痰：痰为白色黏液或浆液泡沫性，偶可带血，急性发作伴有细菌感染时，则变为黏液脓性，咳嗽和痰量也增加。起床后或体位变动可刺激排痰，故清晨排痰较多。

（3）喘息或气喘：喘息性慢性支气管炎有支气管痉挛，可引起喘息。并发阻塞性肺气肿时可表现为劳动或活动后气急。重者休息时亦气喘。生活无法自理。

2. 体征

急性发作期可在背部或双肺底听到干、湿啰音，咳嗽后可减少或消失。喘息性慢性支气管炎可听到哮鸣音和呼气延长，且不易完全消失。

3. 分型

单纯型或喘息型。单纯型主要表现为咳嗽、咳痰。喘息型除有咳嗽、咳痰外还有喘息，伴有哮鸣音，喘鸣在阵咳时加剧，睡眠时明显。

4. 分期

按病情分为 3 期。

急性发作期：指 1 周内出现脓性或黏液脓性痰，痰量明显增加，或伴有发热等炎症表现，或咳、痰、喘症状中任何一项明显加剧。

慢性迁延期：指不同程度的咳、痰、喘症状迁延 1 个月以上者。

临床缓解期：指症状基本消失或偶有轻微咳嗽，少量排痰，保持 2 个月以上者。

（三）辅助检查

1. 血象检查

细菌感染时，白细胞增高、核左移及中性粒细胞比例增多。喘息型病人可有嗜酸性粒细胞增高。

2. 血气分析

阻塞性肺气肿感染加重时，还可有 PaO_2 下降、$PaCO_2$ 升高。

3. X 线检查

可见肺纹理增多、紊乱，两下肺较明显。肺气肿时，两肺透亮度增加，肋间隙增宽。

4. 肺功能检查

慢支早期可正常。COPD 早期可有小气道功能异常，以后可出现第 1 秒用力呼气量占用力肺活量比值减少；慢支并发阻塞性肺气肿时，残气容积增加残气容积占肺总量百分比增加。

5. 痰液检查

痰培养可见肺炎链球菌、流感嗜血杆菌等致病菌。涂片有中性粒细胞及已破坏的杯状细胞。

（四）护理措施

1. 一般护理

室内保持空气流通新鲜，冬季应有取暖设备，避免病人受凉感冒，加重病情。饮食上给予高蛋白、高热量、高维生素、易消化的食物。若食欲欠佳，可给予半流或流质饮食，注意食物的色香味，并鼓励病人多饮水，每日至少饮 3 000 ml。

2. 症状的观察和护理

（1）咳嗽、咳痰：仔细观察咳嗽的性质，出现的时间和节律；观察痰液的性质、颜色、气味和量，并正确留取痰标本及时送检。鼓励病人有效地咳嗽、咳痰。有痰不易排出时，可行超声雾化吸入，根据病情加入相应药液，以达到局部用药，稀释痰液，便于引流的目的。同时，还可采取体位引流等措施排痰。

（2）喘：病人主诉喘憋加重，呼吸费力，不能平卧，应给予半卧位吸氧。根据血气分析结果，调节吸氧流量。并指导病人练习腹式呼吸及呼吸操，以改善通气功能。

3. 药物治疗的观察和护理

此类疾病最主要是控制感染，应针对致病菌的类别和药物敏感性合理应用抗生素。护士应正确采取痰标本，留痰前清洁口腔，标本盒应为无菌痰盒。抗生素使用后，应严密观察病人的体温及病情变化，重视病人主诉，为医生提供最直接的临床资料。在药物治疗的同时，应注意营养支持，注意痰液的稀化和引流，这是缓解气道阻塞、有效控制感染的必要条件。

4. 健康教育

嘱病人加强身体耐寒锻炼，气候变化时注意衣服的增减，避免受凉。耐寒锻炼需从夏季开始，先用手按摩面部，后用冷水浸毛巾拧干后擦头面，渐及四肢。体质好、耐受力强者，可全身大面积冷水摩擦，持续到 9 月份，以后继续用冷水摩擦面颈部，最低限度冬季也要用冷水洗鼻部，以提高耐寒能力，预防和减少本病的发作。同时，应避免尘埃和煤烟对呼吸道的刺激，有吸烟嗜好者应戒除。

二、支气管哮喘

（一）概念

支气管哮喘是一种慢性气道炎症疾病，以嗜酸性粒细胞、肥大细胞反应为主的气道变应性炎症和气道高反应性为特征。表现为反复发作的呼气性呼吸困难伴哮鸣音、胸闷或咳嗽，症状可自行或经治疗后缓解。

（二）临床表现

1. 症状和体征

发作前常有先兆，如干咳、打喷嚏、流涕、胸闷等。典型的症状为呼气性呼吸困难、咳嗽和喘鸣，常在夜间及凌晨发作，接触过敏原、病毒感染或情绪波动等可诱发或加重，严重发作时可有颈静脉怒张、发绀、大汗淋漓、脉搏加快和奇脉。听诊双肺可闻及呼气相为主的哮鸣音，气道严重阻塞时，呼吸音、哮鸣音可减弱或消失。严重感染，可闻及湿啰音。

2. 临床分类

可分为外源性和内源性哮喘两种。

外源性哮喘：以童年或青少年多见，春秋季多发，有家族及个人过敏史，有明确过敏原，发作先驱症状以鼻、眼痒，喷嚏、流涕，起病较快，间歇发作，全身状况较好，血清 IgE 升高，过敏原皮试阳性，嗜酸细胞增高。

内源性哮喘：以成年多见，冬季或气候变化时多发，也可常年发作，无家族及个人过敏史，无明确过敏原，发作先驱症状以上感症状多见，逐渐起病，经常持续发作，全身状况较差，血清 IgE 正常，过敏原皮试阴性，嗜酸细胞正常或稍高。

3.病情分度

（1）轻度：行走时感气促，尚能平卧，说话成句。

（2）中度：说话时或轻微活动时感到明显气短，喜坐位，说话呈半句或断断续续，日常生活受限，支气管扩张剂治疗后症状不能缓解。

（3）重度：休息时亦明显气促，呈端坐位，张口呼吸，焦虑或烦躁不安。

（4）危重：病人出现嗜睡或意识障碍，不能讲话，呼吸音、哮鸣音减弱或消失。血压下降，心动过缓。

4.并发症发作时可发生自发性气胸，纵隔气肿，呼吸衰竭或肺不张。

（三）辅助检查

1.血象检查

发作时可有嗜酸性粒细胞增高；并发感染者白细胞计数和中性粒细胞比例增高。

2.动脉血气分析

哮喘发作可有不同程度的 PaO_2 降低，缺氧引起反射性过度通气导致 $PaCO_2$ 降低，呼吸性碱中毒。重症哮喘，气道严重阻塞，可有 PaO_2 降低而 $PaCO_2$ 增高，表现呼吸性酸中毒。如缺氧明显，可合并代谢性酸中毒。

3.X 线检查

哮喘发作时两肺透亮度增加，呈过度充气状态。并发感染时，可见肺纹理增加和炎性浸润阴影。

4.肺功能检查

哮喘发作时可有用力肺活量（VC）降低，残气量、功能残气量、肺总量增加，残气/肺总量，比值增高。

5.痰液检查

涂片可见较多的嗜酸性粒细胞及黏液栓；并发细菌感染时，痰培养、药物敏感试验有助病原菌诊断和治疗。

（四）护理措施

1. 一般护理

将病人安置在清洁、安静、空气新鲜及阳光充足的房间，避免摆设花草，铺地毯等；作卫生清洁时应注意用湿法打扫，避免尘土飞扬。使用某些消毒剂时要转移病人。哮喘发作时病人多取半坐卧位或端坐位，可用枕头支托，也可让其伏桌而坐，桌上放枕，增加病人舒适感。饮食上应给予营养丰富的易消化的食物。多食蔬菜、水果，多饮水，以补充由于憋喘出汗过多失去的水分。严禁食用与发病有关的食物，如蛋类及牛奶、鱼、虾、蟹等海味食品。同时注意保持大便通畅，减少因用力而致的疲劳。另外，应协助病人寻找过敏原，并指导病人掌握发病的规律，以便提前采取预防措施。

2. 哮喘持续状态病人的护理

（1）注意观察哮喘发作的前驱症状，如发现病人鼻、咽、眼发痒，有打喷嚏、咳嗽等黏膜过敏表现及胸部有压迫窒息感时，及时通知医师以便采取预防措施。

（2）哮喘持续状态时病人可出现全身衰竭，甚至突然死亡，必须作为急症处理。给予氧气吸入，每分钟 3 ~ 5L，迅速建立静脉通路，遵医嘱静脉滴注糖皮质激素，保持呼吸道通畅，协助排痰，必要时吸痰，行气管插管或气管切开。

（3）发作时做好生活护理，及时擦干身上的汗水，更换干燥、柔软的衣被，协助病人变换体位，按摩受压部位及骨突处，以保持皮肤的完好。

（4）加强心理护理。哮喘发作时病人极度紧张，烦躁不安，护士应安慰病人，尽量满足病人的合理要求，缓解紧张情绪。

3. 用药指导教会病人正确使用定量气雾剂

方法分 4 步：①摇匀气雾剂。②轻轻呼气。③口含喷嘴慢慢吸气同时下压盛药子罐。④屏气 10 秒。若要作另一次吸入，需要等候 1 分钟以上才可重复上述步骤。应注意先使用 β 受体气雾剂，15 ~ 20 分钟后使用激素类气雾剂，用药后漱口，以减少口腔真菌感染。

4. 健康教育

病人在缓解期应避开过敏原，加强自身体质锻炼，提高御寒能力。目前认为，哮喘病人最好的运动方式是游泳。另外，在冬季及气候多变时预防感冒，并保持情绪的稳定，可减少发作的次数。

三、支气管扩张

（一）概念

支气管扩张是由于支气管及其周围组织的慢性炎症和阻塞，导致支气管管腔扩张和变形的慢性支气管化脓性疾病。

（二）临床表现

1. 症状

（1）慢性咳嗽伴大量脓痰量：与体位改变有关，如晨起或入夜卧床时咳嗽、痰量增多。呼吸道感染急性发作时，黄绿色脓痰明显增多。有厌氧菌混合感染时痰有恶臭。

（2）反复咯血：大多数病人有反复咯血表现，量不等，可为痰中带血、小量或大量咯血，与病情程度有时不一致。有些病人因反复咯血，平时无咳嗽、脓痰等呼吸道症状。

（3）继发肺部感染：支气管引流不畅，痰不易咳出，可感到胸闷不适。炎症扩散到病变周围的肺组织，出现全身毒血症状如高热、食欲缺乏、盗汗、消瘦、贫血等。

2. 体征

早期或干性支气管扩张可无异常肺部体征。病重或继发感染时可闻及两肺下方、背部较粗的湿啰音，结核所引起的支气管扩张，湿啰音多位于肩胛区。慢性重症支气管扩张致肺功能严重障碍时，稍活动即有气急、发绀、伴有杵状指。

（三）辅助检查

1. X 线检查

可见一侧或双侧下肺纹理增多或增粗，典型者可见不规则的蜂窝状透亮阴影或沿支气管的卷发状阴影，感染时阴影内可有液平面。高分辨率 CT 检查可显示管壁增厚的柱状扩张或成串成簇的囊性改变。

2. 纤维支气管镜检查

有助于鉴别管腔内异物、肿瘤或其他阻塞性因素引起的支气管扩张；还可进行活检、局部灌洗等，进而作细菌学和细胞学检查。

（四）护理措施

1. 一般护理

反复咯血及咯血活动期应卧床休息。饮食上给予高蛋白、高热量、多维生素、易消化的饮食或半流食。

2. 症状的观察及护理

（1）咯血：病人咯血后多有恐惧紧张情绪，所以应关心安慰病人，指导病人轻轻将气管内存留的积血咳出。及时建立静脉通路及吸氧。备好抢救物品，如吸引器、止血药及气管插管等。

（2）咳痰：①密切观察痰液量、性质。支气管扩张的病人一般咳脓性痰，每日可达100ml ~ 400ml。痰放置数小时后可分3层：上层为泡沫、中层为黏液、下层为脓性物和坏死组织。伴有厌氧菌感染时可有恶臭味。②排除气管内分泌物，保持呼吸道通畅。协助病人作体位引流。若病变在肺下叶时，可将病人置于头低足高位，进行深呼吸、咳嗽和咳痰。必要时引流前可先行雾化吸入，引流时辅以叩背，可提高引流效果。每次引流15 ~ 20分钟，每日2 ~ 4次，体位引流宜在病人空腹时（餐后2小时）进行。

四、慢性呼吸衰竭

（一）概念

慢性呼吸衰竭指各种原因引起肺通气和（或）换气功能障碍，不能进行有效的气体交换，造成机体缺氧伴（或不伴）二氧化碳潴留，因而产生一系列病理生理改变的临床综合征。通常将 PaO_2 低于 60 mmHg（8kPa）伴（或不伴）$PaCO_2$ 高于 50 mmHg（6.67kPa），为成人呼吸衰竭的血气诊断标准。

（二）临床表现

1. 呼吸困难

胸闷、发憋、呼吸费力、喘息等是病人最常见的主诉，并伴"三凹征"，中枢性呼吸衰竭呈现潮式、间歇或抽泣样呼吸。

2. 发绀

是呼吸衰竭的主要表现。因通气不足或通气与血流比例失调所引起口唇、指甲舌头的发绀。

3. 精神神经症状

急性缺氧可出现精神错乱、躁狂、昏迷、抽搐等症状。慢性缺氧出现表情淡漠、反应迟钝、智力或定向障碍，逐渐出现头痛、多汗、烦躁、白天嗜睡、夜间失眠，严重者有昏迷、抽搐、扑翼样震颤、视盘水肿，重症可因脑水肿、脑疝而死亡。

4. 血液循环系统症状

早期血压升高，心率增快；晚期严重缺氧，酸中毒引起循环衰竭、血压下降、心律失常、心脏停搏。二氧化碳潴留出现皮肤潮红、湿暖多汗。

（三）辅助检查

1. 血气分析

$PaO_2 < 60mmHg$（7.98kPa）；$PaCO_2 > 50mmHg$（6.65kPa）；$SaO_2 < 75\%$。

2. 电解质

呼吸性酸中毒合并代谢性酸中毒时，常伴有高钾血症。呼吸性酸中毒合并代谢性碱中毒时，常伴有低钾和低氯血症。

（四）护理措施

1. 非机械通气的护理

（1）一般护理：住单间设专人护理，密切观察病情变化，注意病人的意识状态、计算力、定向力、球结膜水肿情况、呼吸频率和节律、心率和血压的变化，每小时记录尿量，监测电解质、血气的变化，认真做好护理记录。

（2）营养支持：热量供给不足是产生或加重呼吸肌疲劳的重要原因之一，所以，应保证充足的营养及热量供给，并尽量选择胃肠道的方式，清醒病人应鼓励自行进食。不适当地补充过量的糖类会增加二氧化碳的产生，加重呼吸肌的负担。

（3）保持气道通畅：气道不畅使呼吸阻力增大，呼吸功消耗增多，加重呼吸肌的疲劳，也使炎性分泌物排出困难，加重感染，同时还可能发生肺不张，使气体交换面积减少。气道如完全阻塞，则必然发生窒息，病人可在短时间内死亡。所以，应注意气道的湿化、痰液的稀释及排出。可根据病变部位拍背排痰，必要时行机械通气治疗。

2. 机械通气的护理

（1）保持呼吸道通畅是机械通气的首要问题。应用呼吸机治疗时，病人由于机械正压通气、咳嗽反射减弱及呼吸道分泌物增多等原因，常发生阻塞性肺不张，故呼吸道通畅及排痰至关重要。具体方法是：①经常帮助病人翻身（每小时翻身1次），不但能防止压疮的发生，而且利于分泌物引流。在翻身的同时，给予叩背，利于痰液的排出。注意，在翻身拍背时应防止气管导管的脱出。②每1～2小时吸痰1次，必要时应反复、及时吸痰。有效吸痰的操作方法是：吸痰前先调高氧浓度至100%，气道内注入2%碳酸氢钠盐水3～5ml，2分钟后抽吸痰液；插入吸痰管时先关闭负压，插入一定深度（比气管导管长4～5cm）后打开负压，边旋转边上提拔出吸痰管，及时连接好呼吸机；再吸入高浓度氧2分钟后调低氧浓度。注意：1次吸痰过程（从插入至拔出吸痰管）不能超过10～15秒。

（2）严格无菌操作，减少院内感染的发生。①吸痰时戴无菌手套；先抽吸气管插管内分泌物，再吸口鼻分泌物，以免口鼻中杂菌进入气道。每根吸痰管只用1次。②呼吸机管道每日更换消毒1次。③保持气管切开伤口处清洁，每日更换敷料2次，如被污染及时更换。

（3）安全管理事项：①气管插管或气管切开管道固定要牢固，松紧适宜。②正确连接呼吸机管道，随时观察管道有无漏气、脱落或断开现象。③加床档，四肢（尤双上肢）

应加以约束，以免躁动时将插管拔出而窒息，导致死亡。

（4）机械通气的同时应放置胃管，进行胃肠内营养，同时给予静脉高营养，以保证机体需要。

（5）监测血气及电解质的指标，记录呼吸机参数，分析呼吸机报警原因，及时检查并处理。如低压报警提示：①通气回路脱节、漏气。②气管导管套囊破裂或充气不足等。高压报警提示：①气道分泌物增多。③通气回路打折、阻塞。⑧人机对抗等。

（6）心理护理：意识清楚、使用呼吸机治疗的病人，对其耐心细致地解释和给予精神安慰，可以起到增强病人的自信心及通气治疗的作用。向病人说明机械通气的目的与需要配合的方法。询问病人的自觉感受，做一些卡片和病人交流。经常和病人握手和说话，增加病人的安全感。长期应用呼吸机者可产生依赖性，要帮助病人锻炼自主呼吸，争取早日脱机。

（7）加强一般护理：做好病人生活护理及皮肤护理，保持口腔及外阴、肛周清洁，预防压疮的发生。

五、肺炎链球菌肺炎

（一）概念

肺炎链球菌肺炎是由肺炎链球菌所引起的肺炎，典型病变呈大叶性分布。以冬季与初春为高发季节，多见于既往健康的男性青壮年和有全身及呼吸道慢性疾病的抵抗力下降者。本病由肺炎链球菌或称肺炎球菌感染发病。

（二）临床表现

1. 症状

病前常有上呼吸道感染、受凉、淋雨、疲劳等情况。典型表现起病多急骤，寒战、高热，数小时内体温可高达 39 ~ 41℃，呈稽留热型。全身肌肉酸痛，患侧胸痛明显，咳嗽时加剧。干咳，少量黏痰，典型者在发病 2 ~ 3 天时咯铁锈色痰。偶有恶心、呕吐、腹胀、腹泻等症状。感染严重病人可出现意识模糊、烦躁不安、嗜睡、昏迷等神经精神症状。严重感染中毒病人易发生休克型肺炎，表现烦躁不安、意识模糊、嗜睡、面色苍白、出冷汗、四肢厥冷、少尿或无尿。可以体温不升，常无咳嗽、咳痰现象。

2. 体征

急性病容，面颊绯红、鼻翼扇动、呼吸浅快、口唇青紫。肺实变时表现为患侧呼吸运动减弱，语颤增强，叩诊浊音，听诊出现支气管呼吸音，干、湿性啰音，累及胸膜时，可闻胸膜摩擦音。休克型肺炎出现休克体征。病变广泛者可因缺氧而引起气急和发绀。

（三）护理措施

1. 一般护理

军团菌对热的耐力较强，在蒸馏水中可存活 139 天，在人工管道水源中可定居，通过气溶雾吸方式感染人群。所以，要注意定时开窗通风，保持室内空气新鲜，台面用 0.5% 洗消净擦拭，吸氧管、湿化罐、雾化器每周应彻底消毒 1 次。通风时注意病人的保暖，避免冷空气直吹或对流。急性期、高热期间绝对卧床休息，恢复期可适当活动。胸痛剧烈者取患侧卧位，以减轻痛苦。呼吸困难者取半卧位并给予氧气吸入。给予高蛋白、高热量、高维生素、易于消化的饮食，多食富含维生素 C 的水果。鼓励病人多饮水，每日至少 2 000 ~ 4 000 ml。

2. 症状及并发症的观察和护理

（1）高热：可行冰袋、温水擦浴、温乙醇擦浴等物理降温法，减轻病人的痛苦，增加其舒适感。由于高热时唾液分泌减少，口唇干裂，容易发生口腔炎，可用生理盐水或复方硼砂溶液漱口，口唇干裂可涂液状石蜡，防止发生口腔炎。

（2）咳嗽：军团菌肺炎好发于年老体弱者，他们活动量少，痰液多蓄积体内，无力咳出。此时可指导病人学习有效咳嗽的方法，鼓励自行咳痰。若痰液黏稠不易咳出或无力咳出时，可行雾化吸入、翻身、体位引流、应用祛痰剂等，以保持呼吸道的通畅。

（3）水、电解质紊乱和肾功能异常：军团菌可释放毒素引起低血钠等，所以应定期检查病人血电解质、尿常规及肾功能。发现异常积极协助医生治疗抢救。

3. 药物治疗的观察和护理

红霉素为治疗军团菌肺炎的首选药物，可以口服也可静脉滴注，一般疗程为 2 ~ 3 周。输注时病人可出现局部疼痛、胃肠道不适（恶心、呕吐）等，故宜慢速滴入并做好生活护理，及时清除呕吐物，鼓励病人少食多餐，适量进食。

4. 健康教育

肺炎多因机体抵抗力降低，细菌乘虚而入所致，好发于冬春季。所以，应加强机体自身耐寒能力的锻炼，避免受凉，预防感冒，养成不吸烟、不饮酒的好习惯。同时，还应注意保持周围环境的清洁，避免水源的污染。

六、肺结核

（一）概念

肺结核是由结核杆菌侵入人体引起的肺部慢性感染性疾病。

（二）临床表现

1. 症状

全身毒性症状表现为午后低热、乏力、食欲减退、体重减轻、盗汗。呼吸系统症状：咳嗽多为干咳或少量黏液痰，继发感染时痰液呈黏液脓性日量增多，有 1/3 的病人不同程度咯血。根据病人有不同程度咯血，依咯血量可分：小量咯血，24h 咯血量在 100 ml 以内；中等量咯血，24h 量为 100–500 ml 以上；大量咯血，24h 量在 500 ml 以上，或一次咯血量大于 300 ml。病变累及壁层胸膜时有胸痛。重症肺结核可出现进行性呼吸困难甚至发绀，如并发气胸或大量胸腔积液可急骤出现呼吸困难。

2. 体征

早期病灶小或位于肺组织深部的病变一般无明显体征，病灶广泛，特别是空洞性病变时可见患侧呼吸运动减弱，语颤增强、叩诊浊音、听诊呼吸音减低、支气管肺泡呼吸音及湿啰音锁骨上下、肩胛骨于咳嗽后闻及湿啰音。锁骨上下、肩胛区咳嗽后闻及湿啰音，对肺结核的诊断有重要意义。

（三）辅助检查

1. 痰结核菌检查

是确诊肺结核最特异的方法。痰菌阳性说明病灶是开放的，具有传染性。

2. 影像学检查

胸部 X 线检查是早期诊断肺结核的主要方法。肺部 CT 检查可发现微小或隐蔽性病灶，了解病变范围，帮助鉴别肺病变。

3. 结核菌素试验

测定人体是否受过结核菌感染。目前多采用 PPDO 通常取 0.1 ml，即 5 结素单位（TU）于左前臂屈侧中、上 1/3 交界处作皮内注射，注射后 48–72 小时测量皮肤硬结的直径，小于 5 mm 为阴性，5 ~ 9mm 为弱阳性，10 ~ 19 mm 为阳性，20 mm 或不足 20 mm 出现水泡、坏死为强阳性。结核菌素试验阳性仅表示曾有结核感染，并不一定患病。若呈强阳性，常提示活动性结核病。结核菌素试验对婴幼儿的诊断价值大于成人，因年龄越小，自然感染率越低。3 岁以下强阳性反应者，应视为有新近感染的活动性结核病，须予治疗。结核菌素试验阴性反应除提示没有结核菌感染外，还见于人体免疫力、变态反应暂时受抑制情况，如麻疹、百日咳、严重结核病、各种危重病人、营养不良、应用糖皮质激素或免疫抑制剂者和老年人。

4. 纤维支气管镜检查

对本病诊断和鉴别诊断有重要价值。

（四）护理措施

1. 一般护理

为病人提供空气新鲜、阳光充足、安静的休养环境，给予高热量、高蛋白、多维生素的饮食，如牛奶、禽蛋、鱼肉、豆制品、新鲜蔬菜和水果等。每日测量体温4次，尤应注意午后的温度。鼓励病人多饮水，每天3 000 ml左右。盗汗的病人做好皮肤护理，并及时更换床单及衣裤。

2. 症状的观察和护理

观察痰的颜色、有无血痰和咯血的征象。如发现痰中带血或咯血，及时通知医生，并留取痰标本送检。若痰菌检验结果阳性，应将病人转到结核病防治所治疗。其痰液应吐在纸上烧掉或吐在痰杯里用20%漂白粉溶液泡6～8小时灭菌后处理。

3. 药物治疗及副作用的观察和护理

在抗结核用药上要指导病人遵医嘱有规律地长期服药，严格掌握用药的剂量、方法及时间，观察副作用。常用抗结核药有链霉素、利福平、乙胺丁醇、异烟肼、吡嗪酰胺、对氨水杨酸钠及卡那霉素等。这些药物的副作用分述如下：

（1）链霉素：一般为肌内注射。当病人出现眩晕、耳鸣及听力减退时应及时报告医生，调整用药。

（2）利福平：空腹口服。尿液呈红色为正常现象。对肝肾有毒性损害。

（3）乙胺丁醇：口服。久用对视神经有损伤，病人常主诉视物模糊。早期改药，症状可恢复。

（4）异烟肼：口服。主要副作用是周围神经炎及肝功能异常。

（5）吡嗪酰胺：口服。副作用有关节痛，对肝毒性较大。

（6）对氨水杨酸钠：避光静脉使用。副作用为严重的胃肠道反应及变态反应。

（7）卡那霉素：肌内注射。对第 VD1 对脑神经有损伤，病人可出现听力障碍及肾功能异常。

抗结核治疗是一个长期过程，一般需6～9个月或更长时间，应指导病人坚持按时服药、定期复查。

4. 健康教育

（1）加强心理咨询，掌握病人心理动态，告诉病人只要积极配合治疗，本病是可以治愈的。

（2）对病人及家属进行卫生宣传教育，普及结核病防治知识，养成不随地吐痰，有痰吐在纸上，然后焚烧的习惯。病人咳嗽、打喷嚏时应以手帕掩住口鼻，以防飞沫传播，并及时消毒手帕。食具应煮沸消毒 15 分钟，用过的被服、书籍在烈日下曝晒 4 ～ 6 小时灭菌。

（3）锻炼身体，增强机体的抵抗力与免疫力，一旦感染了结核菌，也可因强健的身体、良好的免疫功能将细菌消灭而不致发病。

（4）新生儿应接种卡介苗，以提高免疫力。

第二节 消化内科疾病护理

一、胃炎

胃炎是指各种病因所致的胃炎性病变。按临床发病的缓急，一般分为急性胃炎和慢性胃炎两类。

（一）急性胃炎

1. 概念

急性胃炎系指胃的急性炎性病变，其主要病变是糜烂和出血。

2. 临床表现

多无明显症状，少数有上腹部不适、腹胀等消化不良的表现。急性应激引起者症状常被原发病所掩盖。胃出血一般为少量、间歇性，可自行停止，但也可发生大量出血，表现为呕血和（或）黑粪。持续少量出血可致贫血。体检时上腹部可有不同程度的压痛。

3. 辅助检查

（1）粪便检查

大便隐血实验阳性。

（2）纤维胃镜检查

一般应在急性大出血后 24 ～ 48h 内进行。

镜下可见多发性糜烂、出血灶和水肿为特征的急性胃病损。

4. 护理措施

（1）向病人说明引起急性胃炎的常见病因，帮助病人寻找并及时去除发病因素，控制病情进展。

（2）嘱病人卧床休息，特别是急性应激造成者，同时应给病人做好心理疏导，解除精神紧张，保证身心两方面的休息，以利康复。

（3）指导病人合理的、有规律的进食，以无渣、温热半流食或软饭为宜，提倡少量多餐。避免刺激性食物，嗜酒者戒酒。

（4）指导病人正确服用有关药物，如制酸剂、H2 受体拮抗剂等。

（二）慢性胃炎

1. 概念

慢性胃炎指各种病因所致的胃的慢性炎性病变，其病理特点是以淋巴细胞和浆细胞的浸润为主，间有少量中性粒细胞和嗜酸性粒细胞，一般无糜烂，故常称为慢性非糜烂性胃炎。

2. 临床表现

慢性胃炎进展缓慢，病程迁延，大多无明显症状。部分有上腹部饱胀，尤以餐后明显，无规律性的上腹隐痛、嗳气、呕吐等，可有上腹部压痛。A 型胃炎病人可出现厌食、贫血、体重减轻。

3. 辅助检查

（1）胃液分析

B 型胃炎胃酸正常，有时增多。A 型有胃酸缺乏。

（2）血清学检查

A 型胃炎血清促胃液素明显升高，抗壁细胞抗体和抗内因子抗体阳性。B 型胃炎血清促胃液素是否下降，视 G 细胞破坏程度而定，血清中亦可测得抗壁细胞抗体，但滴度低。

（3）胃镜及胃活组织检查

是最可靠的确诊方法，若同时做活组织病理学检查，则可进一步证实是何种类型的胃炎。

4. 护理措施

（1）指导病人避免精神紧张，如可用转移注意力、做深呼吸等方法，以利于疼痛的缓解。急性发作时应卧床休息。护理人员应为病人创造安静、舒适的休养环境，保证病人充足的睡眠。

（2）可用针灸内关、合谷、足三里等穴位缓解疼痛，也可用热水袋热敷胃部，以解除痉挛，减轻疼痛。

（3）遵医嘱给病人进行灭菌治疗时，注意观察药物疗效及不良反应，如出现食物不振、恶心、呕吐、腹泻等不良反应，应报告医生，进行对症处理。

（4）提供舒适的进食环境，避免不良刺激，向病人说明摄取足够营养的重要性，鼓励病人摄入高蛋白、高维生素、高热量的饮食，宜少量多餐，不暴饮暴食。避免刺激性和粗糙食物，勿食过冷、过热、易产气的食物和饮料等。

（5）指导病人生活要有规律，注意劳逸结合。

（6）鼓励病人晨起、睡前、进食前刷牙、漱口，保持口腔清洁。

（7）观察并记录病人每日进餐次数、量、品种，以了解其摄入营养能否满足机体需要。

二、消化性溃疡

（一）概念

消化性溃疡指发生于胃肠道的慢性溃疡。溃疡病灶多位于胃和十二指肠球部。

（二）临床表现

1. 症状

（1）腹痛为本病的主要症状

胃溃疡的疼痛部位多位于剑突下正中或偏左，十二指肠溃疡常在上腹偏右。疼痛性质可为钝痛、灼痛、胀痛甚至剧痛，或呈饥饿样不适感。十二指肠的病人约2/3的疼痛呈节律性：早餐后1～3h开始出现上腹疼痛，持续至午餐后才缓解，午餐后2～4h又出现疼痛，进食缓慢，亦称空腹痛，约半数有午夜痛，病人常被痛醒。如此状况持续几周，并可反复发生。胃溃疡也可出现规律性疼痛，但餐后出现较早，亦称餐后痛，午夜痛可出现，但较十二指肠溃疡少。部分病人无上述典型疼痛，而仅表现为无规律性较含糊的上腹隐痛不适，可因并发症的发生，疼痛的性质、程度、节律也随之发生。

（2）其他

常有反酸、嗳气、恶心、呕吐等胃肠道症状。也可有失眠、多汗、脉缓等自主神经功能失调的表现。少数病人首发症状可以是呕血和排黑粪。

2. 体征

发作时剑突下可有固定而局限的压痛点，缓解时无明显体征。

3. 并发症

（1）出血：是消化性溃疡最常见的并发症，十二指肠溃疡比胃溃疡易发生。10%～15%的消化性溃疡病人以上消化道出血为首发症状。

（2）穿孔：约见于2%～10%的病例。当溃疡达浆膜层可发生穿孔。

（3）幽门梗阻：约见于 20% ~ 40% 的病例。

（4）癌变：少数胃溃疡可发生癌变，癌变率在 1% 以下，十二指肠溃疡极少见。

（三）辅助检查

1. 胃镜检查与黏膜活检

可直接观察溃疡病变部位、大小、性质，并可进行 Hp 检测，对消化性溃疡有确诊价值。

2.X 线钡餐检查

溃疡的 X 线直接征象为龛影，是诊断溃疡的重要依据。

3. 幽门螺杆菌检测

是消化性溃疡的常规检查的项目，检测结果常可决定治疗方面。

4. 胃液分析

GU 病人胃酸分泌正常或稍低于正常，DU 病人则常有胃酸分泌过高。

5. 粪便潜血试验

活动性 DU 或 GU 常有少量渗血，粪便潜血试验阳性，一般经治疗 1 ~ 2 周内转阴，若 GU 病人粪便潜血试验持续阳性，应考虑有癌变可能。

（四）护理措施

1. 一般护理

溃疡病病人应避免劳累和精神紧张，要求生活规律，保持乐观情绪，注意睡眠和休息；养成良好的饮食习惯，采用定时、少量多餐、逐渐增加饮食的原则，忌食刺激胃酸分泌的酸辣、生冷、油炸食物和咖啡等，禁烟戒酒。

2. 并发症的观察和护理

（1）出血：上消化道出血是消化性溃疡常见的并发症，出血前可有疼痛加重，于出血后疼痛减轻或消失，其原因是胃酸被血液稀释、中和。溃疡出血的临床表现取决于出血的速度和量，出血量在 50 ~ 100 ml 时，临床即可出现黑便；出血量在 1 000 ml 以上影响循环功能；而快速出血在 1 500 ml 以上时，会出现休克症状，即脉细速、收缩压低于 10.6kPa，皮肤湿冷、苍白、呼吸浅促、口渴、焦躁不安。因肾血流灌注不足出现少尿，细胞缺氧出现代谢性酸中毒。此时，应绝对卧床休息，观测血压、脉搏及呼吸，详细记录病情、出血量和性状，迅速建立静脉通道，保证各种有效治疗措施及时、准确进行，如输血、输液、升压及止血等。做好口腔护理，呕血后及时漱口，更换被血污染的衣物，消除不良刺激因素。出血量少可进少量冷流食以中和胃酸，按时服用止血药。严重出血保守治疗无效时，应做好手术前准备，并做好安慰和解释工作。

（2）穿孔：溃疡深达肌层、浆膜层可发生穿孔，出现急性弥漫性腹膜炎，突然有剧烈腹痛，腹肌呈板状，伴明显压痛、反跳痛，肝浊音界消失，恶心，呕吐，面色苍白，脉细速，血压下降。要认真听取病人主诉，协助医生给予禁食、补液、配血，做好手术准备。

（3）幽门梗阻：典型症状是上腹饱胀，餐后加重，吐有酸臭味的隔餐或隔夜食物，吐后症状缓解。查体上腹饱满，有胃型和振水声。症状轻者可进流食，重症者禁食、补液。每晚洗胃或胃肠减压。此时注意补充足量的水、电解质，维持体内酸碱平衡。对胃肠减压病人要观察和掌握负压吸引力，不可因负压过大损伤黏膜造成出血。对长时间呕吐、禁食、洗胃或胃肠减压的病人要加强口腔护理，预防口腔和呼吸道并发症，严格记录24小时出入量。经内科治疗效果不佳应做好手术准备。

3. 指导病人合理用药

护士应熟悉掌握所用药物的药理作用和副作用，督促病人按时服用。抑酸剂应在餐后1～2小时研碎服，胃动力药应餐前15～30分钟服，且不宜与抗胆碱能药同服，以免影响药效。硫糖铝和复方铋剂需在酸性环境中才能发挥作用，故应空腹服，若与H2受体拮抗剂同用，要提前30分钟给药。H2受体拮抗剂及质子泵抑制剂有较强的抑酸作用，是治疗溃疡病的主要药物。为抑制夜间胃酸分泌高峰，睡前应加服1次。清除幽门螺杆菌，可以降低溃疡病的复发率，所以对幽门螺杆菌阳性的病人应该同时进行杀菌治疗。

三、肝硬化

（一）概念

肝硬化是因一种或多种病因长期或反复发作于肝脏，而造成的慢性进行性弥漫性肝病。病理特点为广泛的肝细胞变性坏死、再生结节形成、结缔组织增生，致使肝小叶结构和假小叶形成。

（二）临床表现

肝硬化的病程发展通常比较缓慢，可隐伏3～5年或更长时间。临床分为肝功能代偿期和失代偿期。

1. 代偿期

早期症状轻，以乏力、食欲不振为主要表现，可伴有恶心、厌油腻、腹胀、上腹不适及腹泻等。症状常因劳累而出现，经休息或治疗可缓解。病人营养状况一般或消瘦，肝脏轻度肿大，质偏硬，可有轻度压痛，脾轻、中度肿大。肝功能正常或轻度异常。

2. 失代偿期

主要表现为肝功能减退和门静脉高压所致的症状和体征。

（1）肝功能减退的临床表现

全身症状和体征：一般状况与营养状况均较差，乏力、消瘦、不规则的低热、面色灰暗黝黑、皮肤干枯粗糙、水肿、舌炎、口角炎等。

消化道症状：食欲减退甚至厌食、上腹饱胀不适、恶心、呕吐、稍进油腻肉食易引起腹泻等。肝细胞有进行性或广泛性坏死时可出现黄疸。

出血倾向和贫血：常有鼻出血、牙龈出血、皮肤紫癜和胃肠出血等倾向，系肝脏合成凝血因子减少、脾功能亢进和毛细血管脆性增加所致。贫血可因缺铁、叶酸和维生素B12，脾功能亢进等因素引起。

内分泌失调：肝脏对雌激素、醛固酮和抗利尿激素的灭活功能减退，故体内雌激素、醛固酮和抗利尿激素增多。雌激素增多时，通过负反馈抑制腺垂体分泌促性腺激素及促肾上腺糖皮质激素的功能，致雌激素和肾上腺糖皮质激素减少。雌激素与雄激素比例失调，男性病人常有性欲减退、睾丸萎缩、毛发脱落及乳房发育；女性病人可有月经失调、闭经、不孕等。部分病人出现蜘蛛痣，主要分布在面颈部、上胸、肩背和上肢等上腔静脉引流区域；手掌大小鱼际和指端腹侧部位皮肤发红称为肝掌。醛固酮及抗利尿激素增多致水钠潴留并促进腹水形成。肾上腺皮质功能减退，表现为面部和其他暴露部位皮肤色素沉着。

（2）门静脉高压的临床表现

门脉高压症的三大临床表现是脾大、侧支循环的建立和开放、腹水。

脾大：门静脉高压致脾静脉压力增高，脾淤血而肿大，一般为轻、中度肿大。上消化道大量出血时，脾可暂时缩小，待出血停止并补足血容量后，脾再度增大。晚期脾大常伴有对血细胞破坏增加，使外周血中白细胞、红细胞和血小板减少，称为脾功能亢进。

侧支循环的建立和开放：正常情况下，门静脉系与腔静脉系之间的交通支很小，血流量很少。门静脉高压形成后，来自消化器官和脾的回心血液流经肝脏受阻，使门腔静脉交通支充盈扩张，血流量增加，建立起侧支循环。临床上重要的侧支循环有：①食管下段和胃底静脉曲张，常在恶心、呕吐、咳嗽、负重等使腹内压突然升高，或因粗糙食物机械损伤、胃酸反流腐蚀损伤时，导致曲张静脉破裂出血，出现呕血、黑粪及休克等表现。②腹壁静脉曲张，由于脐静脉重新开放，在脐周和腹壁可见纡曲静脉以脐为中心向上及下腹壁延伸。③痔核形成，为门静脉系的直肠上静脉与下腔静脉系的直肠中、下静脉吻合扩张形成，破裂时引起便血。

腹水：是肝硬化肝功能失代偿期最为显著的临床表现。腹水出现前，常有腹胀，饭后明显。大量腹水时腹部隆起，腹壁绷紧发亮，可发生脐疝，膈抬高，出现呼吸困难、心悸。部分病人伴有胸腔积液。腹水形成的因素有：①门静脉压力增高：使腹腔脏器毛细血管床静脉压增高，组织间液回吸收减少而漏入腹腔。②低清蛋白血症：系指血浆清蛋白低于30g/L，肝功能减退使清蛋白合成减少及蛋白质摄入和吸收障碍，低清蛋白血症时血浆胶体渗透压降低，血管内液外渗。③肝淋巴液生成过多：肝静脉回流受阻时，肝内淋巴液生成增多，超过胸导管引流能力，淋巴管内压力增高，使大量淋巴液自肝包膜和肝门淋巴管渗出至腹腔。④抗利尿激素及继发性醛固酮增多，引起水钠重吸收增高。⑤有效循环血容量不足致肾血流量减少，肾小球滤过率降低，排钠和排尿量减少。

（3）肝脏情况

早期肝脏增大，表面尚平滑，质中等硬；晚期肝脏缩小，表面可呈结节状，质地硬；一般无压痛，但在肝细胞进行性坏死或发生炎症时可有压痛。

（三）辅助检查

1. 血常规

代偿期多正常，失代偿期可有贫血，脾功能亢进时白细胞和血小板计数减少。

2. 尿常规

黄疸时尿胆红素阳性，尿胆原增加。并发肝肾综合征时可有血尿、尿管型、尿蛋白阳性。

3. 肝功能检查

代偿期：可正常或轻度异常。失代偿期：转氨酶增高，以ALT（GPT）增高显著，肝细胞严重坏死时AST（GOT）增高会比ALT明显。

4. 血生化检查

血清总蛋白可正常、降低或增高，但清蛋白降低、球蛋白增高。凝血酶原时间在代偿期可正常，失代偿期可有不同程度的延长。胆固醇酯常低于正常。

5. 免疫学检查

免疫球蛋白IgG、IgA均增高，以IgG增高显著；约有50%的病人T细胞数量低于正常，CD3、CD4、CD8细胞均有降低；部分病人可出现非特异性自身抗体；病因为病毒性肝炎的病人病毒标记呈阳性反应。

6. 腹水检查

呈漏出液，若合并原发性腹膜炎时，可呈渗出液。腹水呈血性，应考虑癌变可能，需作细胞学检查。

7. 食管吞钡 X 线检查

可见食管下段或胃底静脉曲张。

8. 其他检查

肝穿刺活组织检查可确诊为肝硬化；腹腔镜检查可确诊为肝硬化，腹腔镜检查可见肝脏表面成结节状改变，取活体组织可协助鉴别诊断。

（四）护理措施

1. 一般护理

（1）合理的休息：研究证明卧位与站立时肝脏血流量有明显差异，前者比后者多40% 以上。因此合理的休息既可减少体能消耗，又能降低肝脏负荷，增加肝脏血流量，防止肝功能进一步受损和促进肝细胞恢复。肝功能代偿期病人应适当减少活动和工作强度，注意休息，避免劳累。若病情不稳定、肝功能试验异常，则应减少活动，充分休息。有发热、黄疸、腹水等表现的失代偿病人，应以卧床休息为主，并保证充足的睡眠。

（2）正确的饮食：饮食营养是改善肝功能的基本措施之一。正确的进食和合理的营养，能促进肝细胞再生，反之则会加重病情，诱发上消化道出血、肝昏迷、腹泻等。肝硬化病人应以高热量、高蛋白、高维生素且易消化的食物为宜。适当限制动物脂肪的摄入。不食增加肝脏解毒负荷的食物和药物。一般要求每日总热量在 10.46 ~ 12.55kJ（2.5 ~ 3.0kcal）。蛋白质每日 100 ~ 150 g，蛋白食物宜多样化、易消化、含有丰富的必需氨基酸。脂肪每日 40 ~ 50g。要有足量的维生素 B、维生素 C 等。为防便秘，可给含纤维素多的食物。肝功能显著减退的晚期病人或有肝昏迷先兆者给予低蛋白饮食，限制蛋白每日在 30 g 左右。伴有腹水者按病情给予低盐（每日 3 ~ 5g）和无盐饮食。腹水严重时应限制每日的入水量。黄疸病人补充胆盐。禁忌饮酒、咖啡、烟草和高盐食物。避免有刺激性及粗糙坚硬的食物，进食时应细嚼慢咽，以防引起食管或胃底静脉破裂出血。教育病人和家属认识到正确饮食和合理营养的意义，并且理解饮食疗法必须长期持续，要有耐心和毅力，使病人能正确的掌握、家属能予以监督。

2. 心理护理

肝硬化病人病程漫长，久治不愈，尤其进入失代偿期后，病人心身遭受很大痛苦，承受的心理压力大，心理变化也大，因此在常规治疗护理中更应强调心理护理，须做好以下几方面：①保持病房的整洁、安静、舒适，从视、听、嗅、触等方面消除不良刺激，使病人在生活起居感到满意；②对病情稳定者，要主动指导病人和家属掌握治疗性自我护理方法，包括通过多种形式宣教有关医疗知识，消除他们恐惧悲观感，树立信心；帮助分析并发症发生的诱因，增强病人预防能力；对心理状态稳定型病人可客观地介绍病情及检查化验结果，以取得其配合；③对病情反复发作者，要热情帮助其恢复生活自理能力，增加战胜疾病的信心。对抑郁悲观型病人应予极大的同情心，充分理解他们，帮助他们解决困难。对怀疑类型的病人应明确告知诊断无误，客观介绍病情，并使其冷静面对现实；④根据病情需要适当安排娱乐活动。

3. **药物治疗的护理**

严重病人特别是老年病人进食少时，可静脉供给能量，以补充机体所需。研究表明，约80% ~ 100% 的肝硬化病人存在程度不同的蛋白质能量营养不足。因此老年人按每日每千克体重摄入 1.0g 蛋白质作为基础需要量，附加由疾病相关因素造成的额外丢失。补充蛋白质（氨基酸）时，应提供以必需氨基酸为主的氨基酸溶液。若肝功损害严重，则以含丰富支链氨基酸（45%）的溶液作为氨源为佳。目前冷冻血浆的使用越来越广泛，使用过程中应注意掌握正确的融化方法和输注不良反应的观察。一般融化后不再复冻。使用利尿剂时，应教会病人正确服用利尿药物。通常需向病人讲述常用利尿药的作用及副作用。指导病人掌握利尿药观察方法，如体重每日减少 0.5 kg，尿量每日达 2 000–2 500 ml，腹围逐渐缩小。

（五）健康教育

指导和帮助病人及家属掌握有关肝硬化护理的一般知识，作好自我护理，以使病情稳定和好转。肝硬化病人应有充足休息和睡眠，防止劳累，保持生活规律、身心愉快，注意保暖，讲究卫生，防止各系统感染。

肝硬化病人不论属代偿或非代偿期均应劝导禁酒以免加重肝脏损害。失代偿期病人由于水钠潴留或腹水应酌情控制钠盐摄入，饮食宜高蛋白、高糖、易消化为原则。腹水病人须了解各种食物含钠情况：高钠食物有咸肉、泡菜、酱菜、酱油、午餐肉罐头、其他罐头和含钠味精等；含钠中等量的食物有蛋类、牛乳、番茄汁、饼干等；低钠食物有水果、鸡、肝、新鲜蔬菜等。含钾丰富的食物有香蕉、橘子、枣子、番茄、苹果等。忌暴饮暴食。有肝昏迷趋势者宜低蛋白饮食。有食管静脉曲张者忌食带刺及粗硬食物，如碎骨鸡、鱼、油炸食物及硬果类等。

肝硬化病人需服用多种药物，但忌各种药物同时服用以免加重肝脏负担。服利尿剂者，须遵医嘱服药，准确记录尿量，定期复查有关化验指标，及时调整药量。

四、肝性脑病

（一）概念

肝性脑病是严重肝病引起的，以代谢紊乱为基础的中枢神经系统功能失调的综合征，其主要临床表现是意识障碍，行为失常和昏迷。

（二）临床表现

常因原有肝病的性质、肝细胞损害的轻重缓急、诱因的不同，临床表现可以有不同。轻微肝性脑病可无明显症状和体征，可以从事日常生活和工作，但操作和反应能力降低，应避免有危险的工作。急性肝炎所致的急性肝性脑病，多诱因不明显，可无前驱症状。肝硬化、门腔分流手术后为原因的慢性肝性脑病，常有明显的诱因，以慢性反复发作性木僵与昏迷为突出表现。一般根据意识障碍程度、神经系统表现和脑电图改变，将肝性脑病分为四期：

1.一期（前驱期）

轻度性格改变和行为失常，如欣快激动或淡漠、随地便溺。病人应答尚准确，但有时吐字不清且较缓慢。可有扑翼样震颤，脑电图多数正常。此期持续数天及数周，因症状不明显易被忽视。

2.二期（昏迷前期）

以意识错乱、睡眠障碍、行为失常为主。定向力和理解力均减退，不能完成简单计算。言语不清，举止反常，多有睡眠时间倒错。甚至有幻觉、恐惧、躁狂。此期病人有明显神经系统体征，如腱反射亢进、肌张力增高、巴宾斯基征阳性，扑翼样震颤存在，脑电图表现异常。

3.三期（昏睡期）

以昏睡和精神错乱为主，大部分时间呈昏睡状态，但可唤醒。各种神经体征持续存在或加重，扑翼样震颤仍存在，肌张力增加，脑电图有异常表现，锥体束征呈阳性。

4.四期（昏迷期）

神志完全丧失，不能唤醒。浅昏迷时，对疼痛刺激有反应，腱反射肌张力亢进，扑翼样震颤无法引出。深昏迷时，各种反射消失，肌张力降低，瞳孔散大，可出现阵发性惊厥、踝阵挛等。脑电图明显异常。

以上各期的分界不很清楚，前后期临床可有重叠，肝功能损害严重的肝性脑病常有明显黄疸、出血倾向、肝臭，易并发各种感染。

（三）辅助检查

1.血氨

正常人空腹血氨为 22.16 ~ 38.78 pnol/L（40 ~ 70 μg/dl），慢性肝性脑病尤其是门体分流性脑病病人多有血氨升高。急性肝衰竭所致脑病的血氨正常。

2.简易智力测验

测验内容包括书写、构词、画图、搭积木，用火柴杆搭五角星及数字连接实验等，对诊断早期肝性脑病包括亚临床脑病意义最大。

（四）护理措施

1.一般护理

对肝性脑病病人要设专护，床上安床挡，躁动者用约束带，保证安全。备好抢救物品和药品。取舒适体位并定时变换，防止压疮。做好口腔护理，保持呼吸道通畅，防止口腔、呼吸道、泌尿系感染。

吸氧，必要时头置冰帽、降低颅内温度，减少脑细胞耗氧，保护脑细胞功能。保持大便通畅，减少肠道细菌产生。建立静脉通路，及时合理用药。注意严格控制液体输入速度，防止稀释性低钾及低钠血症、心力衰竭、肺水肿以及脑水肿的发生。

2.饮食

严格控制蛋白质摄入，以高糖补充热量，待病情改善，逐步增加蛋白质供给。

3.密切观察病情，及时去除诱发因素

在肝硬化失代偿病人的治疗过程中，注意观察意识变化，及时发现和处理前驱症状，如有无欣快或抑郁、言语不清、健忘、行为异常、嗜睡、扑翼样震颤等。对上消化道出血病人，应立即止血并补充新鲜血液。出血停止后应采用生理盐水或弱酸性溶液清理肠内积血，以减少肠内氨的产生和吸收。发现感染选用有效的抗生素控制炎症。对水肿和腹水病人，利尿应注意保钾和排钾利尿剂交替使用，防止电解质紊乱，发现低钾、低钠血症及时纠正。慎重使用镇静剂，选用对肝毒性小的药物，以减少肝损害。大量排放腹水，腹腔压力骤降，门静脉淤血，使入肝血流减少，导致肝细胞缺氧坏死，可诱发和加重肝性脑病，注意掌握放腹水的速度和量，并及时补充丢失的蛋白。放腹水时应边放边束紧腹带。

五、原发性肝癌

（一）概念

原发性肝癌是指肝细胞或肝内胆管细胞发生的癌肿，为我国常见的恶性肿瘤之一，其死亡率在消化系统恶性肿瘤中列第三位，仅次于胃癌和食管癌。

（二）临床表现

原发性肝癌起病隐匿，早期缺乏典型症状。临床无任何症状和体征，经甲胎蛋白

（AFP）普查检查出的早期肝癌称亚临床肝癌。自行就诊病人多属于中晚期，其主要特征如下。

1.肝区疼痛

半数以上的病人有肝疼痛，痛处与肿瘤的位置一致，多呈持续性胀痛或钝痛，如肿瘤生长缓慢，则无或者仅有轻微钝痛。当肝表面的癌结节破裂，坏死的癌组织及血液流入腹腔时，腹痛突然加剧，可有急腹症的表现，如出血量大，则引起晕厥和休克。

2.胃肠道症状

食欲减退、腹胀多见，也可有恶心、呕吐及腹泻等。

3.全身症状

乏力、进行性消瘦、发热、营养不良和恶病质等。少数病人由于癌肿本身代谢异常，可引起低血糖、红细胞增多症、高血钙、高血脂等伴癌综合征，故对肝大伴有上述表现者，应警惕肝癌的存在。

4.转移灶症状

如发生肺、骨、胸腔等处转移，可产生相应症状，胸腔转移以右侧多见，可有胸腔积液征等，骨骼或脊柱转移，可有局部压痛或神经受压症状，颅内转移瘤可有神经定位。

5.肝大

肝呈进行性肿大，质地坚硬，表面凹凸不平，有大小不等结节或巨块，边缘不规则，常有不同程度的压痛。

6.黄疸

一般在晚期出现，可因肝细胞损害而引起，或由于癌肿压迫或侵犯肝门附近的胆管，或癌组织和血块脱落引起胆道梗阻所致。

7.肝硬化征象

肝癌伴有肝硬化门静脉高压者可有脾大、腹水、静脉侧支循环形成等表现。

8.并发症

（1）肝性脑病：是肝癌晚期的并发症，约1/3的病人因此而死亡。

（2）上消化道出血：出血约占肝癌死亡原因的15%，常因合并肝硬化引起食管胃底静脉曲张，破裂时发生呕血和（或）黑便。晚期可因胃肠道糜烂合并凝血功能障碍而有广泛出血。

（3）肝癌结节破裂出血：当癌结节破裂局限于肝包膜下，可行成压痛性包块，破裂进入腹腔可引起急性腹痛及腹膜刺激征。

（4）继发感染：本病病人在长期消耗或因放射、化学治疗而致白细胞减少的情况下、抵抗力减弱，加之长期卧床等因素，容易并发各种感染如肺炎、败血症、肠道感染等。

（三）辅助检查

1. 甲胎蛋白（AFP）

测定肝癌早期诊断重要方法之一，肝细胞癌 AFP 阳性率为 70% ~ 90%。

2. 谷氨酰转肽酶同工酶

在原发性和转移性肝癌可升高，阳性率为 90%。

3. 超声断层扫描

超声检查可显示直径为 1 ~ 2cm 以上的肿瘤，对早期定位诊断有较大价值。彩色多普勒血流成像可测量肿瘤血流量，有助于鉴别病变的性质。

4. 计算机体层摄影（CT）

对 1cm 以下的肿瘤的检出率达 80% 以上，是目前诊断小肝癌和微小肝癌的最佳方法。

5. X 线肝血管造影

腹腔动脉和肝动脉造影能显示直径在 1cm 以上的癌结节，阳性率 87%，结合甲胎蛋白检测的阳性结果，常用于诊断小肝癌。

（四）护理措施

1. 心理支持

应给予病人诚挚的关心和帮助，并了解病人的心态，根据其所处的情绪阶段给予适当的护理。帮助病人接受已患肝癌这一事实，正确地对待。要尊重病人的权利，进行任何检查和治疗时须讲清目的和不良反应，以取得病人的积极配合。鼓励病人参与治疗和护理，同时，应注意照顾病人家属的情绪，家属的不良情绪可影响病人，给予家属一定的心理支持，耐心倾听其感受，适时地给予协助指导，使病人获得最大的心、身支持。

2. 疼痛的护理

给病人创造一个舒适、安静的休养环境。遵医嘱应用止痛药物，减轻病人疼痛。同时，可鼓励病人采用非药物止痛方法进行止痛，如听录音机或回想一些以往的美好事物以转移注意力。

3. 饮食护理

鼓励病人进食，安排良好的进食环境，保持病人口腔清洁，以促进食欲。提供高蛋白、高维生素饮食，为减轻肝脏负担，避免食用高脂、高热量、刺激性食物。腹水严重者应限制水、钠的摄入量。进食少者可给予静脉补液等支持疗法，必要时给予静脉补充清蛋白等。伴有肝功能衰竭或肝性脑病倾向的病人，蛋白质的摄入量应减少，甚至禁食。

4. 病情监测

密切观察病情的进展，如肝脏的大小、疼痛变化，黄疸、发热、腹水、恶心、呕吐情况变化。观察有无肝性脑病、出血性休克等表现。如有异常表现，应及时报告医生，采取急救措施。

5. 化疗的护理

做化疗前应向病人讲解有关的副反应，让病人有充分的心理准备，帮助病人采取适当的措施以避免或减轻不良反应。如恶心、呕吐症状出现时，可采用深呼吸、少量多餐，遵医嘱使用止吐剂等方法来缓解症状。应用化疗药时应根据药物用法，正确操作，避免把化疗药漏到血管外，防止造成组织坏死。

6. 预防感染的护理

观察病人生命体征及体温的变化，监测血象变化，观察有无呼吸道、泌尿系统相关感染症状。保持病房干净，空气新鲜，减少探视，作好各项基础护理，严格遵循无菌原则进行各项操作，防止交叉感染。

7. 肝动脉栓塞术后护理

（1）饮食与营养：术后禁食 2 ~ 3 天，以减轻恶心、呕吐。开始进食可先摄入流质并少量多餐。因术后肝缺血可影响蛋白质合成，应密切监测血浆蛋白，如少于 25 g/L 应静脉补充清蛋白，同时注意维持水、电解质平衡。

（2）术后 48 小时内遵医嘱可给予止痛药，减轻腹痛。低热为术后正常反应，但持续高热应向医生报告。

（3）鼓励病人深呼吸、排痰、预防肺部感染，若发现精神错乱、行为异常等肝性脑病前驱症状时应向医生报告。

六、急性胰腺炎

（一）概念

急性胰腺炎是指胰腺及其周围组织被胰腺分泌的消化酶自身消化的化学性炎症。临床以急性中上腹痛、发热伴恶心、呕吐、血与尿淀粉酶增高为特点，是常见的消化系统急症之一，多见于青壮年。

（二）临床表现

急性胰腺炎的临床表现和病程，取决于其病因、病理类型和治疗是否及时。水肿型胰腺炎一般 3 ~ 5 天内症状即可消失，但常有反复发作。如症状持续一周以上，应警惕已演变为出血坏死型胰腺炎。出血坏死型胰腺炎亦可在一开始时即发生，呈暴发性经过。

1. 腹痛

为本病最主要表现，约见于 95% 急性胰腺炎病例，多数突然发作，常在饱餐和饮酒后发生。轻重不一，轻者上腹钝痛，病人常能忍受，重者呈腹绞痛、钻痛或刀割痛。疼痛常呈持续性伴阵发性加剧。疼痛的部位可因病变的部位不同而异，通常在上中腹部。如炎症以胰头部为主，疼痛常在右上腹及中上腹部；如炎症以胰体、尾部为主，常为中上腹及左上腹疼痛，并向腰背放射。疼痛在弯腰或起坐前倾时可减轻。病情轻者腹痛 3 ~ 5d 缓解；出血坏死型的病情发展较快，腹痛延续较长。由于渗出液扩散至腹腔，腹痛可弥漫至全腹。极少数病人尤其年老体弱者可无腹痛或极轻微痛。腹肌常紧张，并可有反跳痛。但不像消化道穿孔时表现的肌强硬，如检查者将手紧贴于病人腹部，仍可能按压下去。有时按压腹部反可使腹痛减轻。腹痛发生的原因是胰管扩张；胰腺炎症、水肿；渗出物、出血或胰酶消化产物进入后腹膜腔，刺激腹腔神经丛；化学性腹膜炎；胆管和十二指肠痉挛及梗阻。

2. 恶心、呕吐

84% 的病人有频繁恶心和呕吐，常在进食后发生。呕吐物多为胃内容物，重者含胆汁甚至血样物。呕吐是机体对腹痛或胰腺炎症刺激的一种防御性反射。呕吐后，进入十二指肠的胃酸减少，从而减少胰泌素及缩胆素的释放，减少了胰液胰酶的分泌。

3. 发热

大多数病人有中度以上发热，少数可超过 39.0℃，一般持续 3 ~ 5d。发热系胰腺炎症或坏死产物进入血循环，作用于中枢神经系统体温调节中枢所致。多数发热病人中找不到感染的证据，但如果高热不退强烈提示合并感染或并发胰腺脓肿。

4. 黄疸

黄疸可于发病后 1 ~ 2d 出现，常为暂时性阻塞性黄疸。黄疸的发生主要由于肿大的胰头部压迫了胆总管所致。合并存在的胆道病变如胆石症和胆道炎症亦是黄疸的常见原因。少数病人后期可因并发肝损害而引起肝细胞性黄疸。

5. 低血压及休克

出血坏死型胰腺炎常发生低血压和休克。病人烦躁不安，皮肤苍白、湿冷、呈花斑状，脉细弱，血压下降，少数可在发病后短期内猝死。发生休克的机制主要有：

（1）胰舒血管素原释放，被胰蛋白酶激活后致血浆中缓激肽生成增多。缓激肽可引起血管扩张，毛细血管通透性增加，使血压下降。

（2）血液和血浆渗出到腹腔或后腹膜腔，引起血容量不足，这种体液丧失量可达血容量的 30%。

（3）腹膜炎时大量体液流入腹腔或积聚于麻痹的肠腔内。

（4）呕吐丢失体液和电解质。

（5）坏死的胰腺释放心肌抑制因子使心肌收缩不良。

（6）少数病人并发肺栓塞、胃肠道出血。

6. 肠麻痹

肠麻痹是重型或出血坏死型胰腺炎的主要表现。初期，邻近胰腺的上腹部可见扩张的充气肠襻，后期则整个肠道均发生肠麻痹性梗阻。临床上以高度腹胀、肠鸣音消失为主要表现。肠麻痹可能是肠管对腹膜炎的一种反应。另外，炎症的直接作用，血管和循环的异常、低钠和低钾血症，肠壁神经丛的损害也是肠麻痹发生的重要促发因素。

7. 腹水

胰腺炎时常有少量腹水，由胰腺和腹膜在炎症过程中液体渗出或漏出所致。淋巴管受阻塞或不畅可能也起作用。偶尔出现大量的顽固性腹水，多由于假性囊肿中液体外漏引起。胰性腹水中淀粉酶含量甚高，以此可以与其他原因的腹水区别。

8. 胸膜炎

常见于严重病例，系腹腔内炎性渗出透过横膈微孔进入胸腔所引起的炎性反应。

9. 电解质紊乱

胰腺炎时，机体处于代谢紊乱状态，可以发生电解质平衡失调，血清钠、镁、钾常降低。特别是血钙降低，约见于 25% 的病例，常低于 2.25 mmol/L（9mg/dl），如低于 1.75 mmol/L（7mg/dl）提示预后不良。血钙下降的原因是大量钙沉积于脂肪坏死区，同时胰高糖素分泌增加刺激，降钙素分泌，抑制了肾小管对钙的重吸收。

10. 皮下瘀血斑

出血坏死型胰腺炎，因血性渗出物透过腹膜后渗入皮下，可在肋腹部形成蓝绿-棕色血斑，称为 Grey-Turner 征；如在脐周围出现蓝色斑，称为 Cullen 征。此两种征象无早期诊断价值，但有确诊意义。

（三）辅助检查

实验室检查对胰腺炎的诊断具有决定性意义，一般对水肿型胰腺炎，检测血清淀粉酶和尿淀粉酶已足够，对出血坏死型胰腺炎，则需检查更多项目。

1. 淀粉酶测定

血清淀粉酶常于起病后 2～6h 开始上升，12～24h 达高峰。一般大于 500U。轻者

24 ~ 72h 即可恢复正常，最迟不超过 3 ~ 5d。如血清淀粉酶持续增高达 1 周以上，常提示有胰管阻塞或假性囊肿等并发症。病情严重度与淀粉酶升高程度之间并不一致，出血坏死型胰腺炎，因胰腺泡广泛破坏，血清淀粉酶值可正常甚至低于正常。若无肾功能不良，则尿淀粉酶常明显增高，一般在血清淀粉酶增高后 2h 开始增高，维持时间较长，在血清淀粉酶恢复正常后仍可增高。尿淀粉酶下降缓慢，为时可达 1 ~ 2 周，故适用于起病后较晚入院的病人。

胰淀粉酶分子量约 55 000，易通过肾小球。急性胰腺炎时胰腺释放胰舒血管素，体内产生大量激肽类物质，引起肾小球通透性增加，肾脏对胰淀粉酶清除率增加，而对肌酐清除率无改变。故淀粉酶，肌酐清除率比率（cam/ccr）测定可提高急性胰腺炎的诊断特异性。正常人 cam/ccr 为 1.5% ~ 5.5%。平均为（3.1 ± 1.1%）；急性胰腺炎为（9.8 ± 1.1%），胆总管结石时为（3.2 ± 0.3）%。cam/ccr > 5.5% 即可诊断急性胰腺炎。

2. 血清胰蛋白酶测定

应用放射免疫法测定，正常人及非胰病患者平均为 400 ng/ml。急性胰腺炎时增高 10 ~ 40 倍。因胰蛋白酶仅来自胰腺，故具特异性。

3. 血清脂肪酶测定

血清脂肪酶正常范围为 0.2 ~ 1.5U。急性胰腺炎时脂肪酶血中活性升高，常大于 1.7U。该酶在病程中升高较晚，且持续时间较长，达 7 ~ 10d，在淀粉酶恢复正常时，脂肪酶仍升高，故对起病后就诊较晚的急性胰腺炎病例有诊断价值。特别有助于与腮腺炎加以鉴别，后者无脂肪酶升高。

4. 血清正铁清蛋白（MHA）测定

腹腔内出血后，红细胞破坏释放的血红蛋白经脂肪酸和弹性蛋白酶作用，转变为正铁血红蛋白。正铁血红蛋白与清蛋白结合形成 MHA。出血坏死型胰腺炎起病 12h 后血中 MHA 即出现，而水肿型胰腺炎呈阴性，故可作该两型胰腺炎的鉴别。

5. 血清电解质测定

急性胰腺炎时血钙通常不低于 2.12 mmol/L。血钙 < 1.75 mmol/L 仅见于重症胰腺炎病人。低钙血症可持续至临床恢复后 4 周。如胰腺炎由高钙血症引起，则出现血钙升高。对任何胰腺炎发作期血钙正常的病人，在恢复期均应检查有无高钙血症存在。

（四）护理措施

1. 休息

发作期绝对卧床休息，或取屈膝侧卧位等舒适体位，避免衣服过紧，剧痛而辗转不安者要防止坠床，保证睡眠，保持安静。

2. 输液

急性出血坏死型胰腺炎的抗休克和纠正酸碱平衡紊乱自入院始贯穿于整个病程中，护理上需经常、准确记录 24h 出入量，依据病情灵活调节补液速度，保证液体在规定的时间内输完，每日尿量应 > 500 ml。必要时建立两条静脉通道。

3. 饮食

饮食治疗是综合治疗中的重要环节。近来临床中发现，少数胰腺炎病人往往在有效的治疗后，因饮食不当而加重病情，甚至危及生命。采用分期饮食新法则取得较满意效果。

4. 营养

急性胰腺炎时，机体处于高分解代谢状态，代谢率可高于正常水平的 20% ~ 25%，同时由于感染使大量血浆渗出。因此如无合理的营养支持，必将使病人的营养状况进一步恶化，降低机体抵抗力、延缓康复。

（1）全胃肠外营养（TPN）支持的护理：急性胰腺炎特别是急性出血坏死型胰腺炎病人的营养任务主要由 TPN 来承担。TPN 具有使消化道休息，减少胰腺分泌，减轻疼痛，补充体内营养不良，刺激免疫机制，促进胰外漏自发愈合等优点。近来更有代谢调理学说认为通过营养支持供给机体所需的能源和氮源，同时使用药物或生物制剂调理体内代谢反应，可降低分解代谢，共同达到减少机体蛋白质的分解，保存器官结构和功能的目的。应用 TPN 时需严密监护，最初数日每 6h 检查血糖、尿糖，每 1 ~ 2d 检测血钾、钠、氯、钙、磷；定期检测肝、肾功能；准确记录 24h 出入量；经常巡视，保持输液速度恒定，不突然更换无糖溶液，每日或隔日检查导管、消毒插管处皮肤，更换无菌敷料，防止发生感染。一旦发生感染要立即拔管，尖端部分常规送细菌培养。TPN 支持一般经过 2 周左右的时间，逐渐过渡到肠道营养（EN）支持。

（2）EN 支持的护理：EN 即从空肠造口管中滴入要素饮食，混合奶、鱼汤、菜汤、果汁等多种营养。EN 护理上要求：①应用不能过早，一定待胃肠功能恢复、肛门排气后使用；②EN 开始前 3d，每 6h 监测尿糖 1 次，每日监测血糖、电解质、酸碱度、血红蛋白、肝功能，病情稳定后改为每周 2 次；③营养液浓度从 5% 开始渐增加到 25%，多以 20% 以下的浓度为宜。现配现用，4℃下保存；④营养液滴速由慢到快，从 40 ml/h（15 ~ 20 滴/min）逐渐增加到 100 ~ 120 ml/h。由于小肠有规律性蠕动，当蠕动波近造瘘管时可使局部压力增高，甚至发生滴入液体逆流，因此在滴入过程中要随时调节滴速；⑤滴入空肠的溶液温度要恒定在 40T 左右，因肠管对温度非常敏感，故需将滴入管用温水槽或热水袋加温，如果应用不当很容易发生腹胀、恶心、呕吐、腹痛、腹泻等症状；⑥灌注时取半卧位，滴注时床头升高 45°，注意电解质补充，不足的部分可用温盐水代替。

（3）口服饮食的护理：经过 3 ～ 4 周的 EN 支持，此时病人进入恢复阶段，食欲增加，护理上要指导病人订好食谱，少吃多餐，食物要多样化，告诫病人切不可暴饮暴食增加胰腺负担，防止再次诱发急性胰腺炎。

5. 胃肠减压

抽吸胃内容和胃内气体可减少胰腺分泌，防止呕吐。虽本疗法对轻 – 中度急性胰腺炎无明显疗效，但对并发麻痹性肠梗阻的严重病例，胃肠减压是不可缺少的治疗措施。减压同时可向胃管内间歇注入氢氧化铝凝胶等碱性药物中和胃酸，间接抑制胰腺分泌。腹痛基本缓解后即可停止胃肠减压。

6. 药物治疗的护理

（1）镇痛解痉：予阿托品、溴丙胺太林（普鲁本辛）、可待因、水杨酸、异丙嗪、哌替啶（杜冷丁）等及时对症处理减轻病人痛苦。据报道静滴硫酸镁有一定镇痛效果。禁单用吗啡止痛，因其可引起奥狄括约肌痉挛加重疼痛。抗胆碱能药亦不宜长期使用。

（2）预防感染：轻症急性水肿型胰腺炎通常无须使用抗生素。出血坏死型易并发感染，应使用足量有效抗生素。处理时应按医嘱正确使用抗生素，合理安排输注顺序，保证体内有效浓度，保持病人体表清洁，尤其应注意口腔及会阴部清洁，出汗多时应尽快擦干并及时更换衣、裤等。

（3）抑制胰腺分泌：抗胆碱能药物、制酸剂、H2 受体拮抗剂、胰岛素与胰高糖素联合应用、生长抑素、降钙素、缩胆囊素受体拮抗剂（丙谷胺）等均有抑制胰腺分泌作用。使用时注意抗胆碱能药不能用于有肠麻痹者及老年人，H2 受体拮抗剂可有皮肤过敏。

（4）抗胰酶药物：早期应用抗胰酶药物可防止向重型转化和缩短病程。常用药有 FOY、micaclid、胞二磷胆碱、6– 氨基己酸等。使用前两者时应控制速度，药液不可溢出血管外，注意测血压，观察有无皮疹发生。对有精神障碍者慎用胞二磷胆碱。

（5）胰酶替代治疗：慢性胰功能不全者需长期用胰浸膏。每餐前服用效佳。注意观察少数病人可出现过敏和叶酸水平下降。

7. 心理护理

对急性发作病人应予以充分的安慰，帮助病人减轻或去除疼痛加重的因素。由于疼痛持续时间长，病人常有不安和郁闷而主诉增多，护理时应以耐心的态度对待病人的痛苦和不安情绪，耐心听取其诉说，尽量理解其心理状态。采用松弛疗法，皮肤刺激疗法等方法减轻疼痛。对禁食等各项治疗处理方法及重要意义向病人充分解释，关心、支持和照顾病人，使其情绪稳定、配合治疗，促进病情好转。

七、上消化道出血

（一）概念

上消化道出血是指屈氏韧带以上的消化道，包括食管、胃、十二指肠、胰腺、胆道病变引起的出血，以及胃空肠吻合术后的空肠等病变引起的出血。大出血是指在数小时内失血量超过 1 000 ml 或占循环血容量 20%，主要表现为呕血和（或）黑便。

（二）临床表现

上消化道出血的临床表现依据病变的部位、性质、出血的速度和量、病人的全身状况而有所不同。主要表现为呕血和黑便。大量快速出血者表现头晕、心悸、出汗、恶心、口渴、无力、晕厥、精神萎靡、烦躁不安、意识模糊、脉搏细速及血压下降等急性循环衰竭症状。休克控制后出现低热。体温在 38.5 以下，持续 3 ～ 5 天。

（三）辅助检查

1. 实验室检查

测血红蛋白、白细胞及血小板计数、网织红细胞、肝功能、肾功能、血尿素氮、大便潜血试验等，对诊断疾病会有一定帮助。

2. 内镜检查

是上消化道出血病因诊断的首选检查措施。一般在上消化道出血后 24 ～ 48 小时内进行急诊内镜检查，不但可以明确病因，还可作紧急止血治疗。

3. X 线钡餐造影检查

一般用于有胃镜检查禁忌证或不愿进行胃镜检查者，目前主张 X 线钡餐检查应在出血已经停止及病情基本稳定数天后进行。此检查对经胃镜检查出血原因不明或疑病变在十二指肠降段以下小肠段，有特殊的诊断价值。

4. 选择性动脉造影

适用于内镜检查无阳性发现或不适宜作内镜检查者。

5. 吞线试验

适用不能耐受 X 线、内镜、动脉造影检查的病人。

（四）护理措施

1. 病人绝对卧床，禁食

头偏向一侧，保持呼吸道通畅，防止因大量呕血吸入气道而致窒息。对病人进行安慰，以减少恐惧心理。建立静脉通道，及时施行扩容、止血及升压等抢救措施，密切观察生命体征变化，并详细记录。

2. 密切观察出血，估计出血量

幽门以上出血常为呕血，幽门以下出血表现为黑便；如出血量少而缓慢，即使出血部位在幽门以上，也可表现为黑便，反之出血量大而急，出血部位虽在幽门以下也可反流入胃，引起呕血，并有黑便。呕血和黑便除反映出血部位外，还反映出血的速度和量，如每日出血量在 5 ml 时，大便隐血即为阳性，出现黑便时出血量至少在 50 ml 以上。胃内出血达 250 ~ 300 ml 则出现呕血。消化道出血在 500 ml 以下多数病人只有轻度头晕；出血量在 500 ~ 1 000 ml 时，可出现口渴、烦躁不安、心慌、头晕，收缩压下降至 12kPa，脉搏每分钟 100 次；出血量在 1 000 ~ 1 500 ml 以上时，可有周围循环衰竭表现，如面色苍白，出冷汗，脉细速，每分钟 120 次以上，收缩压下降至 8 ~ 10.6kPa 以下，尿少、尿闭等失血性休克表现。

3. 配合医生实施以下止血措施

（1）食管胃底静脉曲张破裂出血：三腔二囊管压迫止血：三腔管使用前应进行充气、试压，检查是否漏气，向病人做好解释。置管后胶布固定必须牢固，防止因脱管气囊压迫气道，引起窒息死亡，应设专人看护。

压迫过程中每隔 12 小时放气 5 ~ 10 分钟，以免受压时间过长致黏膜缺血糜烂。放气期间注意观察出血情况。为防止管壁和黏膜粘连，可间歇吞服 5 ~ 10 ml 液状石蜡。注意保持胃管通畅，每 2 小时用生理盐水冲洗 1 次，置管 2 ~ 3 天病情稳定可考虑拔管。拔管前依次将食管囊、胃囊气体抽空，置管保留 12 小时观察有无出血。拔管时口服液状石蜡 20ml ~ 30 ml，润滑管壁，防止因牵拉再次引起出血，操作动作要轻稳。置管期间做好口鼻及皮肤护理，注意观察体温、脉搏、呼吸、血压、胃内容物及大便次数、颜色和量，判断止血效果。

（2）食管静脉曲张硬化剂治疗：在内镜下用胃镜注射针向静脉内或静脉周围，或静脉内及静脉周围多次注射适当的硬化剂，使静脉栓塞、机化，达到止血目的。一般在出血时或止血稳定后进行。治疗前做好解释，消除紧张情绪，使病人配合。治疗当日禁食，取下义齿，肌内注射地西泮。术后给予静脉补液并应用抗生素。8 小时后可进少量冷流食，每次治疗间隔 1 周，4 ~ 6 周为 1 个疗程。整个硬化剂治疗期间进流食，术后密切观察病情变化，注意有无食管溃疡、食管狭窄、发热、穿孔、出血及胸骨后疼痛等并发症。

（3）降低门静脉压力药物治疗：可用生长抑素或垂体后叶素。静脉输注垂体后叶素时，注意保持管道通畅，防止药液外渗，造成组织损伤。

4. 非食管静脉曲张出血

冰盐水洗胃止血法：下胃管抽净胃内容物和积血，注入冰盐水 100 ~ 200 ml。嘱病人变换体位，使冰水与胃黏膜充分接触，降低胃黏膜温度，使血管收缩，减少出血，达到止血目的。10～15分钟后将冰水全部抽出，反复数次，至抽出液完全澄清为止。再自胃管注入去甲肾上腺素冰盐水、凝血酶、云南白药或吉胃乐、奥芬溴铵（安胃灵）等药物，以促进止血，中和胃酸，保护胃黏膜。此法对小动脉出血非常有效。治疗中密切观察病人全身情况，对年老体弱者尤要注意心率、呼吸及血压变化，观察腹部情况，有无急性腹痛及腹膜炎等。冰水灌注量一般不宜过多，以免造成胃扩张并影响凝血。协助内镜下局部喷撒止血药、注射止血剂、压迫止血、微波、激光等治疗并观察疗效。

八、消化系统主要检查治疗术

（一）纤维胃镜检查

纤维胃镜检查用于上消化道疾病的诊断，确定出血部位并治疗。对溃疡病、萎缩性胃炎、胃癌前病变、胃切除术后病人进行随访，也适用于需内镜治疗的其他病人，如胃内小息肉摘除、取出异物等。

对严重心肺功能不全不能耐受检查、全身衰竭、精神异常不能合作、急性传染病、急性咽炎、食管或胃有腐蚀性黏膜损伤者禁忌。

1. 护理措施

（1）术前准备

①向病人说明检查的目的和方法，和可能产生的腹胀、恶心等不适。行胃肠钡餐检查3天内不宜做胃镜检查。术前禁烟，吸烟可使咽反射敏感，黏膜充血，影响术中视野。

②检查日禁食、禁水6小时以上，如病人胃排空延迟，禁食时间可延长。有幽门梗阻的病人术前可洗胃。

③为减少胃肠蠕动及痉挛，便于术中观察，一般常规注射阿托品0.5 mg，对焦虑紧张病人可适当使用镇静剂。

④术前咽部麻醉，用2%～4%利多卡因或1%～2%地卡因喷雾，也可口含缓慢咽下；另一方法是术前吞服麻醉糊10 ml及消泡剂10 ml，方法简便，可使附着在黏膜上带有泡沫的黏液消失，同样取得麻醉效果。

（2）术中注意事项

①请病人取下义齿，防止坠入气道，造成窒息。放松领口及腰带，取左侧卧位，双腿微曲以放松腹壁，口角下置弯盘及治疗巾，接取流出的唾液，放口圈嘱其咬住。

②术者持镜自舌根沿咽后壁缓慢插入，要求动作轻、稳，不可强行推进。此时病人应做吞咽动作。镜端经贲门入胃后，为使胃壁舒展，便于观察，即向胃内注气，病人产生腹胀，注气量不可过多。胃镜检查过程中如有恶心时，可让病人缓慢深吸气以减轻不适。

（3）术后护理

①术后禁食 2 小时，麻醉消失后可进流食，逐次恢复到普通饮食。做活体组织检查者，术后 4 小时进冷流食，以后进易消化的软食 1 天，以减少对胃黏膜创面的摩擦。

②术后主诉咽痛及咽后壁异物感，可用口含片或用温盐水，朵贝尔漱口水含漱，1～2 日后症状消失。

③注意并发症的观察，术后观察病人大便的颜色，必要时做大便隐血试验。发现有头晕、恶心、心率加快、黑便及血压下降等消化道出血症状及时处理。如有剧烈的胸背部疼痛，提示有穿孔的可能，对纵隔气肿、颈部皮下气肿及继发气腹和腹膜炎等症状，护士应密切观察，协助医生及时诊断及处理。

（二）纤维结肠镜检查

纤维结肠镜是诊断和治疗结肠病变的重要手段。适用于反复便血或大便隐血阳性，而上消化道未找到病因的病人；X 线检查有异常或无异常改变又不能解释的结肠症状；鉴别和随访炎性肠病、结肠癌等；结肠息肉的诊疗随访或高频电凝、微波、激光止血等治疗。

严重心肺功能异常、进展急剧的重症结肠炎症、精神失常不能配合检查、广泛的肠粘连、妊娠及其他腹部疾病影响检查者禁忌。

1. 护理措施

（1）术前准备

病人术前饮食控制和肠道准备非常重要，目的是清洁肠道，保证进镜顺利及病变观察，减少电切息肉引发感染的因素。

①控制饮食：术前 3 天进少渣半流或流食，检查日空腹，饥饿明显可饮糖水或牛奶。

②清洁肠道：服泻剂，检查前 3 日每晚服酚酞片 0.2 g，嘱病人大量饮水以利排便。检查前 1 日晚和术日晨各服 50% 硫酸镁 40 ml。可在术前 3～4 小时用 38℃左右的温开水 800～1 000 ml 灌肠数次，至排出液体只有少许粪渣为止，灌肠液不宜用肥皂水或生理盐水，以免使黏膜充血，影响观察及检查效果。还可于术前口服甘露醇 100 ml 并快速饮水 750～1 000 ml，起到导泻效果，但对做高频电凝切除息肉的病人禁用。液状石蜡的导泻效果不佳且损坏肠镜，一般不用。

③术前向病人介绍检查过程，做好解释。对焦虑不安、耐受性差的病人可适当使用镇静剂，地西泮（安定）10 mg 肌注或静脉用。高度肠痉挛或肠蠕动增强时，可用阿托品 0.5 mg 肌内注射，但青光眼和前列腺肥大病人禁用。

（2）术中注意事项

受检病人穿后裆开洞的检查裤，取左侧卧位，做肛指诊明确肛周情况，如有脱出的痔核指托复位。将 1%～2% 地卡因棉球置入肛门数分钟，使肛周麻木，痛觉降低，肛门放松。为保护肠黏膜，使进镜顺利，可边插入边让病人深呼吸以松弛肛门；术中为扩张肠管适当注气，但需注意随时抽出，避免引起腹胀、腹痛等不适。对高血压、心功能不全的病人要加强监护，以免发生意外。

（3）术后护理

①术后用手纸清洁肛门，更换衣裤，卧床休息 2～4 小时，做好必要的生活护理。

②一般可进普食，术中不顺利且疼痛重及活检出血较多的病人进流食或半流食。肠道有明显病变的病人吃少渣饮食，以减少对肠道的刺激，必要时连续查便隐血。

③嘱出血病人卧床休息，并通知医生及时止血治疗。

④对个别疼痛、腹胀较重及活检渗血多的病人，要注意有大量出血和穿孔的可能，应密切观察血压、腹部症状和体征，个别延迟性出血可发生在术后 12 天内。

⑤有腹水或正在做腹膜透析、心瓣膜置换术后、免疫功能低下的病人，可出现一过性菌血症，应预防性使用抗生素。

（三）内窥镜下逆行胰胆管造影

纤维十二指肠镜逆行胰胆管造影（ERCP），多用于诊断各种胆道疾病、胰腺癌、胰腺的先天性畸形及查明有无慢性胰腺炎；对因结石嵌塞壶腹部引发急性胰腺炎病人可镜下取石解除梗阻；亦用于胰腺假性囊肿、慢性胰腺炎的术前准备、收集胆汁或胰液做细胞学检查等。严重心肺功能不全、上消化道梗阻、胰腺炎急性发作病人禁忌。

1. 护理措施

（1）术前准备

①胆道感染是行胰胆管造影术最严重的并发症，因此器械必须经过严格消毒。

②为使插镜顺利，便于术者了解十二指肠解剖走行，应在做逆行胰胆管造影前做钡餐造影。

③术前询问有无碘和麻醉药过敏史，并做过敏试验。

④术日晨禁食 6 小时以上。

⑤对胆管狭窄、梗阻、胰腺囊肿病人术前 1 小时应用抗生素，预防化脓性感染；对过度紧张者术前可肌注地西泮（安定）5 mg；为减少十二指肠蠕动，便于插管，可在操作前数分钟注射阿托品，但前列腺肥大及青光眼病人禁用。

⑥用 2%～4% 利多卡因或 1%～2% 地卡因喷雾或吞服缓慢咽下，均可起到咽喉麻醉作用。

⑦病人穿着适合摄片要求，穿衣不宜太厚，除去金属饰物。

（2）术中注意事项

①病人左侧卧位，术中为寻找十二指肠肝胰壶腹乳头便于插管，有时需要半仰卧位、半俯卧位或头低脚高位。

②控制向胰管内注入造影剂的量，避免造影剂进入胰间质引起注射性胰腺炎。

③术中密切观察病人呼吸、脉搏及血压变化。为防止术中发生低氧血症，可予以吸氧。

（3）术后护理术后嘱病人卧床休息

观察体温变化。为预防感染可使用广谱抗生素静点，术后2小时及次日晨抽血查淀粉酶，注意可能发生的急性胰腺炎、穿孔或感染等并发症。淀粉酶正常后可进低脂流食或低脂半流食。置管后有咽痛、异物感，可含口含片或复方硼砂溶液漱口，1～2天即愈。

（四）选择性肝动脉插管化疗和栓塞术

肝癌的主要血供来自肝动脉，经皮经股动脉选择性地向肝动脉插管化疗和栓塞是治疗肝癌的有效办法。与全身化疗相比，肝动脉插管化疗可提高肝内化疗药物的浓度，杀灭肿瘤细胞数量大，而全身反应轻。

肝动脉栓塞后可致肿瘤坏死、缩小，不会引起肝功能衰竭。

此手术适用于肝癌病变部位局限在一叶肝脏或只有1个病灶者。

对不能手术切除的中晚期肝癌及肝癌术后复发者，可经栓塞化疗后再行手术治疗。术前进行栓塞化疗可使瘤体缩小，有减少出血和防止复发的作用。对门静脉有癌栓、有严重出血倾向、极度虚弱、脏器功能衰竭及严重感染者不适宜。

1. 护理措施

（1）术前准备

①术前查肝肾功能，出、凝血时间，凝血酶原时间及活动度。

②做碘过敏试验。

③备皮，包括会阴和穿刺侧大腿。

④为预防感染，术前1日静脉输广谱抗生素。

⑤手术日晨空腹。

（2）术后护理

①治疗后局部加压包扎，平卧24小时，观测血压、脉搏、足背动脉搏动及穿刺局部有无渗血。要求包扎松紧适宜，过紧局部血运不畅影响伤口愈合，过松穿刺点易出血造成伤口感染。

②观察体温变化，注意穿刺局部有无红、肿、热、痛等感染表现，术后应用广谱抗

生素预防感染。

③栓塞后可发生"栓塞三联征",即发热、腹痛、恶心呕吐,数日可逐渐缓解。症状加重警惕发生并发症,如上腹剧痛警惕胆囊坏死;呼吸困难警惕发生肺梗死。观察肝肾功能变化,记录尿量。由于肝癌病人常并发于肝硬化,注意栓塞化疗后是否出现腹水增多的情况。

④观察化疗药物的毒性反应,如骨髓抑制及白细胞减少等,注意预防感染和出血。

第五章　临床产科护理

第一节　妊娠期与分娩期护理

一、妊娠期护理

母体是婴儿成长的环境，对于孕妇来说怀孕期的营养摄取非常重要，既要满足维持母体正常的新陈代谢所需，又要供给子宫及胎盘营养，供给胎儿成长发育所需，为生产及哺乳做准备。妊娠期妇女的营养不良，会直接影响胎儿的骨骼、神经系统及脑部的发育，导致胎儿器官发育不全，胎儿生长受限，造成流产、畸形、胎儿体重过轻、早产、胎死宫内等而增加胎儿死亡率。孕妇营养摄入过多，易导致胎儿过大，增加了难产和剖宫产的概率。因此，加强孕期的营养指导是产前保健的重要工作。

（一）营养护理

1. 制定饮食目标计划

帮助孕妇制定合理的饮食计划，以满足自身和胎儿的营养需要，并为分娩和哺乳做准备。

（1）热量

妊娠期热量的需要量增加，每日至少增加 0.42 ~ 1.26 MJ（100 ~ 300 kcal）。但热量增加不必太高，以免胎儿过大，增加难产的机会，尤其是晚期孕妇活动少。安排食谱时，应适当考虑三大产能营养素的比例，一般碳水化合物占 60% ~ 65%，脂肪占 20% ~ 25%，蛋白质占 15% 为宜。

（2）蛋白质

构成蛋白质的氨基酸，对胎儿的成长是很重要的。孕妇约需蛋白质 900 g/d 左右，如摄入不足，不仅影响胎儿体格发育，而且影响胎儿的大脑发育，同时可增加孕妇贫血、妊娠高血压等疾病的发病率。建议孕中期每日增加 15 g，孕晚期每日增加 25 g 为宜，且以优质蛋白为好，如肉类、豆类、乳制品等。

（3）矿物质

①铁：铁质有助于制造血红蛋白，以用于输送氧气给胎儿，使它获得最佳的发育，若铁含量不足，可导致缺铁性贫血，建议孕妇每日铁的摄入量孕中期为 25 mg，孕晚期为 35 mg。含铁食物有动物肝脏、动物全血、瘦肉、蛋黄、豆类、深绿色蔬菜、全麦面包等。

②钙：钙能帮助骨骼和牙齿的健全成长，建议孕中期每日 1 000 mg，孕晚期 1 500 mg。食物有乳类、乳制品、肉类、豆类、海产品等。

③碘：碘对维持孕妇及胎儿的新陈代谢和甲状腺功能很重要，若孕妇缺碘则婴儿会患呆小症，建议每日孕妇摄入碘量为 175 μg，含碘食物如海产品等。

④镁：镁能够减少产前子痫、早产和阴道出血的现象，食物有乳制品、绿色蔬菜、坚果等。

⑤锌：锌对胎儿的正常成长是必要的，它能帮助婴儿的脑神经行为与免疫系统的发育，食物有肉类、蛋、鱼、坚果等。

（4）维生素

①维生素 A：维生素 A 又称视黄醇，有助于胎儿正常生长发育，预防孕妇阴道上皮角化及皮肤过分干燥和乳头皲裂。妊娠期应适当增加维生素 A 供给量，但不能过量，以免影响胎儿骨骼的发育。我国暂定维生素 A 的供给标准孕妇为 1000 μg 视黄醇当量，肝脏、蛋黄、肾脏等均为维生素 A 丰富的食物。

②维生素 D：维生素 D 是胎儿的骨骼、肌肉组织和牙齿健全成长所需要的营养素。应多晒太阳，富含维生素 D 的食物有牛奶、蛋、沙丁鱼等。

③维生素 C：维生素 C 对骨骼和牙齿、造血系统的健全和机体免疫力等都有促进作用。一旦缺乏维生素 C，胎儿和孕妇均易发生贫血及坏血病，还易造成流产及早产。应增加摄入水果、绿色蔬菜等食物。

④维生素 B_6：维生素 B_6 对蛋白质的新陈代谢非常重要。含量高的食物如肉类、蔬菜、蛋、坚果和全谷类等。

⑤叶酸：妊娠早期叶酸缺乏容易发生胎儿神经管缺陷畸形。我国推荐孕妇每日膳食中叶酸供给量为 0.8 mg。叶酸的重要来源是谷类食品。

⑥膳食纤维：膳食纤维能够预防妊娠期孕妇患便秘和痔疮。常用食物有马铃薯、全谷类、豆类、糠、蔬菜、新鲜水果等。

⑦水：充足的水分能帮助孕妇身体对食物中的营养进行加工及制造机体新的组织细胞。需要每天饮用 6 ~ 8 杯水及果汁、牛奶等。

2. 监测体重

定期测量体重，监测体重增长情况。

3. 均衡营养

饮食应符合均衡、自然的原则，采用正确的烹调方法，避免营养素破坏。选择易消化、无刺激性的食物。

4. 饮食宜重质不重量

孕妇的饮食宜重质不重量，合理饮食即尽量摄取高蛋白质、高维生素、高矿物质、适量脂肪及碳水化合物、低盐饮食。

（二）妊娠期一般护理

1. 一般护理

告知孕妇产前检查的意义和重要性，预约下次产前检查的时间和产前检查内容，检查时携带孕期监护登记卡。一般情况下，妊娠 20 ~ 36 周前，每 4 周 1 次；妊娠 36 周后，每周 1 次，直至分娩。若属高危孕妇，应酌情增加产前检查次数。

2. 心理护理

妊娠后随着胎儿的发育，子宫逐渐增大，孕妇体型也随之发生改变，这是正常的生理现象，产后体型将逐渐恢复。给孕妇提供心理支持，帮助孕妇消除由体型改变而产生的不良情绪。

3. 症状护理

（1）恶心、呕吐：约半数妇女在妊娠 6 周左右出现早孕反应，在此期间应避免过饱或空腹，应少量多餐、进食清淡易消化食物。若妊娠 12 周以后仍继续呕吐，甚至影响孕妇营养时，应考虑妊娠剧吐的可能，须住院治疗，纠正水、电解质紊乱。对偏食者，在不影响饮食平衡的情况下，可不作特殊处理。

（2）尿频、尿急：尿频、尿急常发生在妊娠初 3 个月及末 3 个月。孕妇无须减少液体摄入量来缓解症状，有尿意时应及时排空，不可忍住。此现象产后可逐渐消失。

（3）白带增多：白带增多于妊娠初 3 个月及末 3 个月明显，是妊娠期正常的生理变化。嘱孕妇排除念珠菌、滴虫、淋菌、衣原体等感染，保持外阴部清洁，每日清洗外阴或经常洗澡，以避免分泌物刺激，严禁阴道冲洗。穿透气性好的棉质内裤，并经常更换，若分泌物过多，可用卫生巾，并经常更换，增加舒适感。

（4）水肿：水肿孕妇在妊娠后期易发生下肢水肿，经休息后可消退，属正常。若下肢明显凹陷性水肿或经休息后不消退者，应及时诊治，警惕发生妊娠高血压综合征的发生。嘱孕妇左侧卧位，解除右旋增大的子宫对下腔静脉的压迫，下肢稍垫高，避免长时间站或坐，以免加重水肿的发生。若长时间站立，则两侧下肢应轮流休息，收缩下肢肌肉，以利血液回流。适当限制盐的摄入，但不必限制水分。

（5）下肢、外阴静脉曲张及痔疮：应避免长时间的站立、下蹲，睡觉时应取左侧卧位，下肢稍抬高，穿弹力裤或袜，以促进血液回流。

（6）便秘：便秘是妊娠期常见的症状之一，尤其是妊娠前即有便秘者。嘱孕妇养成每日定时排便的习惯，多吃水果、蔬菜等含纤维素多的食物，同时增加每日饮水量，注意适当的活动。未经医生允许不可随便使用大便软化剂或轻泻剂。

（7）腰背痛：孕期穿平跟鞋，在俯拾或抬举物品时，保持上身直立，弯曲膝部，用两下肢的力量抬起。若工作要求长时间弯腰，妊娠期间应适当调整。疼痛严重者，必须卧床休息（硬床垫），局部热敷。产后 6 ~ 8 周，腰背痛自然消失，若腰背痛明显者，应及时查找原因，按病因治疗。

（8）下肢痉挛：发生下肢痉挛时应指导孕妇饮食中添加钙的摄入，避免腿部疲劳、受凉，伸腿时避免脚趾尖伸向前，走路时脚跟先着地。若发生下肢肌肉痉挛，嘱孕妇背屈肢体，或站直前倾，或局部热敷按摩，直至痉挛消失。必要时遵医嘱口服钙剂。

（9）仰卧位低血压综合征：嘱孕妇左侧卧位后症状可自然消失，不必紧张。

（10）失眠：每日坚持户外活动，如散步，睡前可用梳子梳头，温水洗脚，喝热牛奶帮助入眠。

（11）贫血：孕妇应适当增加含铁食物的摄入，如动物肝脏、瘦肉、蛋黄、豆类等。若病情需要补充铁剂时，可用温水或水果汁送服，以促进铁的吸收，且应在餐后 20 分钟服用，以减轻对胃肠道的刺激。向孕妇解释，服用铁剂后大便可能会变黑，或可能导致便秘或轻度腹泻。

（三）健康教育

1.异常症状的判断

孕妇出现下列症状应立即就诊：阴道流血，妊娠 3 个月后仍持续呕吐，寒战、发热、腹痛、头痛、眼花、胸闷，心悸、气短，以及液体突然自阴道流出、胎动计数突然减少等。

2.营养指导

帮助孕妇制定合理的饮食计划，以满足自身和胎儿的双重需要，并为分娩和哺乳作准备。

3.清洁和舒适

孕期养成良好的刷牙习惯。怀孕后排汗量增多，要勤淋浴、勤换内衣。孕妇衣着应宽松、柔软、舒适，冷暖适宜；不宜穿紧身衣或袜带，以免影响血液循环和胎儿发育及活动；胸罩的选择宜以舒适、合身、足以支托增大的乳房为标准，以减轻不适感；孕期宜穿轻便舒适的平跟鞋，避免穿高跟鞋，以防腰背痛及身体失平衡。

4. 活动与休息

一般孕妇可坚持工作到 28 周，28 周后可适当减轻工作量，避免长时间站立或重体力劳动。接触放射线或有毒物质的工作人员，妊娠期应予以调离。妊娠期孕妇身心负荷加重，易感疲惫，需要充足的休息和睡眠。每日应有 8 小时的睡眠，午休 1 ~ 2 小时。卧床时宜左侧卧位，以增加胎盘血供。居室内保持安静、空气流通。

5. 胎教

胎教是有目的、有计划地为胎儿的生长发育实施最佳措施。现代科学技术对胎儿的研究发现，胎儿的眼睛能随送入的光亮而活动，触摸其手足可产生收缩反应；外界音响可传入胎儿听觉器官，并能引起心率的改变。因此，有人提出两种胎教方法：①对胎儿进行抚摸训练，激发胎儿的活动积极性；②对胎儿进行音乐训练。

6. 孕期自我监护

胎心音计数和胎动计数是孕妇自我监护胎儿宫内情况的重要手段。教会家庭成员听胎心音，并做记录，不仅可了解胎儿宫内情况，而且可以和谐孕妇与家庭成员之间的亲情关系。①正常的胎心率在 120 ~ 160 次 / 分之间，胎动时胎心率增快，> 160 次 / 分，若母体发热或因其他异常也可导致胎儿心率加快。持续的胎心音 > 160 次 / 分或间歇 < 100 次 / 分，都应注意胎儿宫内缺氧情况。②嘱孕妇应注意自己宝宝的胎动规律，从孕 32 周起每天数 3 次胎动并记录下来，每次 1 小时，尽量在每天相同的时段计数，计数时请注意：胎儿连续的活动仅视为一次胎动。一般用这 3 小时的胎动次数之和乘以 3 即为 12 小时总胎动数的估计值，> 30 次 /12 小时为正常，若 < 10 次 /12 小时，提示有胎儿缺氧的可能，应及时就诊。

分娩先兆的判断临近预产期的孕妇，若出现阴道血性分泌物或规律宫缩（间歇 5 ~ 6 分钟，持续 30 秒）则为临产，应尽快到医院就诊。若阴道突然有大量液体流出，可能是胎膜早破，嘱孕妇平卧，由家属送往医院，以防脐带脱垂而危及胎儿生命。

二、分娩期护理

分娩是指妊娠 28 周起至胎儿及其附属物从临产发动及母体内全部娩出的过程。早产：妊娠 28 ~ 37 周分娩；足月产：妊娠 37 ~ 42 周分娩；过期产：妊娠 42 周后分娩。

（一）第一产程护理

第一产程又称宫颈扩张期，从临产到宫口开全，初产妇 11 ~ 12 小时，经产妇 6 ~ 8 小时。

1.临床表现

（1）有规律宫缩

并逐渐增强开始较弱持续时间短约 30 秒，间隙时间较长，5～6 分钟，逐渐加强到宫缩持续时间约 60 秒，且强度增强，间隙时间缩短 2～3 分钟，当宫口接近开全时，宫缩的持续时间可延长至 1 分钟或更长，间隙时间缩短 1～2 分钟，可伴有大便感觉。

（2）宫口扩张

宫颈管消失、宫口开全，是规律并逐渐加强的宫缩结果。宫口扩张的规律是潜伏期（指有规律的宫缩开始到宫口扩张至 3cm，历时 8～16 小时）扩张速度较慢，平均 2～3 小时宫口扩张 1cm，活跃期（指宫口从 3cm 扩张至 10cm，历时 4～8 小时）宫口扩张速度较快，活跃期又分 3 期：加速期是指宫口扩张 3～4cm，约 1.5 小时；最大加速期是指宫口扩张 4～9cm，约 2 小时；减速期是指宫口扩张 9～10cm，约 30 分钟。潜伏期超过 16 小时为潜伏期延长，活跃期超过 8 小时为活跃期延长。

（3）先露下降

是确定能否阴道分娩的重要观察指标，通过阴道检查胎先露的最低位置和坐骨棘水平的关系可用于判断先露下降的程度。以坐骨棘水平为 0，先露在 0 位上 1cm 为 -1，0 位以下 1cm 为 +1，以此类推。先露下降的速度可作为分娩难易的有效指标。

（4）胎膜破裂

一般在临产后，随着宫缩，先露下降，宫口扩张，先露前部的羊膜腔内压力增加到一点程度时，引起胎膜自然破裂，多发生在宫口接近开全时，也有发生在临产前，称为胎膜早破，应立即平卧，抬高臀部，以防止脐带脱垂，并立即送医院就诊。

2.护理措施

（1）一般护理

①鼓励进食，以及液体摄入，自由体位，如胎膜已破，应根据医生检查评估，确定体位。一般如胎头已充分固定，可以自由体位，无需绝对卧床。

②督促及时排便排尿，临产后应每 2～3 小时解尿一次，防止因膀胱充盈未及时排空而影响胎头下降、产程延长，如膀胱充盈又不能自解者应行导尿。

③积极鼓励，树立顺产的信心，解释产程进展。教会放松方式及呼吸法，提供导乐陪伴、分娩镇痛。

④注意清洁，协助产妇进行个人卫生，保持舒适，胎膜早破者每日会阴清洁 2 次，局部置无菌会阴垫，并注意观察羊水的色、质、量，防止感染。

⑤注意血压，发现高血压、蛋白尿要加强监测，警惕子痫的发生。

临产后如体温＞ 37.5℃，脉搏＞ 100 次 / 分，如出现头晕、眼花、头痛、呕吐，上腹部持续疼痛，异常宫缩（不协调，疼痛持续时间长、宫缩过频等），子宫硬如板状，下腹部持续疼痛，产妇烦躁、呼吸困难等症状，应及时通知医生。

（2）产程观察

①产程开始每 2 小时听胎心，正规宫缩或宫口开到 3 cm，应每 1 小时听胎心，每次听 1 分钟，做好记录，如每分钟胎心率＞ 160 次或＜ 120 次提示胎儿有宫内缺氧的可能，应及时供氧，同时通知医生。

②观察子宫收缩方法：将一手放于产妇的腹部，摸到子宫体感受子宫张力的变化，宫缩时，子宫体部明显变硬，间隙时变软，每次要观察 3 次以上的宫缩变化，并做好宫缩持续时间、间隔时间和强度的记录，并协助按摩下腹部及腰骶部，指导正确运用呼吸，减轻临产的不适和疼痛。

③肛门检查、阴道检查，了解宫颈软硬度、厚薄宫颈口扩张程度，以及胎膜是否破裂、骨盆大小、胎儿的先露部、胎方位及先露下降程度。

④注意阴道流血情况，与见红区别，阴道流血多为鲜红色，量多于月经，不含黏液。初产妇宫口开至 10 cm，经产妇宫口开 3 cm，送产房准备接生。

（二）第二产程护理

第二产程又称胎儿娩出期，从宫口开全到胎儿娩出，初产妇 1 ～ 2 小时，经产妇可能几分钟完成。

1. 临床表现

（1）胎膜

大多已自然破裂，如仍未破应行人工破膜术。

（2）宫缩

进一步增强，间隙时间缩短，持续时间延长，强度增强。

（3）胎头下降

达坐骨棘以下 2 ～ 3 指并持续下降，出现便意，向下屏气。

（4）胎头拨露

它是指宫缩时胎头露于阴道口，露出部分不断增大，宫缩间隙时胎头反缩回阴道内。当胎头的双顶径达到骨盆出口时宫缩间隙胎头不回缩，此时称为胎头着冠，之后随着宫缩胎头枕骨于耻骨弓下仰伸，胎儿依次按额、鼻、口娩出，继后胎头复位外旋转，前肩后肩先后娩出，胎体顺利娩出。经产妇第二产程很短，有时仅几分钟几次宫缩就完成分娩的动作。

2. 护理措施

（1）一般护理

观察产妇的一般情况，测血压，并指导产妇在宫缩时屏气，以增加腹压协助子宫收缩，给予产妇鼓励与支持。分娩是剧烈的体力活动过程，出汗多，应及时用湿毛巾擦拭，以解除不适，在宫缩间歇时协助给予饮水。

（2）胎心观察

在第二产程中，宫缩频而强，可影响胎盘血液循环，引起胎儿宫内缺氧，应连续监护15分钟记录一次或每15分钟听1次胎心音，发现异常，及时与医生联系，尽快结束分娩。

（3）准备接生

①产妇的准备：让产妇仰卧于产床上（或坐于特制产椅上行坐位分娩），两腿屈曲分开，露出外阴部，在臀部放一便盆或塑料布，用消毒纱布球蘸肥皂水擦拭外阴部，擦拭顺序依次为大阴唇、小阴唇、大腿内上 1/3、会阴及肛门周围。用消毒干纱布盖住阴道口，防止冲洗液流入阴道，然后用 0.5% 氯己定（氯己定）冲净肥皂水，最后用安尔碘纱球消毒上述范围，铺以消毒巾于臀下。

②接生者准备：接产者按无菌操作规范洗手、戴手套及穿手术衣后，打开产包，铺好消毒巾准备接产。

（4）胎儿娩出及护理

①胎头娩出：接生者要掌握好胎头娩出的时机，防止过快，最后在子宫收缩间歇期，嘱产妇稍向下屏气，胎头慢慢娩出可更好地保护会阴，及时清理口鼻咽部分泌物。

②脐带绕颈的处理：如果绕颈很松，可用手将脐带顺肩推下或从头部脱出，如绕颈较紧或缠绕两圈以上，可先用两把血管钳夹住其中一圈脐带，从中剪断，注意不要伤及皮肤，松解脐带后，再协助抬肩娩出。

③肩及躯干娩出：先娩前肩，再娩后肩，用力得当，顺其自然，不能过于牵拉，防止损伤臂丛神经，胎儿娩出后，用一次性新生儿吸管吸出口鼻腔内的羊水及黏液，用两把止血钳在距离脐根 15 ~ 20 cm 处将脐带夹紧，两把止血钳之间距离 3 cm，在两钳之间剪短。将连接胎盘的一端脐带连同止血钳置于消毒碗内，以免污染。

④脐带结扎及护理

操作准备：操作者消毒洗手，戴手套；用物准备：粗棉线 1 根、安尔碘、无菌剪刀、纱布、棉签。

操作要点：用无菌纱布擦净脐根周围，在脐轮处用棉纱线结扎一道活结，注意两侧皮肤，以免结扎到脐轮处皮肤，再于脐根上 1 cm 处，用脐夹结扎，在距脐夹 0.5 cm 处断脐，确无出血后，用安尔碘消毒脐带残端面，待干燥后，用无菌纱布包扎。

注意点：结扎时，必须扎紧以防出血，但不能用力过猛，以防扎断脐带，尤其是胶质多或水肿的脐带，用力要适当；在处理脐带过程中应注意新生儿保暖。

（三）第三产程护理

第三产程又称胎盘娩出期，从胎儿娩出到胎盘娩出，历时 5～15 分钟，不超过 30 分钟。

1. 临床表现

腹部触诊：子宫体变硬呈球形，子宫呈狭长形，宫体高达脐上；阴道口外露脐带自行延长；阴道少量流血，为胎盘剥离征象，此时接生者应协助胎盘娩出。

2. 护理措施

（1）胎儿娩出后，立即肌肉注射缩宫素。

（2）观察胎盘剥离征兆，确认胎盘剥离再及时协助胎盘排出，接生者右手轻拉脐带，左手握住子宫（拇指置于子宫前壁，四指在子宫后壁）按压，胎盘至阴道口时双手握住胎盘，向一个方向旋转并缓慢向外牵引至全部排出，若发现胎膜部分断裂，用血管钳夹住断裂上段的胎膜，继续旋转，直至完全排出，胎盘胎膜排出后按摩子宫刺激收缩，并注意出血量，记录。

（3）仔细检查胎盘胎膜的完整性，将胎盘铺平，首先检查胎盘母体面胎盘小叶有无缺损，再检查胎膜是否完整，是否覆盖胎盘组织，其次检查胎盘胎膜边缘有无血管断裂，有无副胎盘，副胎盘是一独立小胎盘，与正常胎盘分离，但有血管相连。测量胎盘大小重量、脐带长度，并做好记录。

（4）遇下列情况遵医嘱，做宫颈检查或宫腔探查：①胎盘或胎膜缺损。②胎儿娩出后 30 分钟，胎盘未剥离征兆。③有活动性出血达 100 ml。④怀疑软产道撕裂者。⑤产钳或臀位助产术。⑥产后出血。⑦上次为剖宫产，而此次阴道分娩者。

（5）检查软产道，即会阴、阴道壁、尿道口、阴道穹隆，以及宫颈有无撕裂，及时修补缝合。预防产后出血，产后出血的高危因素如多产史（＞5 次）、产后出血史、多胎妊娠、羊水过多、巨大儿、滞产等，可在胎儿前肩娩出后及时使用宫缩剂，一般肌肉注射 20 单位缩宫素。

（6）新生儿出生时的护理

护理评估：是否足月妊娠，羊水的色、质、量情况，出生时呼吸或哭声情况，肌张力情况。

①呼吸道清理：新生儿娩出后，及时清理喉部、口腔、鼻部分泌物，以保持呼吸道

通畅，然后再使其呼吸，直至哭声响亮。

②新生儿 Apgar 评分：出生后 1 分钟内心率、呼吸、肌张力、喉反射、皮肤颜色，以呼吸为基础，皮肤颜色最为敏感，心率是最终消失指标。临床病情恶化顺序：皮肤颜色、呼吸、肌张力、反射、心率。

③待新生儿大声啼哭后进行脐带处理：用两把血管钳夹住，两钳间相距 2 ~ 3cm，在其中间剪断，近胎盘端放入出血碗内，将新生儿移至干燥干净部位注意保暖，用安尔碘消毒脐根部位，用消毒棉线在距脐根部 0.5 cm 处结扎，活结，结扎线外 0.5 cm 处结扎第二道，可用棉线，也可以用脐夹，在第二道线外 0.5 cm 处剪断脐带，残端用安尔碘消毒后，用无菌纱布包裹。每半小时观察一次，至产后 2 小时，24 小时内每班交接查看。

④全身检查无畸形，如腭裂、多指趾、无肛门、女婴无孔处女膜，男婴睾丸未下降等。

⑤让产妇看清婴儿性别，并核对系在新生儿的手、脚圈，将婴儿右足及母亲的右拇指印留在病史上。

⑥新生儿眼睛护理：用氧氟沙星眼药水滴眼，预防经过产道时新生儿眼睛受感染。

⑦注意保暖，当新生儿离开母体，立即将婴儿躯体擦干包裹后，放于辐射保暖床上，再进行一切操作，送入婴儿室时要加被保暖。

⑧新生儿断脐后，即与母体早接触。早吸吮，每次半小时以上。

（7）注意产妇的体温、血压、心率情况等生命体征。

（8）预防产后出血，按压按摩子宫促进子宫收缩，正确估计出血量。

（9）鼓励进食、饮水，顺产产后 2 小时及时排空膀胱，保持会阴清洁，及时更换汗湿衣。

（四）分娩镇痛

分娩时的剧烈疼痛可导致体内一系列神经内分泌反应，产妇可发生血管收缩、胎盘血流减少、酸中毒而引起产程受阻，也是产妇对分娩恐惧的重要原因。为此良好的分娩镇痛是十分有意义的。分娩镇痛就是用各种方法使分娩时的疼痛减轻甚至使之消失的方法。理想的分娩镇痛法应对母婴安全无影响、易于给药、起效快、作用可靠，满足整个产程镇痛的要求，避免运动神经阻滞，不影响宫缩剂产程的进展，产妇清醒参与分娩过程，必要时可满足手术要求。

1. 必备条件

产妇清醒，无阴道分娩禁忌证，使用镇痛药物对产妇和新生儿不良作用小。药物作用起效快，作用可靠，不影响宫缩和产妇运动。

2. 分娩镇痛时机

现在国内、外的一般方法是在第一产程活跃期实施镇痛麻醉，通常数分钟内起效，持续至宫口开全，进入第二产程后调整剂量或停止。麻醉师根据不同产妇对疼痛的敏感程度调整用药方案和剂量，达到产妇满意的镇痛效果。

3. 分类

（1）药物镇痛

应用麻醉药物或镇痛药减低或消灭疼痛。

①椎管内注药镇痛法。

②硬膜外麻醉和腰硬联合麻醉（镇痛泵），安全方便，临床使用广泛。

③氧化亚氮吸入法，优点是效果较可靠，起效迅速，不刺激呼吸道；缺点是感觉疼痛时吸入，伴头晕、恶心，吸入过度，有误吸的可能，可造成室内空气污染，吸入深度超过 75% 可导致产妇发生低氧血症、宫缩减弱，100% 氧化亚氮导致产妇缺氧。

④哌替啶肌肉注射：常用量为 50 ~ 150 mg，给药后 15 ~ 20 分钟起效，1 ~ 1.5 小时达高峰，2 小时后逐渐消失。优点：给药简便，40% ~ 80% 产妇有效，因可抑制新生儿呼吸，估计在 2 小时内不会分娩者方可用，有头晕、恶心、表情淡漠，可在宫缩间隙入睡。

（2）非药物镇痛

通过产前训练、按摩、心理疏导、针灸等方法达到镇痛分娩的效果。

①针刺镇痛法：经皮电神经刺激法（TENS）通过电流输入人体，刺激感觉神经纤维达到止痛效果；HANS 仪：促使体内释放内源性阿片肽，以代替外源性吗啡的功能，发挥全身性的镇痛作用。

②导乐陪伴分娩：进入产程后，有一位有生育经验或专业的技术人员，一对一的陪伴，在整个产程中给予产妇积极的支持，指导应对疼痛的方法，细心的关心产妇身心情况，及时有效地进行产程观察，使产妇能放松心态，达到镇痛作用。

③水中分娩：自由体位分娩，回归自然的安全分娩方式，具有舒适、加速产程、有效缩短活跃期、减轻疼痛的作用，能够达到椎管内阻滞镇痛类似的效果，同时可减低会阴损伤，对产后盆底损伤小，对新生儿无不良结局。

④拉美兹呼吸法：通过呼吸技巧的运用，与产前进行呼吸技巧训练，控制神经肌肉，产生镇痛效果。

第二节　产褥期护理

一、护理评估

（一）健康史

仔细阅读产前护理记录，了解产前有无并发症，如妊娠期高血压疾病、前置胎盘、妊娠合并糖尿病、胎膜早破以及心脏功能等。了解分娩情况，如产时出血量、有无会阴侧切伤口、胎盘娩出是否完整、有无产后刮宫、会阴伤口有无撕裂伤以及伤口缝合情况。了解新生儿情况，有无窒息、婴儿体重等。了解分娩时的用药情况。

（二）临床表现

1. 一般身体状况

（1）体温：产后体温一般多在正常范围，有些产妇产后 1 日内体温略有升高，但一般不超过 38℃，这可能与产程延长或过度疲劳有关。未母乳喂养的产妇或未做到及时有效的母乳喂养，通常于产后 3 ~ 4 日因乳房血管、淋巴管极度充盈也可发热，体温高达 38.5 ~ 39℃，一般仅持续数小时，最多不超过 12 小时，体温即下降，不属病态。

（2）脉搏：产后因子宫胎盘循环停止以及卧床休息等原因，故脉搏为 60 ~ 70 次 / 分，一般产后 1 周可恢复正常。

（3）呼吸：产后呼吸深而慢，14 ~ 16 次 / 分，由于产后腹压降低，膈肌下降，由怀孕期间的胸式呼吸变为腹式呼吸。如果产妇有疼痛或焦虑的情形，则呼吸频率会加快；相反，止痛药和麻醉药品的使用会使呼吸频率下降。

（4）血压：产后血压一般无变化，但患有妊娠期高血压疾病的产妇产后血压有明显的下降。

（5）褥汗：产褥早期皮肤排泄功能旺盛，出汗多，尤其以夜间睡眠和初醒时更明显，一般 1 周内可自行好转，不属病态。

（6）腹痛：产褥早期因子宫的收缩，常引起阵发性的腹部剧烈疼痛，尤其是经产妇更为明显，称为"产后宫缩痛"。一般持续 2 ~ 3 日后会自行消失。当婴儿吸吮产妇乳房时，可反射性刺激下丘脑的垂体后叶分泌缩宫素增加，使疼痛加重。

（7）产妇在产后常口渴、饥饿、疲劳，表现口唇干燥、说话无力等。

（8）膀胱受产程的影响，产后易发生尿潴留或泌尿系感染。因此，护理人员应了解产妇的排尿情况。

2. 生殖系统

（1）子宫：胎盘娩出后，子宫收缩变得圆而硬，子宫底一般在脐下一横指。产后第1日因子宫颈外口升至坐骨棘水平，使子宫底稍上升平脐，以后每日下降 1 ～ 2cm，产后10日子宫降入骨盆腔内，此时腹部检查于耻骨联合上方摸不到子宫底。

（2）会阴：产后会阴可有轻度水肿，一般于产后 2 ～ 3 日自行消退，若有会阴侧切伤口或撕裂修补者，会阴处常有疼痛。

（3）恶露：产后随子宫脱膜特别是胎盘附着处蜕膜的脱落，血液、坏死蜕膜组织等经阴道排出，称为恶露。恶露分为

①血性恶露：色鲜红，含大量血液而得名。量多，有时有小血块。有少量胎膜及坏死蜕膜组织。

②浆液恶露：色淡红似浆液得名。含少量血液，但有较多的坏死蜕膜组织、子宫颈黏液、阴道排液，且有细菌。

③白色恶露：黏稠，色泽较白得名。含大量白细胞、坏死蜕膜组织、表皮细胞及细菌等，恶露有血腥味但无臭味，持续 4 ～ 6 周，总量约 500 ml。血性恶露约持续 3 日，以后转为浆液恶露，约 2 周后变为白色恶露，再持续 2 ～ 3 周后干净。

（三）辅助检查

除进行产后常规体检外，应做血、尿常规检查，若产妇有发热时，可做药物敏感试验。

二、护理诊断和医护合作性问题

（一）疼痛

与会阴侧切伤口、产后宫缩痛等因素有关。

（二）活动无耐力

与产后贫血、产程延长、产后虚弱有关。

（三）尿潴留

与会阴伤口疼痛、不习惯床上小便、分娩时损伤膀胱黏膜等因素有关。

（四）便秘

与产后活动减少、饮食不合理、肠蠕动减少、腹压降低等因素有关。

（五）睡眠型态紊乱

与婴儿哭闹、哺乳及照料婴儿有关。

（六）焦虑

与缺乏护理孩子的知识、技能，担心孩子的健康有关。

（七）有感染的危险

与分娩后机体抵抗力下降、存在子宫胎盘创面以及会阴侧切伤口等因素有关。

（八）有产后出血的危险

与子宫收缩不良、胎盘和胎膜残留、软产道损伤或凝血机制异常等有关。

三、计划与实施

（一）预期目标

1. 能维持产妇的身心健康。

2. 产妇在护理孩子时表现出自信和满足。

3. 产妇能正确理解产褥期的心理、生理变化。

5. 产妇能获得正确的产褥期健康指导。

（二）计划与实施

1. 一般护理

（1）环境：产后应在温湿度适宜、安静舒适的休养环境休养。室温保持在18 ~ 20℃，湿度为55% ~ 60%为宜，空气新鲜，经常通风换气，保证室内有充足的光线。通风时避免对流风直吹产妇，夏季要注意防暑。

（2）个人卫生：产褥期应每日梳头刷牙，保持整洁及口腔卫生。产褥期早期，皮肤排泄功能旺盛，排出大量汗液，尤以睡眠和初醒时最明显，这是正常生理现象。因此，产后衣着薄厚要适当，要勤用热水擦身或淋浴，可以洗发，但须注意保暖勿受凉，勤换衣裤、会阴垫及床单等。

（3）生命体征：产后24小时内应密切观察血压、脉搏、体温、呼吸的变化。若产妇脉率有过快的现象，护理人员应该立即注意血压、子宫收缩、阴道出血量、会阴或腹部伤口情况，以便及时发现产后出血及其他变化。由于分娩的疲劳可使体温在产后24小时内略有升高，如体温升高应及时通知医生。一般产后应每日测量体温、脉搏、血压、呼吸各2次。

（4）休息与活动：产后12小时内以卧床休息为主，只要生命体征平稳，以后可逐渐增加活动量。第一次下床要在床边适应片刻再活动，且身边必须有护士陪伴，因为第一次下床活动通常会有低血压现象的出现，所以要防止发生意外。产后要鼓励产妇早期下床活动，以增强血液循环，促进子宫收缩、恶露排出、会阴伤口愈合，促进大小便排泄，并可预防盆腔或下肢静脉血栓形成。产褥期应保证充分的休息和睡眠，活动时间和范围应逐渐增加，2周后可从事少量家务活动，但要避免久蹲或站立太久、提重物和重体力劳动等，如果过早负重和疲劳过度，会引起腰背和关节酸痛，甚至因盆底肌肉张力恢复欠佳而导致子宫脱垂。疲劳会影响食欲，从而影响乳汁分泌。

（5）营养：正常分娩后稍事休息，产妇即可进食易消化的半流质饮食，以后可根据产妇具体情况进普食。产后的饮食应营养丰富，易于消化，少量多餐，汤汁类可促进乳汁分泌。

乳母较正常妇女每日增加热能800 kcal，增加蛋白25 g，注意多食优质蛋白，如蛋、奶、鱼、瘦肉及大豆制品，脂肪量略高于正常人，但过高会使乳汁中高脂肪而导致婴儿腹泻。每日保证供给钙2 000 mg，铁18mg，维生素A400IU，维生素C 100 mg，维生素B1.8mg，尼克酸18 mg，维生素D的供给宜与正常妇女相同。乳母应限制辛辣、刺激食品及酒类。乳母不可随意用药，需经医生准许方可使用，因药物可通过乳汁进入婴儿体内产生不良影响。

2. 生殖器官的观察与护理

（1）子宫收缩：胎盘娩出后，子宫收缩呈硬球形，子宫底约低于脐部居中或偏右侧。回母婴同室后，严密观察宫缩及恶露情况，每30分钟检查一次，共4次。如子宫底上升，子宫体变软，可能有宫腔积血，应在腹部按摩子宫以刺激子宫收缩，排除血块，可以预防产后出血。每日应在同一时间测量子宫底高度，观察子宫复旧情况。检查前先排空膀胱，仰卧床上，测量由耻骨联合上缘至宫底的距离（或测脐部至宫底的距离），称耻上几厘米或脐下几厘米，并记录产后，1日，子宫底平脐或脐下1cm，以后每日下降1~2cm，产后1周缩小为如孕12周大小，仅在耻骨联合上方触及，产后10日左右经腹部检查已触不到子宫底，检查子宫底高度的同时应注意子宫及双侧附件有无压痛。

护理人员应向产妇讲解有关子宫复旧的过程，指导产妇如何触摸子宫底，以及出血量多时，如何按摩子宫底。

一般初产妇的子宫收缩是呈现一种连续紧张性的，因此较少出现产后痛的情况。而经产妇、多胎分娩、胎儿过大或羊水过多的产妇，因为子宫收缩是属于一种阵挛性的，所以会经历较强烈的子宫收缩疼痛感。如果产后痛造成产妇非常不舒适，应让产妇做一些呼吸和放松技巧，以减轻产后痛，必要时遵医嘱给予止痛药。

（2）恶露：恶露的评估应包括恶露量、颜色和气味的变化。恶露量应和经血量差不多，但因人而异，由于喂母乳时可释放缩宫素促进子宫收缩，所以其恶露量比不喂母乳的产妇少。用力时恶露量增加，特别是初次下床时，产妇休息时又会减少。应将这种情况告之产妇，以免引起不必要的惊慌。

产后1小时内每15分钟检查子宫底、子宫收缩情况。更换会阴垫时，应评估恶露的性质、量和颜色。若恶露量多且色鲜红，应检查是否有子宫颈或阴道壁的撕裂伤。当产妇能自我护理时，要鼓励产妇勤换会阴垫，因为恶露是细菌生长的最佳媒介，而且潮湿的会阴垫长久附在会阴缝合处会减慢愈合速度。产后的最初8小时内，每隔1小时检查恶露1次，以后每8小时1次，护理人员和产妇在处理完会阴垫后必须洗手。

若产后子宫复旧欠佳，血性恶露可增多，持续时间长，若有臭味，可能有残留胎盘、胎膜或感染，应仔细观察及时处理。阴道有组织物掉出时，应保留送病理检查。疑有感染时，应查白细胞及中性粒细胞分类计数，做阴拭子细菌培养及药物敏感试验，同时应注意体温和脉搏的变化。

（3）会阴护理：外阴是生殖道的门户，肠道细菌可经肛门感染阴道。分娩后，外阴及阴道可能有伤口，加之子宫颈尚未闭合，子宫腔内胎盘剥离后有较大创面，而且恶露在阴道和会阴部的存在，也会为细菌生长提供有利环境，所以产后会阴部易感染，并上行至宫内感染或引起泌尿系统的感染，因此必须做好外阴的清洁卫生，预防感染，促进愈合，增加患者舒适感。

每日用温水（45℃）加络合碘溶液，浓度为1∶1 000冲洗外阴两次，大便后亦应冲洗。用物选用消毒的海绵块或纱球，一般不用棉球，因为棉球冲洗会使一些棉絮附着于阴毛根部或会阴缝线上，从而使恶露残留。每次冲洗前应先排净小便，掌握由上至下的冲洗原则，动作要轻柔，因为分娩时会阴受压，产后有会阴肿胀、压痛，表皮微血管破裂可能会有淤斑。洗到肛门的镊子和海绵块不可再用，勿使冲洗水冲进阴道，以免引起感染。阴唇一般是闭合并覆盖于阴道口，只要不用手将阴唇分开，就可以防止冲洗液进入阴道口。冲洗后用干纱球擦干外阴，垫好消毒会阴垫，平时应尽量保持会阴部清洁干燥。

每次冲洗外阴时要观察恶露量、性质及气味。产妇能自理或会阴无伤口者，护士应指导产妇进行自我护理会阴部。冲洗外阴时，应观察伤口愈合情况，水肿严重者局部可用红外线照射，或用50%硫酸镁湿热敷，95%酒精湿敷，每日2～3次，每次20分钟，可退肿消炎促进伤口愈合。伤口疼痛时可适当服镇痛药，若疼痛剧烈或有肛门坠胀感应通知医生检查，以便发现外阴及阴道壁深部血肿并及时处理。如有侧切伤口，应嘱产妇健侧卧位，勤换会阴垫，以减少恶露流浸会阴伤口。一般于产后3～5日拆线，拆线前应排大便一次，拆线后1周内避免蹲，以防伤口裂开。若伤口感染，应提前拆线引流或行扩创处理。伤口局部有硬结或分泌物时，于分娩后 7 ~ 10 日可温水坐浴，但恶露量多且颜色鲜红者应禁止坐浴。

3. 尿潴留和便秘的处理

产后产妇尿量增多，充盈的膀胱可影响子宫收缩。护士应于产后 4 ~ 6 小时内主动送便器并协助排尿，但产妇常因产后会阴伤口疼痛、卧床小便不习惯、产后疲乏，以及分娩过程中膀胱受压肌张力减低等原因影响顺利排尿。如产后 6 ~ 8 小时产妇仍不能自行排尿，子宫底上升达脐以上，或在子宫底下方触及一囊性肿块，表明有尿潴留，此时护士应讲明排尿的意义，解除思想顾虑并采取以下方法协助排尿，如协助产妇坐起或下床小便、用温开水冲洗外阴或听流水声音诱导排尿反射，也可按摩膀胱或针刺三阴交、关元、气海等穴位刺激膀胱肌收缩排尿，肌注新斯的明 0.5 mg 可使平滑肌收缩有助排尿，但效果不显著。用上述方法无效时，应在严格无菌操作下导尿并留置导尿管，开放引流 24 ~ 48 小时，使膀胱肌休息并逐渐恢复其张力，必要时给予抗生素预防感染。

产后产妇因卧床时间长、运动减少、肠蠕动减弱、腹肌松弛等因素均易发生便秘。产后应鼓励产妇多饮水，多食蔬菜及水果，尽早下床运动，以防便秘发生。如产前已灌肠者，产后 2 日内可无大便，否则必要时给缓泻剂。因痔疮痛影响排便时，可用安纳素栓置肛门内起到镇痛作用。肛门洗净后可涂 20% 鞣酸软膏，有收敛镇痛作用，产后 10 日可以温水坐浴，每日 2 ~ 3 次，多在产后数周消失。

4. 乳房护理

产妇应穿大小适宜的胸罩，以支持增大的乳房，减轻不适感，每次哺乳前，产妇应洗净双手，用湿毛巾擦净乳房。哺乳时护士应进行喂养方面知识和技能的指导，预防乳房肿胀或乳头皲裂。哺乳后，应将婴儿竖直抱起，轻拍背 1 ~ 2 分钟，排出胃内空气以防溢奶。

产妇因病或其他原因不能哺乳者，应及时退乳。分娩第 2 日肌注己烯雌酚 4 mg，每日 2 次，共 3 日。已泌乳者可外敷芒硝，将芒硝碾碎放薄布袋中敷于乳房，每乳 200g，用乳罩托住，芒硝结块时应更换，直至无乳汁分泌；或用焦麦芽 60 g 水煎当茶饮效果亦好。

5. 产褥期保健操

产后运动可增强腹肌张力和恢复体形。肌肉张力的恢复需要 2 ~ 3 个月，并且与怀孕的次数、运动量和运动种类有关。产后运动可促进子宫复旧、促进骨盆底收缩和复旧；可以增强阴道口和尿道口肌肉张力，并且使骨盆底恢复其支托生殖器官和泌尿器官的功能，以免子宫脱垂或子宫后屈而引起腰酸背痛或膀胱膨出。产后运动可促进血液循环，预防血栓性静脉炎；可促进肠子蠕动，增进食欲及预防便秘。产后第二日开始可进行产后锻炼，应注意产后运动应由少到多，由轻到重，根据产妇的情况逐渐加强，避免过于劳累。运动中若有出血或不舒适感觉时，应立即停止。剖宫产妇女可先进行促进血液循环的运动项目，如深呼吸，其他项目可以等到伤口愈合后再逐渐进行。

运动前的准备包括打开窗户保持室内空气通畅及新鲜、穿着宽松衣服、排空膀胱、移去枕头，以及在硬板床上进行运动。

（1）腹式深呼吸产妇取仰卧位，全身放松，先深吸气，收腹部，然后呼气。每日 2 次，每次 20 分钟。

（2）缩肛动作产妇取仰卧位，两臂直放于身旁，进行缩肛与放松动作，每日数次，每次 10 下。

（3）抬腿动作产妇取仰卧位，两臂直放于身旁，举一腿与身体垂直，然后慢慢放下，再举另一腿，再放下，如此交换举腿 5 次，每日锻炼 1 ~ 2 次。

（4）膝胸卧位每日 2 次，每次 10 分钟。

（5）抬臀动作产妇取仰卧位，两臂直放于身旁，屈腿，有规律地抬高臀部离开床面，然后放下，每日 2 次，每次连续动作 10 次左右。

6. 性生活指导

产后夫妇的性生活会因为产后生理、心理的变化和角色的改变而深受影响。特别是性欲和性反应也会因为孩子的降临而产生变化。一般产褥期恶露尚未干净时，不宜性生活，因为此时子宫创面未完全修复，以免引起感染。应在产后 6 周检查完毕，生殖器官已复原的情况下，恢复性生活。目前也有人提出只要浆性恶露一结束，就可以恢复性生活。如有会阴侧切伤口，需在伤口愈合后恢复性生活，约在产后 3 周。

产后初期，因为激素水平尚未恢复孕前状态，阴道润滑性减少和会阴伤口的易感性，常会造成产后性交时的疼痛与不适，所以可以使用润滑胶剂，以减轻性交疼痛。

排卵可在月经未复潮前即先恢复，故应采取避孕措施，可选用工具法，包括男性工具法（避孕套）和女用工具法（宫内节育器）以及口服避孕药等方法。如哺乳的母亲不宜口服避孕药，因激素可通过乳汁而影响婴儿，应选用工具避孕。一般正常分娩者产后 3 个月，剖宫产者产后 6 个月可放宫内节育器，但应与医生讨论具体的放置时间。

7. 产后复查

分娩后 6 周进行产后复查，如有异常情况者，可提前进行。检查时应了解产妇全身及生殖器官恢复的情况，会阴、阴道伤口愈合情况，骨盆底的肌肉张力，乳房及泌乳情况，测量血压，必要时做血红蛋白及红细胞计数、尿蛋白及尿常规检查，并且对婴儿进行全身检查，了解喂养及发育状况，进行保健咨询。对有并发症的产妇应及时给予治疗处理，有合并内外科疾患者，督促去内外科随诊，继续治疗。

8. 心理护理

帮助产妇保持心情愉快，精神放松，给予知识及技能的指导，使产妇能很快适应母亲角色的转变，顺利渡过产褥期。分娩对产妇而言是个压力，角色的变化带来责任的加重，又由于产后身体的变化，更会加重压力。

产后最初 1～2 日，产妇常叙述分娩的经过和感受，更加关心自己。护士在与产妇建立良好的支持关系后，应多与其接触，此时产妇被动性、依赖性显著增加，护理人员在做好基础护理及婴儿护理的同时，进行卫生宣教工作。产后 3～4 日，经过充分的休息和恢复，产妇转为去实现自己的职能，开始关心孩子的喂养能力，乳汁的质量，也会认为孩子的溢奶是自己的过失，甚至常常自责。护理人员应说明这种想法是不正确的，并指导产妇掌握为人父母的知识与技能，但护士不能代替母亲照顾孩子，应让产妇学会如何观察和护理孩子，以增强母亲的信心。

产后体形的改变能否恢复，是许多产妇都关注的问题。产褥初期，因为分娩后腹部松弛，孕前衣服不再合身，产妇会感到不安，护理人员应讲解产后锻炼的功效，如能坚持会恢复孕前水平。

9. 出院指导

产妇在出院前一日，护士应认真评估其身体状况，以及她是否具备护理孩子的知识及技能，是否具备自我护理的能力，若有疑问应及时给予解答，必要时应与家属交流沟通，商讨解决问题的措施。告诉产妇随访的时间，确保母婴在产后 42 日到医院随访。

（三）健康教育

1. 产妇住院期间

护理人员应根据产后母体生理、心理变化，适时的在日常护理工作中随时进行健康教育。因为健康教育是护理实践的一个重要组成部分，是护士职责之一，护士不仅是健康的照顾者，同时也是健康的倡导者和教育者。通过产后的健康教育，可使产妇顺利地度过产褥期并适应角色的转变，承担起母亲的重任。

2. 产后健康教育的形式应多样化

一个人能记住所听到的内容占 5%，记住读过的内容占 10%，记住见到的内容占 30%，记住亲自做过的事情占 75%。因此，护士在健康教育中要采用多种方式方法，以使产妇能有效地接收信息（知识），从而促进健康。临床上一般采取个体指导（面授）和小组指导等方法，如组织产妇听课、看录像、听录音、阅读书刊和板报，护士示范护理技巧或产妇自己动手操作，护士在旁边指导等。

3. 健康教育的内容

（1）母乳喂养指导：如母乳喂养的重要性、按需喂养、如何预防乳房肿胀和乳头皲裂、挤奶的手法等。大部分产妇初为母亲，缺乏喂养婴儿的知识，甚至不知道如何怀抱婴儿。因此，产后 1～2 日应首先进行母乳喂养方面的指导。

（2）新生儿护理知识及技能：如新生儿黄疸的原因与预防、如何预防婴儿呕吐以及一些婴儿疾病常见症状及处理、预防接种的时间和注意事项、新生儿皮肤的护理（婴儿沐浴、尿布使用）以及脐带处理方法等。

（3）产褥期自我护理的注意事项：如产妇的饮食、休养的环境、产妇的活动与睡眠、恶露的观察、子宫的复旧、个人的卫生及产后性生活指导等。

通过健康教育，使产妇能在产褥期间，讲科学，摒陋习，以保障母婴的身心健康。

第三节 妊娠并发症护理

一、异位妊娠

正常妊娠时受精卵着床于子宫体腔内膜，受精卵在子宫体腔外着床发育时，称为异位妊娠，习称宫外孕。异位妊娠包括输卵管妊娠、卵巢妊娠、腹腔妊娠、宫颈妊娠及阔韧带妊娠等。在异位妊娠中输卵管妊娠最为常见，占异位妊娠的 90% ～ 95%。主要讨论输卵管妊娠。

输卵管妊娠是妇科急腹症之一，当输卵管妊娠流产或破裂时，可引起腹腔内严重出血，如不及时诊断、处理，可危及生命。输卵管妊娠因其发生的部位不同又可分为间质部、峡部、壶腹部和伞部妊娠。以壶腹部妊娠多见（占 75% ～ 80%）。

（一）护理评估

1. 健康史

应仔细询问月经史，以准确推断停经时间。注意不要将不规则阴道流血误认为末次月经，或由于月经仅过期几日，不认为是停经。此外，对不孕症、放置宫内节育器、绝育术、输卵管复通术、盆腔炎等与发病相关的高危因素应予以高度重视。

2. 临床表现

（1）主要症状

停经：多数患者停经 6 ～ 8 周以后出现不规则阴道流血，但有些患者因月经仅过期几日，误将不规则的阴道流血视为月经，也可能无停经主诉。应详细询问病史，若有腹痛及阴道不规则流血的生育期妇女，即使无停经史亦不能完全除外输卵管妊娠。

腹痛：是输卵管妊娠患者就诊的主要症状。输卵管妊娠发生流产或破裂之前，由于胚胎在输卵管内逐渐增大，输卵管膨胀而常表现为一侧下腹部隐痛或酸胀感。当发生输卵管流产或破裂时，患者突感一侧下腹部撕裂样疼痛，常伴有恶心、呕吐。若血液局限于病变区，主要表现为下腹部疼痛，当血液积聚于直肠子宫陷凹处时，出现肛门坠胀感。随着血液由下腹部流向全腹，疼痛可由下腹部向全腹部扩散，血液刺激膈肌时，可引起肩胛部放射性疼痛。腹痛可出现于阴道流血前或后，也可与阴道流血同时发生。

阴道流血：胚胎死亡后，常有不规则阴道流血，色暗红或深褐，量少呈点滴状，一般不超过月经量。少数患者阴道流血量较多，类似月经。阴道流血可伴有蜕膜管型或蜕膜碎片排出，系子宫蜕膜剥离所致。阴道流血一般常在病灶除去后方能停止。

晕厥与休克：由于腹腔内急性出血及剧烈腹痛，轻者出现晕厥，严重者出现失血性休克。休克程度取决于内出血速度及出血量，出血量愈多，速度愈快，症状出现也愈严重，但与阴道流血量不成正比。

（2）体征

腹腔内出血较多时，患者可呈贫血貌。大量出血时，患者可出现面色苍白、脉快而细弱、血压下降等休克表现。体温一般正常，休克时略低，腹腔内血液吸收时略升高，但不超过38℃。腹部检查可有下腹压痛、反跳痛明显，出血较多时，移动性浊音阳性。当输卵管妊娠流产或破裂所形成的血肿时间过久，可因血液凝固与周围组织或器官（如子宫、输卵管、卵巢、肠管或大网膜等）发生粘连逐渐形成包块。阴道内常有少量血液，来自宫腔。输卵管妊娠未发生流产或破裂者，除子宫略大较软外，仔细检查可能触及胀大的输卵管，有轻度压痛：输卵管妊娠流产或破裂者，阴道后穹隆饱满，有触痛。将宫颈轻轻上抬或左右摇动时引起剧烈疼痛，称为宫颈抬举痛或摇摆痛，是输卵管妊娠的主要体征之一。子宫稍大而软，内出血多时，检查子宫有漂浮感。

3. 辅助检查

（1）阴道后穹隆穿刺

是一种简单可靠的诊断方法，适用于疑有腹腔内出血的患者，由于腹腔内血液易积聚于子宫直肠陷凹，抽出暗红色不凝血为阳性，说明存在血腹症。如抽出血液较红，放置10分钟内凝固，表明误入血管。无内出血、内出血量少、血肿位置较高或子宫直肠陷凹有粘连时，可能抽不出血液，因而穿刺阴性不能排除输卵管妊娠存在。如有移动性浊音，可做腹腔穿刺。

（2）妊娠试验放射免疫法

测血中 hCG，尤其是 β-hCG 阳性有助诊断。虽然此方法灵敏度高，异位妊娠的阳性率一般可达 80% ~ 90%，但 P-hCG 阴性者仍不能完全排除异位妊娠。

（3）超声检查

B 超有助于诊断异位妊娠。阴道 B 超检查较腹部 B 超检查准确性高。诊断早期异位妊娠，单凭 B 超显像有时可能误诊。若能结合临床表现及 β-hCG 测定等，对诊断的帮助很大。主要特点是宫腔内空虚，宫旁有低回声区，低回声区内见到原始心管搏动，或直肠子宫陷凹处有积液。

（4）腹腔镜检查

适用于输卵管妊娠尚未流产或破裂的早期患者和诊断有困难的患者。腹腔内大量出血或伴有休克者，不宜做腹腔镜检查。早期异位妊娠患者，腹腔镜可见一侧输卵管肿大，表面呈紫蓝色，腹腔内无出血或有少量出血。

（5）子宫内膜病理检查

诊断性刮宫仅适用于阴道流血量较多的患者，目的在于排除宫内妊娠流产。将刮出物做病理检查，切片中见到绒毛，可诊断为宫内妊娠，仅见蜕膜未见绒毛有助于诊断异位妊娠。

4. 心理－社会评估

输卵管妊娠流产或破裂者，病情发展迅速，患者及家属有面对死亡威胁的恐惧和焦虑，或因丧失胎儿而表现出的哀伤、失落、愤怒等情绪反应。

5. 治疗原则

处理原则以手术治疗为主，其次是药物治疗。

（1）手术治疗

应在积极纠正休克的同时，进行手术抢救。随着腹腔镜技术的发展，为异位妊娠的诊断和治疗开创了新的手段。手术方式有输卵管切除术或输卵管切开取胎术，根据患者自身情况选择适当术式。

（2）药物治疗

采用中医辨证施治方法，运用中药治疗，或用中西医结合的方法，对输卵管妊娠进行保守治疗已取得显著成果。用化学药物甲氨蝶呤治疗，可破坏绒毛，使胚胎组织坏死吸收。但在治疗中若有严重内出血征象，或疑有输卵管间质部妊娠或胚胎继续生长者仍应及时进行手术治疗。

（二）护理诊断和医护合作性问题

1. 潜在并发症

出血性休克。

2. 恐惧

与担心手术失败有关。

（三）计划与实施

1. 预期目标

（1）患者休克症状得以及时发现并缓解。

（2）患者能以正常心态接受此次妊娠失败的现实。

2. 护理措施

（1）接受手术治疗患者的护理

严密监测患者生命体征，配合医生积极纠正休克症状，做好术前准备，手术治疗是输卵管妊娠的主要处理原则。对于严重内出血并发休克患者，护士应立即开放静脉，交叉配血，做好输血的准备，积极纠正休克、补充血容量，并按急诊手术要求迅速做好术前准备。

加强心理护理：①术前护士应简洁明了地向患者及家属讲明手术的必要性，并以亲切的态度和切实的行动赢得患者及家属的信任。保持周围环境安静，消除患者的紧张、恐惧心理，协助患者接受手术治疗方案。②术后护士应帮助患者以正常的心态接受此次妊娠失败的现实，向她们讲述异位妊娠的有关知识，一方面可以减少因害怕再次发生异位妊娠而抵触妊娠的不良情绪；另一方面，也可以增加患者的自我保健知识，提高自我保健意识。

（2）接受非手术治疗患者的护理

对于接受非手术治疗方案的患者，护士应从以下几方面加强护理。

护士需密切观察患者的一般情况、生命体征，并重视患者的主诉，尤其应注意阴道流血量与腹腔内出血量不成比例，当阴道流血量不多时，不要误以为腔内出血量亦很少，以便当患者病情发展时，医患均能及时发现，给予相应处理。

化疗一般采用全身用药，也可采用局部用药。常用药物有甲氨蝶呤。其治疗的机制是抑制滋养细胞增生、破坏绒毛，使胚胎组织坏死、脱落、吸收。不良反应较小，常表现为消化道反应，骨髓抑制以白细胞数量减少为主，有时可出现轻微肝功能异常、药物性皮疹、脱发等，大部分反应是可逆的。

护士应告诉患者病情发展的一些指征，如出血增多、腹痛加剧、肛门坠胀感加重等。

患者应卧床休息，避免腹部压力增大，从而减少异位妊娠破裂的机会。在患者卧床期间，做好外阴护理及生活护理。

护士应协助正确留取血液标本，以监测治疗效果。

指导患者摄取足够的营养物质，尤其是富含铁、蛋白的食物，如动物肝脏、鱼肉、豆类、绿叶蔬菜以及黑木耳等，以促进血红蛋白的增加，增强患者的抵抗力。

3. 健康指导

输卵管妊娠的预后在于防止输卵管的损伤口感染，因此护士应做好妇女的保健工作，防止发生盆腔感染。

（1）教育患者保持良好的卫生习惯，勤洗浴、勤换衣，性伴侣稳定。

（2）发生盆腔炎后须立即彻底治疗，以免延误病情。

（3）由于输卵管妊娠者中约有 10% 的复发率和 50% ~ 60% 的不孕率。因此告诫患者，下次妊娠时要及时就医，不宜轻易终止妊娠。

二、流产

流产是指妊娠不足 28 周、胎儿体重不足 1 000g 而终止者。临床将流产按发生的时间分为两种：早期流产和晚期流产。早期流产指流产发生于妊娠 12 周以前者。晚期流产指流产发生在妊娠 12 周至不足 28 周者。流产分为自然流产和人工流产两大类。机械或药物等人为因素终止妊娠者称为人工流产，自然因素导致的流产称为自然流产。

（一）护理评估

1. 健康史

详细询问患者的停经史、早孕反应情况；阴道流血的持续时间与阴道流血量；有无腹痛，腹痛的部位、性质及程度。此外，还应了解阴道有无水样排液，以及排液的色、量及有无臭味，以及有无妊娠产物排出等。对于既往病史，应全面了解孕妇在妊娠期间有无全身性疾病、生殖器官疾病、内分泌功能失调及有无接触有害物质等，以识别发生流产的诱因。

2. 临床表现及分型

按流产发展的不同阶段，分为以下临床类型。

（1）先兆流产：指妊娠 28 周前，出现少量阴道流血，常为暗红色或血性白带，流血后数小时至数日可出现阵发性下腹痛或腰背痛。妇科检查宫颈口未开，胎膜未破，妊娠产物未排出，子宫大小与停经周数相符，经休息及治疗后，若流血停止及下腹痛消失，妊娠可以继续：若阴道流血量增多或下腹痛加剧，可发展为难免流产。

（2）难免流产：指流产已不可避免，由先兆流产发展而来。此时阴道流血量增多，阵发性下腹痛加重或出现阴道流液（胎膜破裂）。妇科检查宫颈口已扩张，有时可见胚胎组织或胎囊堵塞于宫颈口内，子宫大小与停经周数相符或略小。

（3）不全流产：指妊娠产物已部分排出体外，尚有部分残留于宫腔内。由难免流产发展而来。由于宫腔内残留部分妊娠产物，影响子宫收缩，致使子宫出血持续不止。甚至因流血过多而发生失血性休克。妇科检查宫颈口已扩张。不断有血液自宫颈口内流出，有时尚可见胎盘组织堵塞于宫颈口或部分妊娠产物已排出于阴道内，而部分仍留在宫腔内。一般子宫小于停经周数。

（4）完全流产：指妊娠产物已全部排出，阴道流血逐渐停止，腹痛逐渐消失。妇科检查宫颈口已关闭，子宫接近正常大小。

此外，流产有三种特殊情况。

习惯性流产：指自然流产连续发生 3 次或以上者。近年有学者将连续两次流产者称为复发性自然流产。每次流产多发生于同一妊娠月份，其临床经过与一般流产相同。早期流产的原因常为黄体功能不足、甲状腺功能低下、染色体异常等。晚期流产最常见的原因为宫颈内口松弛、子宫畸形、子宫肌瘤等。宫颈内口松弛者于妊娠后，常于妊娠中期，胎儿长大，羊水增多，宫腔内压力增加，胎囊向宫颈内口突出，宫颈管逐渐短缩、扩张。患者多无自觉症状，一旦胎膜破裂，胎儿迅即排出。

感染性流产：流产过程中，若阴道流血时间过长、有组织残留于宫腔内或非法堕胎等，有可能引起宫腔内感染。临床表现为下腹痛、阴道有恶臭分泌物，双合诊检查有宫颈摇摆痛。严重时感染可扩展到盆腔、腹腔乃至全身，并发盆腔炎、腹膜炎、败血症及感染性休克等，称感染性流产。

稽留流产：也称过期流产，指胚胎或胎儿已死亡滞留在宫腔内尚未自然排出者。典型表现是有正常的早孕过程，有先兆流产的症状或无任何症状；随着停经时间延长，子宫不再增大反而缩小，早孕反应消失。若已至中期妊娠，孕妇腹部不见增大，胎动消失。妇科检查宫颈口未开。子宫较停经周数小，质地不软。未闻及胎心。

3. 辅助检查

（1）妇科检查：进一步了解宫颈口是否扩张，羊膜是否破裂，有无妊娠产物堵塞于宫颈口内，有无压痛等。

（2）实验室检查：对 hCG、胎盘生乳素、雌二醇和孕激素等进行定量测定，如测定的结果低于正常值，提示有流产可能。

（3）B 超超声显像：可显示有无胎囊、胎动、胎心等，从而可辅助诊断并鉴别流产及其类型，指导正确处理。

4. 心理 - 社会评估

评估患者的心理状态，心理上对此事件的看法以及社会支持系统的状况等。患者和家属可能会因担心妊娠能否继续而焦虑、恐惧；妊娠无法继续时，又由于阴道流血、腹痛等症状及失去胎儿的事实而产生愤怒、沮丧、悲伤等情绪。

5. 治疗原则

（1）先兆流产

先兆流产的处理原则是卧床休息，禁止性生活；足够的营养支持；减少刺激，必要时给予少量对胎儿无害的镇静剂；对于黄体功能不足的孕妇，每日肌注黄体酮 10 ~ 20 mg，以利于保胎；甲状腺功能低下者可口服小剂量甲状腺素。及时进行超声检查以了解胚胎发育情况，避免盲目保胎。

（2）难免流产

难免流产一旦确诊，应尽早使胚胎及胎盘组织完全排出。早期流产应及时行刮宫术，对刮出物进行认真检查，并送病理检查。晚期流产，因子宫较大、吸宫或刮宫有困难者。可用缩宫素静脉滴注，促使子宫收缩。当胎儿及胎盘排出后需检查是否完全，必要时刮宫以清除宫腔内残留的妊娠产物。术后可行 B 超检查，了解有无妊娠物残留，并给予抗生素预防感染。

（3）不全流产

不全流产一经确诊，应及时行吸宫术或钳刮术以清除宫腔内残留组织。由于部分组织残留宫腔或堵塞于宫颈口，极易引起子宫大量出血，故手术时应同时输血输液，并给予抗生素预防感染。

（4）完全流产

对于完全流产，症状消失、B 超检查宫腔无残留物。如无感染，一般不需特殊处理。

（5）习惯性流产

习惯性流产以预防为主，在受孕前，对男女双方均应进行详细检查，包括卵巢功能检查、夫妇双方染色体检查与血型鉴定及其丈夫的精液检查，女方尚需进行生殖道的详细检查，包括有无子宫肌瘤、宫腔粘连，并做子宫输卵管造影及子宫镜检查，以确定子宫有无畸形与病变以及检查有无宫颈内口松弛等。查出原因，然后进行治疗。

（6）感染性流产

治疗原则为积极控制感染的同时尽快清除宫腔内残留物，若阴道流血不止，应用广谱抗生素 2～3 日、待控制感染后再行刮宫。若阴道流血量多，静脉滴注广谱抗生素和输血的同时，用卵圆钳将宫腔内残留组织夹出，使出血减少，切不可用刮匙全面搔刮宫腔，以免造成感染扩散。术后继续应用抗生素，待感染控制后再行彻底刮宫。若已合并感染性休克，应积极纠正休克。若感染严重或腹、盆腔有脓肿形成时，应行手术引流，必要时切除子宫去除感染源。

（7）稽留流产

对于稽留流产，应及早促使胎儿和胎盘排出，以防稽留日久发生凝血功能障碍。处理前应做凝血功能检查。行刮宫术时应避免子宫穿孔。术后应常规行 B 超检查，以确认宫腔残留物是否完全排出，并加强抗感染治疗。

（二）护理诊断和医护合作性问题

1.有感染的危险

与阴道出血时间过长、宫腔内有残留组织等因素有关。

2. 焦虑

与担心胎儿健康等因素有关。

（三）计划与实施

1. 预期目标

（1）出院时，护理对象无感染征象。

（2）护理对象及家属能表达内心的感受，及时宣泄悲伤的情绪，维持稳定的心态。

2. 护理措施

对于不同类型的流产孕妇，处理原则不同，其护理措施亦有差异。护士在全面评估孕妇身心状况的基础上，综合病史及诊断检查，明确基本处理原则，认真执行医嘱，积极配合医生为流产孕妇进行诊治，并为之提供相应的护理措施。

（1）先兆流产孕妇的护理

先兆流产孕妇需卧床休息，禁止性生活，禁用肥皂水灌肠，减少各种刺激。遵医嘱给予孕妇适量镇静剂、孕激素等，并随时评估孕妇的病情变化，如是否腹痛加重、阴道流血量增多等，观察孕妇的情绪反应，加强心理护理，从而稳定孕妇情绪，增强保胎信心。向孕妇及家属讲明保胎措施的必要性，以取得孕妇及家属的理解和配合。

（2）妊娠不能再继续者的护理

护士应积极采取措施，及时做好终止妊娠的准备，协助医师完成手术过程，使妊娠产物完全排出。开放静脉，做好输液、输血准备。严密监测孕妇的体温、血压及脉搏，观察其面色、腹痛、阴道流血及与休克有关征象。有凝血功能障碍者应予以纠正，然后再行引产或手术。

（3）预防感染

监测患者的体温、血象及阴道流血、分泌物的性质、颜色、气味等。严格执行无菌操作规程，加强会阴部护理。指导孕妇使用消毒会阴垫，保持会阴部清洁，维持良好的卫生习惯。当护士发现感染征象后应及时报告医师，并按医嘱进行抗感染处理。嘱患者流产后1个月来院复查，确定无禁忌证后，方可开始性生活。

3. 健康指导

（1）患者由于流产往往会出现伤心、悲哀等情绪反应。护士应给予同情和理解，帮助患者及家属接受现实，顺利度过悲伤期。

（2）与孕妇及家属共同讨论此次流产的原因，并向他们讲解流产的相关知识，必要时做相关检查，为再次妊娠做好准备。

（3）有习惯性流产史的孕妇在下一次妊娠确诊后应卧床休息，加强营养，禁止性生活，补充维生素 B、维生素 E、维生素 C 等，治疗期须超过以往发生流产的妊娠月份。

（4）病因明确者，应积极接受治疗。如黄体功能不足者，按医嘱正确使用黄体酮治疗以预防流产；子宫畸形者需在妊娠前先行矫治手术，如宫颈内口松弛者应在未妊娠前做宫颈内口松弛修补术，如已妊娠，则可在妊娠 14 ~ 16 周时行子宫内口缝扎术。

三、前置胎盘

正常胎盘附着于子宫体部的前壁、后壁或侧壁。孕 28 周后若胎盘附着于子宫下段，甚至胎盘下缘达到或覆盖宫颈内口处，其位置低于胎儿的先露部，称为前置胎盘。前置胎盘是妊娠晚期出血的主要原因之一，是妊娠期的严重并发症，若处理不当可危及母儿生命。多见于经产妇及多产妇。

（一）护理评估

1.健康史

除个人健康史外，在孕产史中尤其注意识别有无剖宫产术、人工流产术及子宫内膜炎等前置胎盘的易发因素；此外，妊娠中特别是孕 28 周后，有无出现无痛性、无诱因、反复阴道流血症状，应详细记录具体经过及医疗处理情况。

2.临床表现及分型

（1）症状

妊娠晚期或临产时，发生无诱因、无痛性、反复性阴道流血是前置胎盘的典型症状。前置胎盘出血前无明显诱因，初次出血量一般不多，剥离处血液凝固后，出血自然停止；也有初次即发生致命性大出血而导致休克。由于子宫下段不断伸展，前置胎盘出血反复发生，出血量也越来越多。完全性前置胎盘初次出血时间早，多在妊娠 28 周左右；边缘性前置胎盘出血多发生在妊娠晚期或临产后，出血量较少；部分性前置胎盘的初次出血时间、出血量及反复出血次数介于两者之间。

（2）体征

患者的临床表现与阴道出血量有关。出血少，生命体征无变化；反复出血者可表现贫血貌；急性大量出血，患者可表现休克症状。腹部检查，子宫大小与孕周相符，宫体软，无压痛。由于子宫下段有胎盘占据，影响胎儿先露部入盆，故先露部高浮，易并发胎位异常。当前置胎盘附着于子宫前壁时，可在耻骨联合上方听到胎盘杂音。临产时检查见宫缩为阵发性，间歇期子宫完全松弛。

3.辅助检查

（1）超声波检查

B 超可清楚看到子宫壁、胎头、宫颈和胎盘的位置，胎盘定位准确率达 95% 以上，可反复检查，是目前最安全、有效的首选方法。

（2）阴道检查

目前一般不主张应用。只有在近预产期出血不多时，终止妊娠前为明确诊断决定分娩方式时采用。阴道检查有扩大前置胎盘剥离面致大出血、危及生命的危险，因此，阴道检查操作必须在输血、输液和做好手术准备的情况下可进行。怀疑为前置胎盘的患者，切忌肛查。

4. 心理－社会评估

孕妇及家属可因突然阴道流血而感到恐惧或担忧，同时，因对疾病的知识缺乏而感到茫然，既担心孕妇的健康，更担心胎儿的安危，可能表现为恐慌、紧张、束手无策等。

5. 治疗原则

前置胎盘的治疗原则是制止出血、纠正贫血和预防感染。根据孕妇的一般情况、孕期、胎儿成熟度、出血量以及产道条件等综合分析，制定具体方案。

（1）期待疗法

目的是在保证孕妇安全的前提下使胎儿能达到或更接近足月，从而减少早产，提高胎儿成活率。适用于妊娠不足 36 周或估计胎儿体重 < 2 300g，阴道流血量不多，孕妇全身情况良好，胎儿存活者。住院期间严密观察病情变化，为孕妇提供全面优质护理是期待疗法的关键措施。

（2）终止妊娠

适用于入院时出血性休克者，或期待疗法中发生大出血，或出血量虽少但妊娠已近足月或已临产者，应采取积极措施选择最佳方式终止妊娠。其中剖宫产术能迅速结束分娩，既能提高胎儿存活率又能迅速减少或制止出血，是处理前置胎盘的主要手段。阴道分娩适用于边缘性前置胎盘，胎先露为头位、临产后产程进展顺利并估计能在短时间内结束分娩者。

（二）护理诊断和医护合作性问题

1. 潜在并发症

出血性休克。

2. 有感染的危险

与前置胎盘剥离面靠近子宫颈口，细菌易经阴道上行感染有关。

（三）计划与实施

1. 预期目标

（1）患者于入院 24 小时内，血压、脉搏稳定，血流动力学指标恢复正常。

（2）住院期间，患者无感染发生，体温、白细胞计数及分类维持正常。

2.护理措施

根据病情需立即终止妊娠的孕妇，取去枕侧卧位，建立静脉通路，配血，做好输血准备。在抢救休克的同时，按腹部手术患者的护理进行术前准备，并做好母儿生命体征监护及抢救准备工作。接受期待疗法的孕妇的护理如下。

（1）保证休息，减少刺激孕妇需住院观察，绝对卧床休息，取左侧卧位，间断吸氧，每日3次，每次1小时，以提高胎儿血氧供应。避免各种刺激，以减少出血机会。进行腹部检查时动作要轻柔，禁做阴道检查及肛查。

（2）纠正贫血除口服硫酸亚铁、输血等措施外，还应加强饮食营养指导，建议孕妇多进食高蛋白及含铁丰富的食物，如动物肝脏、绿叶蔬菜以及豆类等。一方面有助于纠正贫血，另一方面还可增强机体抵抗力，同时也促进胎儿发育。

（3）监测生命体征，及时发现病情变化严密观察并记录孕妇生命体征，阴道流血的量、色、流血时间及一般状况，监测胎儿宫内状态。按医嘱及时完成实验室检查项目，并交叉配血备用。发现异常及时报告医师并配合处理。

（4）预防产后出血和感染

①产妇回病房休息时严密观察产妇的生命体征及阴道流血情况，发现异常及时报告医师处理，以防止或减少产后出血。

②及时更换会阴垫，保持会阴部清洁、干燥。

③胎儿娩出后，及早使用宫缩剂，以预防产后大出血；对新生儿严格按照高危儿护理。

3.健康指导护士应加强孕妇的管理和宣教

指导围孕期妇女避免吸烟、酗酒等不良行为，避免多次刮宫、引产或宫内感染，防止多产，减少子宫内膜损伤或子宫内膜炎。对妊娠期出血，无论量多少均应就医，做到及时诊断，准确处理。

四、胎盘早剥

胎盘早剥又称为胎盘早期剥离，是指妊娠20周后或分娩期，正常位置的胎盘在胎儿娩出前，部分或全部从子宫壁剥离。

（一）护理评估

1.健康史

孕妇在妊娠晚期或临产时突然发生腹部剧痛，有急性贫血或休克现象，应引起高度重视。护士需结合有无妊娠期高血压疾病或高血压病史、胎盘早剥史、慢性肾炎史、直立性低血压史及外伤史等，进行全面评估。

2. 临床表现

胎盘早剥的临床特点是妊娠晚期突然发生的腹部持续性疼痛，伴有或不伴有阴道出血。根据胎盘剥离面大小以及出血量多少分为轻型和重型两种。

（1）轻型

轻型以外出血为主（占胎盘早剥的80%），胎盘剥离面通常不超过胎盘面积的1/3，且在胎盘的边缘，分娩期多见。主要症状表现为阴道出血，量较多，色暗红，伴轻度腹痛或无腹痛，贫血症状不明显。如在分娩期则产程进展较快。腹部检查：子宫软，压痛不明显或局部有轻压痛，宫缩有间歇，子宫大小与孕周相符，胎位清楚，胎心率多为正常，如果出血量多胎心率可有变化。部分病例仅靠产后检查胎盘，发现母体面有陈旧凝血块及压迹而得以确诊。

（2）重型

重型以内出血或混合出血为主（占胎盘早剥的20%），胎盘剥离面超过胎盘面积的1/3，有较大的胎盘后血肿，多见于重度子痫前期、子痫。主要症状为突然发生持续性腹部疼痛或（和）腰酸、腰背痛，疼痛程度与胎盘后积血多少呈正相关。严重时可伴有恶心、呕吐、面色苍白、出汗、脉搏细数、血压下降等休克征象。可无阴道流血或少量阴道流血及血性羊水，贫血程度与外出血量不相符。腹部检查：子宫硬如板状，有压痛，以胎盘附着处最为明显。如胎盘附着于子宫后壁，则子宫压痛不明显，但子宫比妊娠周数大，宫底随胎盘后血肿增大而升高。偶见宫缩，子宫多处于高张状态，子宫收缩间歇不能放松，因此胎位触不清楚。若剥离面超过胎盘的1/2，由于缺氧，常常胎心消失，胎儿死亡。重型患者病情凶猛，可很快出现严重休克、肾功能异常及凝血功能障碍。

3. 辅助检查

（1）B超

如胎盘与子宫壁之间有血肿时，在胎盘后方出现液性低回声区，暗区常不止一个，并见胎盘增厚。若胎盘后血肿较大时，能见到胎盘胎儿面凸向羊膜腔，甚至能使子宫内的胎儿偏向对侧。血液渗入羊水中，见羊水回声增强增多，系羊水浑浊所致。当胎盘边缘已与子宫壁分离时，未形成胎盘后血肿，见不到上述图像，故B超诊断胎盘早剥有一定的局限性。

（2）实验室检查

主要了解患者贫血程度及凝血功能。重型胎盘早剥患者应检查肾功能与二氧化碳结合力。并发DIC时进行筛选试验（血小板计数、凝血酶原时间、血浆纤维蛋白原定量），结果可疑者可做纤溶确诊试验（凝血酶时间、优球蛋白溶解时间、血浆鱼精蛋白副凝试验）。

4. 心理－社会评估

胎盘早剥的孕妇病情发展迅速，孕妇及家属有措手不及和无法接受现实的困惑，需争分夺秒地采取一系列抢救措施。此外，孕妇及家属期待自己及胎儿能通过医务人员的抢救和自身的配合得到良好的结局。

5. 治疗原则

纠正休克、及时终止妊娠并积极抢救处理并发症是处理胎盘早剥的原则。

（1）纠正休克对于处于休克状态的危重患者，立即面罩给氧，积极开放静脉通路，补充血容量，输新鲜血，尽快改善患者机体状况。

（2）及时终止妊娠胎盘早剥可危及母儿生命，因此，一旦确诊为重型胎盘早剥时，必须及时终止妊娠。终止妊娠的方法可根据早剥的严重程度、胎儿宫内状况及宫口开大等情况行阴道分娩或剖宫产。

（3）并发症的处理胎盘早剥常见的并发症有产后出血、凝血功能障碍、羊水栓塞、急性肾衰竭、胎儿宫内死亡等。应给予相应的处理。

（二）护理诊断和医护合作性问题

1. 潜在并发症

出血性休克、弥散性血管内凝血。

2. 恐惧

与胎盘早剥起病急、进展快，危及母儿生命有关。

3. 预感性悲哀

与死产、切除子宫有关。

（三）计划与实施

1. 预期目标

（1）孕妇出血性休克症状得到控制。

（2）患者未出现凝血功能障碍、产后出血和急性肾衰竭等并发症。

2. 护理措施

胎盘早剥是一种妊娠晚期严重危及母儿生命的并发症，积极预防至关重要。护理人员应通过卫生宣教，使孕妇接受产前评估，尤其预防和及时治疗妊娠期高血压疾病、慢性肾病等。妊娠晚期尽量避免仰卧位和腹部机械性外伤；施行外倒转术时动作要轻柔；处理羊水过多或双胎妊娠时，避免子宫腔压力下降过快。

对于已诊断为胎盘早剥的患者，护理措施如下：

（1）纠正休克，改善患者一般状况。对于处于休克状态的危重患者，积极开放静脉通路，补充血容量，输入新鲜血液，既可以补充血容量又可补充凝血因子，尽快改善患者机体状况。同时密切监测胎儿状态。

（2）严密观察病情，及时发现并发症。特别要注意观察有无皮下、黏膜或注射部位出血，子宫出血不凝、尿血、咯血及呕血等凝血功能障碍征象；急性肾功能障碍可表现为尿少或无尿。一旦出现以上情况及时与医生沟通。

（3）做好终止妊娠的准备。一旦决定终止妊娠，依孕妇病情轻重、胎儿宫内状况、产程进展、胎产式等具体状态决定分娩方式，护理人员要做好各种准备。

（4）积极预防产后出血。分娩后应及时给予宫缩剂，同时给予按摩子宫处理，必要时根据医嘱做好切除子宫的术前准备。未发生出血者，产后仍应加强生命体征观察，预防晚期产后出血的发生。

（5）产褥期护理。产褥期应加强营养，积极纠正贫血。勤换会阴垫并保持外阴清洁，以防止感染。根据孕妇身体情况给予母乳喂养指导。死产者及时给予退乳措施，可在分娩后 24 小时内尽早服用大量雌激素，同时紧束双乳，少进汤类；水煎生麦芽当茶饮；针刺足临泣、悬钟穴位等。

3. 健康指导

向患者及家属宣传预防保健知识，避免多产、多次剖宫、引产等引起的宫内感染，减少宫内膜损伤或子宫内膜炎。如为期待疗法的孕妇应对其提供有关疾病治疗和护理的知识，帮助其严格遵守医嘱护嘱，学习掌握自数胎动、自我监护的方法。

五、妊娠期高血压

妊娠期高血压疾病是妊娠期特有的疾病，包括妊娠期高血压疾病、子痫前期、子痫、慢性高血压并发子痫前期以及妊娠合并慢性高血压。其中妊娠高血压、子痫前期和子痫以往统称为妊娠期高血压疾病。我国发病率为 9.4% ~ 10.4%，国外报道 7% ~ 12%。本病以妊娠 20 周后高血压、蛋白尿、水肿为特征，并伴有全身多脏器的损害：严重患者可出现抽搐、昏迷、脑出血、心力衰竭、胎盘早剥和弥散性血管内凝血，甚至死亡。该病严重影响母婴健康，是孕产妇及围生儿发病和死亡的主要原因之一。

（一）护理诊断和医护合作性问题

1. 体液过多

与下腔静脉受增大子宫压迫使血液回流受阻或营养不良性低蛋白血症有关。

2. 有受伤的危险

与发生抽搐有关。

3. 有外伤的危险

与发生子痫昏迷状况有关。

4. 有窒息的危险

与发生子痫昏迷状况有关。

5. 潜在并发症

肾衰竭、胎盘早期剥离。

（二）护理措施

1. 妊娠期高血压疾病的预防

（1）护士应加强孕期健康教育，使孕妇及家属了解妊娠期高血压疾病的知识及其对母儿的危害，从而促使孕妇自觉于妊娠早期开始做产前检查，并坚持定期检查，以便及时发现异常，及时得到治疗和指导。

（2）指导孕妇合理饮食，减少过量脂肪和盐的摄入，增加蛋白质、维生素以及富含铁、钙、锌的食物，对预防妊娠期高血压疾病有一定作用。可从妊娠 20 周开始，每日补充钙剂 1~2g，可降低妊娠期高血压疾病的发生。

（3）孕妇应采取左侧卧位休息以增加胎盘绒毛血供，同时保持心情愉快也有助于妊娠期高血压疾病的预防。

2. 一般护理

（1）保证休息

轻度妊娠期高血压疾病孕妇可住院也可在家休息，但子痫前期患者建议住院治疗。保证充分的睡眠，每日休息不少于 10 小时。在休息和睡眠时，以左侧卧位为宜，左侧卧位可减轻子宫对腹主动脉、下腔静脉的压迫，使回心血量增加，改善子宫胎盘的血供。左侧卧位 24 小时可使舒张压降低 10 mmHg。

（2）调整饮食

轻度妊娠期高血压孕妇需摄入足够的蛋白质（100 g/d 以上）、蔬菜，补充维生素、铁和钙剂。食盐不必严格限制，因为长期低盐饮食可引起低钠血症，易发生产后血液循环衰竭，而且低盐饮食也会影响食欲，减少蛋白质的摄入，对母儿均不利。但全身水肿的孕妇应限制食盐入量。

（3）密切监护母儿状态

应询问孕妇是否出现头痛、视力改变、上腹不适等症状。每日测体重及血压，每日或隔日复查尿蛋白。定期监测血压、胎儿发育状况和胎盘功能。

（4）间断吸氧

可增加血氧含量，改善全身主要脏器和胎盘的氧供。

3. 用药护理

硫酸镁为目前治疗子痫前期和子痫的首选解痉药物，护士应明确硫酸镁的用药方法、毒性反应以及注意事项。

（1）用药方法硫酸镁可采用肌内注射或静脉用药

肌内注射：通常于用药 2 小时后血药浓度达高峰，且体内浓度下降缓慢，作用时间长，但局部刺激性强，注射时应使用长针头行深部肌内注射，也可加利多卡因于硫酸镁溶液中，以缓解疼痛刺激，用法为 25% 硫酸镁 20 ml 加 2% 利多卡因 2 ml 臀肌深部注射，每日 1 ~ 2 次，注射后用无菌棉球或创可贴覆盖针孔，防止注射部位感染，必要时可行局部按揉或热敷，促进肌肉组织对药物的吸收。

静脉给药：可行静脉滴注或推注，静脉用药后可使血药浓度迅速达到有效水平，用药后约 1 小时可达高峰，停药后血药浓度下降较快，但可避免肌内注射引起的不适。

基于不同用药途径的特点，临床多采用两种方式互补长短，以维持体内有效浓度。

（2）毒性反应

硫酸镁的治疗浓度和中毒浓度相近，因此在进行硫酸镁治疗时应严密观察其毒性反应，并认真控制硫酸镁的入量 – 通常主张硫酸镁的滴注速度以 1 g/h 为宜，不超过 2g/h。每日用量 15 ~ 20g。硫酸镁过量会使呼吸及心肌收缩功能受到抑制甚至危及生命。中毒现象首先表现为膝反射减弱或消失，随着血镁浓度的增加可出现全身肌张力减退及呼吸抑制，严重者心跳可突然停止。

（3）注意事项

护士在用药前及用药过程中均应监测孕妇血压，同时还应监测以下指标。

①膝腱反射必须存在；

②呼吸 ≥ 16 次 / 分；

③尿量 ≥ 400 ml/24h，或 ≥ 17ml/h，尿少提示排泄功能受抑制，镁离子易积蓄而发生中毒。由于钙离子可与镁离子争夺神经细胞上的同一受体，阻止镁离子的继续结合，因此应随时备好 10% 的葡萄糖酸钙注射液，以便出现毒性反应时及时予以解毒。10% 的葡萄糖酸钙 10 ml 在静脉推注时宜在 3 分钟以上注射完，必要时可每小时重复 1 次，直至呼吸、排尿和神经抑制恢复正常，但 24 小时内不超过 8 次。

4. 子痫患者的护理

（1）协助医生控制抽搐患者一旦发生抽搐，应尽快控制。硫酸镁为首选药物，必要时可加用强有力的镇静药物。

（2）专人护理，防止受伤子痫发生后，首先应保持呼吸道通畅，并立即给氧，用开口器或于上、下磨牙间放置一缠好纱布的压舌板，用舌钳固定舌头以防咬伤唇舌或致舌后坠的发生。患者取头低侧卧位，以防黏液吸入呼吸道或舌头阻塞呼吸道，也可避免发生低血压综合征。必要时，用吸引器吸出喉部黏液或呕吐物，以免窒息。在患者昏迷或未完全清醒时，禁止给予饮食和口服药，以防误入呼吸道而致吸入性肺炎。

（3）减少刺激，以免诱发抽搐患者应安置于单人暗室，保持绝对安静，以避免声、光刺激：一切治疗活动和护理操作尽量轻柔且相对集中，避免干扰患者。

（4）严密监护密切注意血压、脉搏、呼吸、体温及尿量，记出入量。及时进行必要的血、尿检测和特殊检查，及早发现脑出血、肺水肿、急性肾衰竭等并发症。

（5）为终止妊娠做好准备子痫发作后多自然临产，应严密观察及时发现临床先兆，并做好母婴抢救准备。如经治疗病情得以控制仍未临产者，应在孕妇清醒后 24 ~ 48 小时内引产，或子痫患者经药物控制后 6 ~ 12 小时，考虑终止妊娠。护士应做好终止妊娠的准备。

5. 妊娠期高血压疾病

孕妇的产时及产后护理妊娠期高血压疾病孕妇的分娩方式应根据母儿的情形而定。

（1）若决定经阴道分娩，在第一产程中，应密切监测患者的血压、脉搏、尿量、胎心及子宫收缩情况以及有无自觉症状：血压升高时应及时与医师联系。

（2）在第二产程中，应尽量缩短产程，避免产妇用力，初产妇可行会阴侧切并用产钳或胎吸助产。

（3）在第三产程中，必须预防产后出血，在胎儿娩出前肩后立即静推缩宫素，禁用麦角新碱，及时娩出胎盘并按摩宫底，观察血压变化，重视患者的主诉。

（4）病情较重者于分娩开始即开放静脉。胎儿娩出后测血压，病情稳定后方可送回病房。

（5）重症患者产后应继续硫酸镁治疗 1 ~ 2 日，产后 24 小时至 5 日内仍有发生子痫的可能，故不可放松治疗及护理措施。

（6）妊娠期高血压孕妇在产褥期仍需继续监测血压，产后 48 小时内应至少每 4 小时测量 1 次血压。

（7）产前未发生抽搐，产后 48 小时亦有发生的可能，故产后 48 小时内仍应继续硫酸镁的治疗和护理。

（8）使用大量硫酸镁的孕妇，产后易发生子宫收缩乏力，恶露较常人多，因此应严密观察子宫复旧情况，严防产后出血。

（三）健康指导

对轻度妊娠高血压疾病患者，应进行饮食指导并注意休息，以左侧卧位为主，加强胎儿监护，自数胎动，掌握自觉症状，加强产前检查，定期接受产前保护措施；对重度妊娠高血压疾病患者，应教育患者掌握不适症状及用药后的不适反应。还应掌握产后的自我护理方法，加强母乳喂养的指导。同时，应注意家属的健康教育，使孕妇得到心理和生理的支持。

六、早产

早产是指妊娠满 28 周至不满 37 足周间分娩者。此时娩出的新生儿称早产儿，出生体重多小于 2 500g，各器官发育尚不够成熟。据统计，早产儿中约有 15% 于新生儿期死亡，而且，围生儿死亡中与早产儿有关者占 75%，因此防止早产是降低围生儿死亡率的重要环节之一。

（一）健康史

详细评估可致早产的高危因素，如孕妇以往有流产、早产史或本次妊娠期有阴道流血史，则发生早产的可能性大，应详细询问并记录患者既往出现的症状及接受治疗的情况。

（二）临床表现

主要是子宫收缩，最初为不规则宫缩，常伴有少许阴道流血或血性分泌物。胎膜早破的发生较足月临产多，继之可发展为规律有效宫缩，与足月临产相似，使宫颈管消失和宫口扩张。若子宫缩规律，间隔 5 ~ 6 分钟，持续 30 秒钟以上，并伴阴道血性分泌物，宫颈管消退 75% 及宫口进展性扩张 ≥ 2cm，即可诊断为早产临产。

（三）辅助检查

通过全身检查及产科检查，结合阴道分泌物的生化指标测，核实孕周，评估胎儿成熟度、胎方位等；观察产程进展，确定早产的进程。

（四）心理 - 社会评估

早产常会威胁母儿的健康，使孕妇及其家属产生恐惧、焦虑情绪，孕妇常将自己的行为与早产联系起来而产生自责感和自卑感等。

（五）处理原则

1. 若胎儿存活，无胎儿窘迫、胎膜未破，通过休息和药物治疗控制宫缩，尽量维持妊娠至足月。

2. 若胎膜已破，早产已不可避免时，则应尽可能地预防新生儿并发症以提高早产儿的存活率。

（六）护理诊断和医护合作性问题

1. 有受伤的危险

与早产儿发育不成熟有关。

2. 焦虑

与担心早产儿预后有关。

3. 自尊紊乱

与认为自己对早产的发生负有责任而又无力阻止早产有关。

（七）护理措施

1. 预防早产

（1）保持良好的身心状况突然的精神创伤可诱发早产，因此，应做好孕期保健工作，指导孕妇加强营养，保持平静的心情，可减少早产的发生。

（2）避免诱发宫缩的活动如抬举重物、性生活等。高危孕妇必须多卧床休息，以左侧卧位为宜，慎做肛查和阴道检查等。

（3）积极治疗并发症宫颈内口松弛者应于孕 14 ～ 16 周或更早时间做子宫内口缝合术，防止早产的发生。

2. 药物治疗的护理

先兆早产的主要治疗为抑制宫缩，还要积极控制感染，治疗合并症和并发症。护理人员应能明确具体药物的作用和用法，并能识别药物的副作用，以避免毒性作用的发生，同时，对患者做相应的健康教育。常用抑制宫缩的药物有 4 类。

（1）β 肾上腺素受体激动剂

其作用为激动子宫平滑肌 β 受体，从而抑制宫缩。此类药物的副作用是心跳加快、血压下降、血糖增高、血钾降低、恶心、出汗、头痛等。常用的药物有利托君、沙丁胺醇等。

（2）硫酸镁

镁离子直接作用于肌细胞，使平滑肌松弛，抑制子宫收缩。一般采用 25% 硫酸镁 20 ml 加于 5% 葡萄糖液 100 ~ 250 ml 中，在 30 ~ 60 分钟内缓慢静脉滴注，然后用 25% 硫酸镁 20 ~ 40 ml 加入 5% 葡萄糖液 500 ml 中，以每小时 1 ~ 2g 的速度缓慢静脉滴注，直至宫缩停止。使用硫酸镁时，应密切观察患者有无中毒迹象。

（3）钙离子拮抗剂

阻滞钙离子进入肌细胞而抑制宫缩。常用硝苯地平 5 ~ 10 mg 舌下含服，每日 3 次。用药时必须密切注意孕妇及血压的变化，若合并使用硫酸镁时更应慎重。

（4）前列腺素合成酶抑制剂

前列腺素有刺激子宫收缩和软化宫颈的作用，其抑制剂则有减少前列腺素合成的作用，从而抑制宫缩，如吲哚美辛及阿司匹林等。但此类药物可通过胎盘抑制胎儿前列腺素的合成与释放，使胎儿体内前列腺素减少，而前列腺素有维持胎儿动脉导管开放的作用，缺乏时导管可能过早关闭而导致胎儿血循环障碍，因此，临床少用，必要时仅能短期（不超过 1 周）服用。此外，消化性溃疡患者禁用此药。

3. 预防新生儿并发症的发生

在保胎过程中，每日行胎心监护，教会患者自数胎动，有异常时及时采取应对措施。在分娩前给孕妇地塞米松、倍他米松等，可促进胎肺成熟，是避免发生新生儿肺透明膜病的有效措施。

4. 为分娩做准备

（1）如早产已不可避免，应尽早决定合理的分娩方式，如臀位、横位，估计胎儿成熟度低，而产程又需较长时间者，可选用剖宫产术结束分娩；经阴道分娩者，应考虑使用产钳和会阴切开术以缩短产程，以减少分娩过程中对胎头的压迫。

（2）充分做好早产儿保暖和复苏的准备，临产后慎用镇静剂，避免发生新生儿呼吸抑制的情况；产程中应给孕妇吸氧；新生儿出生后，立即结扎脐带，防止过多母血进入胎儿循环造成循环系统负荷过重的状况。

5. 为孕妇提供心理支持和保证

（1）让患者了解早产的发生并非孕妇的过错，有时甚至是无原因的。也要避免为减轻孕妇的负疚感而给予过于乐观的保证。

（2）由于早产是出乎意料的，孕妇多没有精神准备，对产程中的孤独感、无助感尤为敏感，因此，丈夫、家人和护士在身旁提供支持较足月分娩者更显重要，并能帮助孕妇重建自尊，以良好的心态承担早产儿母亲的角色。

七、双胎妊娠

一次妊娠有两个胎儿时称为双胎妊娠。其发生率具有国家、地域以及种族差异性。我国统计双胎与单胎比为 1 ∶ 89。近年来，随着促排卵药物的应用和辅助生育技术的开展，双胎妊娠的发生率有增高趋势。双胎妊娠有家族史，胎次多、年龄大者发生的概率高，近年来有医源性原因，应用氯米酚与尿促性素（HMG）诱发排卵，双胎与多胎妊娠可高达 20% ~ 40%。另有学者报道在停止服用避孕药后 1 个月妊娠时，双胎比例增高，是由于此月人体分泌 FSH 增高的原因。

（一）健康史

询问家族中有无多胎史，孕妇的年龄、胎次，孕前是否使用促排卵药。

（二）临床表现及分型

1. 症状

妊娠早孕反应较重，子宫大于妊娠孕周，尤其是 24 周后尤为明显，因子宫增大明显，使横膈抬高，引起呼吸困难；胃部受压，孕妇自觉胀满、食欲缺乏，孕妇会感到极度疲劳和腰背部疼痛。孕妇自觉多处胎动，而非固定于某一处。

2. 体征

有下列情况应考虑双胎妊娠：①子宫比孕周大，羊水量也较多；②孕晚期触及多个小肢体，两胎头；③胎头较小，与子宫大小不成比例；④在不同部位听到两个频率不同的胎心，同时计数 1 分钟，胎心率相差 10 次以上，或两胎心音之间隔有无音区；⑤孕中晚期体重增加过快，不能用水肿及肥胖解释者。过度增大的子宫压迫下腔静脉，常引起下肢水肿、静脉曲张等。

3. 分型

（1）二卵双胎

二卵双胎可以是同一卵巢也可是两个卵巢同时排卵，此时的排卵可以是单卵泡排出两个成熟卵子，或者两个卵泡同时排出两个卵子，即由两个卵子分别同时受精而形成的双胎妊娠，约占双胎妊娠的 2/3。由于二卵双胎的基因不同，故胎儿的性别、血型、容貌等可以相同也可不同，两个受精卵可以形成各自独立的胎盘、胎囊，它们的发育可以紧靠与融合在一起，但两者间的血液循环并不相通，胎囊之间的中隔由两层羊膜及两层绒毛膜组成，有时两层绒毛膜可融合成一层。

（2）单卵双胎

单卵双胎即由一个卵子受精后经过细胞分裂而形成的双胎妊娠，约占双胎妊娠的

1/3。该方式所形成的受精卵其基因相同，胎儿性别、血型一致，且容貌相似。单卵双胎的每个胎儿均有 1 根脐带，其胎盘和胎囊则根据受精卵分裂时间不同而有所差异；两个胎儿常常共用同一胎盘，两个胎囊的间隔有两层羊膜，两者血液循环相通。约有 1/3 的单卵双胎的胎盘胎膜与双卵双胎相同，但血液循环仍相通。由于单卵双胎的胎盘循环是两个胎儿共用，故有时会出现一个胎儿发育良好，而另外一个发育欠佳，两者差异很大。

（三）辅助检查

1.B 超检查

可以早期诊断双胎、畸胎，能提高双胎妊娠的孕期监护质量。B 超在孕 7～8 周时见到两个妊娠囊，孕 13 周后清楚显示两个胎头光环及各自拥有的脊柱、躯干、肢体等，B 超对中晚期的双胎诊断率几乎达 100%。

2. 多普勒胎心仪

孕 12 周后听到两个频率不同的胎心音。

（四）心理－社会评估

双胎妊娠的孕妇在孕期必须适应两次角色转变，首先是接受妊娠，其次当被告知是双胎妊娠时，必须适应第二次角色转变，即成为两个孩子的母亲。双胎妊娠属于高危妊娠，孕妇既兴奋又常常担心母儿的安危，尤其是担心胎儿的存活率。

（五）治疗原则

1. 妊娠期

及早对双胎妊娠做出诊断，并增加其产前评估次数，加强营养，注意休息，补充足够的营养物质以预防贫血和妊娠期高血压，防止早产、羊水过多等并发症的发生。必要时行引产术结束妊娠。

双胎妊娠引产指征：合并急性羊水过多，有压迫症状，孕妇腹部过度膨胀，呼吸困难，严重不适者；胎儿畸形，母亲有严重并发症，如子痫前期或子痫，到尚未临产，胎盘功能减退者。

2. 分娩期

多数能经阴道分娩。产妇需有良好的体力，才能成功分娩，及充足的睡眠十分重要。分娩过程中严密观察产程和胎心变化，应及时处理。当第一胎娩出后，立即断脐，助手扶正第二胎的胎位，使其保持纵产式，通常在 15～20 分钟完成第二胎的分娩。如第一胎娩出后 15 分钟仍无宫缩，则可行人工破膜加缩宫素静脉滴注以促进宫缩。若发现有脐带脱垂或怀疑胎盘早剥时，及时手术助产。如第一胎为臀位，第二胎为头位，要注意防止胎头交锁导致难产。

剖宫产指征：①异常胎先露，如第一胎儿为肩先露、臀先露或易发生胎头交锁和碰撞的胎位及单羊膜囊双胎、联体儿等；②脐带脱垂、胎盘早剥、前置胎盘、先兆子痫、子痫、胎膜早破、继发性宫缩乏力，经处理无效者；③第一个胎儿娩出后发现先兆子宫破裂，或宫颈痉挛，为抢救母婴生命：④胎儿窘迫，短时间内不能经阴道结束分娩者。

3. 产褥期

为防止产后出血，在第二胎娩出前肩时静脉推注麦角新碱及缩宫素 10 U，同时腹部压沙袋，防止由于腹压骤减所致休克。

（六）护理措施

1. 一般护理

（1）增加产前检查次数，每次监测宫高、腹围和体重。

（2）注意多休息，尤其是妊娠最后 2 ～ 3 个月，要求卧床休息，防止跌伤意外。最好采取左侧卧位，增加子宫、胎盘的血供，减少早产的机会。

（3）加强营养，尤其是注意补充铁、钙、叶酸等，以满足妊娠的需要。

2. 心理护理

帮助双胎妊娠孕妇完成两次角色转变，接受成为两个孩子母亲的事实。告之双胎妊娠虽属于高危妊娠，但孕妇不必过分担心母儿的安危，请孕妇保持心情愉快，积极配合治疗。指导家属准备双份新生儿用物。

3. 病情观察

双胎妊娠孕妇易并发妊娠期高血压、羊水过多、前置胎盘、贫血等并发症，因此，应加强病情观察，及时发现并处理。

4. 症状护理

双胎妊娠孕妇胃区受压致食欲缺乏，因此应鼓励孕妇少食多餐，满足孕期需要，必要时给予饮食指导，如增加铁、叶酸、维生素的供给。双胎妊娠孕妇腰背部疼痛比较明显，应注意休息，指导孕妇做骨盆倾斜运动，局部热敷等。采取措施预防静脉曲张的发生。

5. 治疗配合

（1）严密观察产程和胎心率变化，发现宫缩乏力或产程延长应及时处理。

（2）第一个胎儿娩出后立即断脐，协助扶正第二个胎儿的胎位，使保持纵产式，等待通常在20分钟左右，第二个胎儿自然娩出。如等待15分钟仍无宫缩，则可协助人工破膜或遵医嘱静脉滴注缩宫素促进宫缩。严密观察，及时发现脐带脱垂或胎盘早剥等并发症。

（3）为预防产后出血的发生，临产时应备血；胎儿娩出前需建立静脉通路；第二个胎儿娩出后应立即肌内注射或静脉滴注缩宫素；腹部放置沙袋，并以腹带裹紧腹部，防止腹压骤降引起休克。

（4）如系早产，产后应加强对早产儿的观察和护理。

八、母儿血型不合

母儿血型不合溶血病是指母、婴血型不合，母血中血型抗体通过胎盘进入胎儿循环，发生同种免疫反应导致胎儿、新生儿红细胞破坏而引起的溶血。孕妇和胎儿之间血型不合而产生的同种血型免疫疾病，可发病于胎儿和新生儿的早期。当胎儿从父亲遗传来的显性抗原恰为母亲所缺少时，通过妊娠、分娩，此抗原可进入母体，刺激母体产生免疫抗体。当此抗体又通过胎盘进入胎儿的血循环时，可使其红细胞凝集破坏，引起胎儿或新生儿的免疫性溶血症。这对孕妇无影响，但病儿可因严重贫血、心衰而死亡，或因大量胆红素渗入脑细胞引起胆红素脑病（核黄疸）而死亡，即使幸存，其神经细胞和智力发育以及运动功能等都将受到影响。

（一）健康史

评估患者有无不良分娩史及输血史（包括怀孕史、流产史、早产史、死胎史或宫外孕及是否做过羊膜穿刺术等）。

（二）临床表现及分型

1. 临床表现

症状轻者多无特殊表现。溶血严重者，可出现胎儿水肿、流产、早产甚至死胎。新生儿溶血病的主要临床表现有面色苍白、心悸、贫血、水肿、肝脾大和重度黄疸等。症状的轻重取决于抗体的多少、新生儿成熟度及代偿性造血能力等。

2. 分型

母儿血型不合，主要有 ABO 和 Rh 型两大类，其他如 MN 系统也可引起本病，但极少见。ABO 血型不合较多见，病情多较轻，易被忽视。Rh 血型不合在我国少见，但病情严重，常致胎死宫内或引起新生儿胆红素脑病（核黄疸）。

ABO 血型不合相当常见，占20% ~ 25%。ABO 血型不合是由于母体血浆中的抗体和胎儿红细胞上的抗原发生免疫作用，使胎儿红细胞受破坏，而产生胎儿溶血的现象。

ABO 血型不合与胎儿及母亲的血型有关，与胎次无关，产前也无治疗方法。

（三）辅助检查

1. 血型检查

有不良分娩史的妇女在再次妊娠前需要进行血型检查。无高危因素的孕妇在初次妇科检查时进行血型检查，若丈夫为 A（B 或 AB）型，孕妇为 O 型，则母儿有 ABO 血型不合的可能。若丈夫为 Rh 阳性，孕妇为 Rh 阴性，母儿有 Rh 血型不合的可能。

2. 血清抗体的检查

（1）ABO 溶血病采用抗 A（B）IgG 定量法，如 IgG 抗 A（B）抗体，其滴度在 1：128 提示胎儿可能发生 ABO 溶血病，若抗体滴度在 1：512 以上则提示病情严重：Rh 血型不合抗体滴度 > 1：32 者提示病情严重。应结合既往不良孕产史及其他检查，考虑是否终止妊娠。

（2）Rh 抗体的测定

盐水凝集试验：检查血清中是否含有不完全抗体，不完全抗体与红细胞抗原在盐水介质中出现凝集。

木瓜酶试验：用木瓜酶处理红细胞后，其红细胞再与血清不完全抗体结合，可在生理盐水中出现凝集。

3. 抗体检查时间

应于妊娠 16 周做首次检查，28 ~ 32 周做第 2 次检查，以后每 2 ~ 4 周检查 1 次。半数以上的孕妇在妊娠 28 周以后产生抗体。

4. 羊水检查

因为羊水的性质可间接反映胎儿溶血程度，故羊水检查结果对进一步处理方法的决定有参考价值。羊水中的胆红素正常值为 5.13 ~ 18.8 μ mol/L，如 > 34.4 μ mol/L（2.1 mg/dl），则提示胎儿溶血。

5.B 超检查

胎儿水肿时胎儿周身皮肤及头皮厚度增加，有腹水时腹部有液性暗区，其间可见飘动的肠、肝等脏器。在 B 超下，行脐血穿刺，做母儿血型不合的诊断。

（四）心理 - 社会评估

母儿血型不合常会威胁母儿的健康，使孕妇及其家属产生恐惧、焦虑情绪。

（五）治疗原则

1. 妊娠期

（1）中药治疗

ABO 血型不合孕妇，抗体滴度增高时给予茵陈汤口服（茵陈 9 g、制大黄 4.5 g、黄芩 9g、甘草 6g，水煎口服），每日 1 剂至分娩。

（2）西药治疗

可口服苯巴比妥 30 mg，一日 3 次，于预产期前 2 周起，该药可加强胎儿肝细胞葡萄糖醛酸与胆红素的结合能力，减少新生儿胆红素脑病的发生。

（3）适时终止妊娠。

2. 产时处理

争取自然分娩，避免使用镇静、麻醉剂，以免增加胎儿窒息的发生。做好新生儿抢救准备。娩出后立即断脐，以减少进入胎儿体内的抗体，并留脐带约 10cm 长，结扎断端，用 1：5 000 呋喃西林无菌纱布湿裹脐带，备输血用，留胎盘侧脐血送检血常规、血型、胆红素、特殊抗体测定及红细胞、血红蛋白和有核红细胞等。

3. 新生儿处理

（1）光照治疗

适合于出生后早期出现黄疸（36 小时内，最早可在 8 小时内）的新生儿。胆红素在 197 ～ 246 μmol/L（12 ～ 15mg/dl），或 Rh 血型不合新生儿一旦出现黄疸者。

（2）换血治疗

用于母儿 Rh 血型不合，脐血血红蛋白＜ 120 g/L，伴水肿、肝脾大、心衰。

（六）护理措施

①凡有流产、死胎、新生儿黄疸史的孕妇均要做 ABO 血型检查及 Rh 系统检查，以早期诊断母儿血型不合。

②向孕妇讲述自我监护的方法，以及可能发生的情况。

③产后严密观察新生儿的精神状态、灵敏度、食欲、皮肤出现黄染时间、部位和深度，尿色，同时每日监测黄疸指数。

④产后给予新生儿吸氧，Rh 血型不合者出生后 24 小时注射抗 D 免疫球蛋白。

（七）健康指导

做好健康宣教，向孕妇解释母儿血型不合的病因、特点、严重性、危险性，同时加强产前检查，配合治疗。

九、羊水过多

凡在妊娠任何时期内羊水量超过 2 000 ml 者，均称为羊水过多。羊水的外观和性状与正常无异样，多数孕妇羊水增多缓慢，在较长时间内形成，往往症状轻微，称为慢性羊水过多；少数孕妇可在数日内羊水急剧增加，压迫症状严重，称为急性羊水过多。其发生率为 0.5% ~ 1%，妊娠合并糖尿病者可达 20%。

（一）护理评估

1. 健康史

详细询问病史，了解孕妇年龄、有无妊娠合并症、有无先天畸形家族史及生育史。

2. 临床表现

临床根据羊水增加的情况不同分为急性羊水过多和慢性羊水过多两种，分别具有不同的临床特点。

（1）急性羊水过多较少见。急性羊水过多多发生于妊娠 20 ~ 24 周，由于羊水增长速度过快，可在数日内使子宫急剧增大，很快达到妊娠足月或双胎妊娠子宫大小，由于短时间内子宫极度增大，使得横膈上升，孕妇不能平卧，呼吸困难，甚至发绀。孕妇表情痛苦，腹部张力过大自觉疼痛、腰酸、行动不便，食量减少常伴有便秘。快速增大的子宫压迫下腔静脉，影响血液回流，而致下肢及外阴部水肿及静脉曲张。

（2）慢性羊水过多：较多见。慢性羊水过多常好发于妊娠 28 ~ 32 周，羊水可在数周内缓慢增多，多数孕妇能耐受而无特殊的临床症状和体征，一般于产前妇科查体时发现宫高、腹围均较正常孕妇大。可见腹部膨隆且大于妊娠月份，腹壁皮肤发亮、变薄，触诊时感到皮肤张力较大，有液体震颤感，胎位触诊不清楚。胎心遥远或听不到。羊水过多孕妇常并发妊娠期高血压、早产或胎位异常。破膜时常因羊水过多而致脐带脱垂；破膜后常因子宫骤然缩小而致胎盘早剥；产后常因妊娠时子宫过大而致产后大出血。

3. 辅助检查

（1）B 超为羊水过多的主要辅助检查方法。测量单一最大羊水暗区垂直深度，> 8cm 即诊断为羊水过多。若用羊水指数法，则为 25 cm 为羊水过多。

（2）神经管缺陷胎儿的检测此类胎儿可做羊水及母血甲胎蛋白（AFP）测定。若为神经管缺陷胎儿，其羊水 AFP 值超过正常妊娠平均值 3 个标准差以上；母血清 AFP 值超过正常妊娠平均值 2 个标准差以上。

（3）羊膜囊造影用以了解胎儿有无消化道畸形，但应注意造影剂对胎儿有一定损害，还可能引起胎儿早产和宫腔内感染，应慎用。

4. 心理 – 社会评估

患者及家属因担心胎儿可能会有某种畸形，会感到紧张、焦虑不安，甚至产生恐惧心理。

5. 治疗原则

羊水过多的围生儿死亡率为 28%，其处理主要取决于胎儿有无畸形和孕妇自觉症状的严重程度。

（1）羊水过多合并胎儿畸形：此种情况以终止妊娠为处理原则，通常采用人工破膜引产。

（2）羊水过多合并正常胎儿：应根据羊水过多的程度以及胎龄决定处理方法。

症状明显时，如孕期小于 37 周，用 15 ~ 18 号腰椎穿刺针经腹羊膜腔穿刺，以每小时 500ml 的速度释放羊水，由于放出羊水过多可引起早产，故一次放出的羊水量不得超过 1 500ml，以孕妇自觉症状缓解为度。为了防止由于释放羊水而致胎盘及胎儿的损伤，释放羊水时应在 B 超监测下进行。同时应密切监测孕妇血压、心率、呼吸变化。严格无菌操作。3 ~ 4 周可重复使用以降低宫腔内压力。

妊娠已近 37 周，在确定胎儿已成熟的情况下，可行人工破膜以终止妊娠。

症状不明显者可以继续妊娠，要注意休息、低盐饮食，必要时给予镇静药物，严密观察羊水量的变化。

前列腺素合成酶抑制剂治疗：临床目前常用的药物是吲哚美辛，该类药物有抑制利尿的作用，期望通过抑制胎儿排尿达到治疗羊水过多的目的。由于该类药物有致胎儿动脉导管闭合的副作用，故临床已不广泛应用。

无论采取何种方式释放羊水，均应从腹部固定胎儿为纵产式，严密观察宫缩，注意观察有无胎盘早剥及脐带脱垂的征象，并预防产后出血。

（二）护理诊断和合作性问题

1. 有受伤的危险

与破膜时易并发胎盘早剥、脐带脱垂、早产等有关。

2. 焦虑

与胎儿可能有畸形的结果有关。

（三）计划与实施

1. 预期目标

（1）羊水过多但胎儿正常者，母婴健康平安。

（2）羊水过多合并胎儿畸形者，孕妇能面对现实，终止妊娠，顺利度过产褥期。

2. 护理措施

（1）一般护理

向孕妇及其家属介绍羊水过多的原因及注意事项。包括指导孕妇摄取低钠饮食，防止便秘。减少增加腹压的活动以防胎膜早破。

（2）病情观察

观察孕妇的生命体征，定期测量宫高、腹围和体重，并及时发现并发症。观察胎心、胎动及宫缩，及早发现胎儿宫内窘迫及早产的征象。人工破膜时应密切观察胎心和宫缩，及时发现胎盘早剥和脐带脱垂的征象。产后应密切观察子宫收缩及阴道流血情况，防止产后出血。

（3）配合治疗

腹腔穿刺放羊水时应防止速度过快、量过多，一次放羊水量不超过 1 500 ml，放羊水后腹部放置沙袋或加腹带包扎以防血压骤降。腹腔穿刺放羊水应注意无菌操作，防止发生感染，同时按医嘱给予抗感染药物。

十、羊水量过少

妊娠足月时羊水量少于 300ml 者，称为羊水过少。妊娠早、中期的羊水过少，多以流产而告终。羊水过少时，羊水呈黏稠、浑浊、暗绿色。据研究资料提示，随着诊疗技术的不断提高，近年报告的发病率为 0.4% ~ 4%，羊水过少的检出率呈现上升趋势。羊水过少者约有 1/3 有胎儿畸形。羊水过少可发生于妊娠各期，但以妊娠晚期为常见。而羊水过少严重影响围生儿的预后，若羊水量少于 50 ml，胎儿窘迫的发生率达 50% 以上，围生儿的死亡率也高达 88%，同时增加剖宫产的概率，故羊水过少越来越受到人们的重视。

（一）护理评估

1. 健康史

详细询问病史，了解孕妇月经生育史、用药史、有无妊娠合并症、有无先天畸形家族史等，同时了解孕妇感觉到的胎动情况。

2. 临床表现

孕妇于胎动时感觉腹痛，检查时发现宫高、腹围小于同期正常妊娠孕妇，子宫的敏感度较高，轻微的刺激即可引起宫缩，临产后阵痛剧烈，宫缩不协调，宫口扩张缓慢，产程延长，羊水过少者宫高、腹围增长缓慢，电子胎心监护发现宫缩时可以出现晚期减速图形。妊娠早期羊水过少，胎膜与胎儿肢体可以发生粘连，造成胎儿畸形，甚至形成胎儿肢体短缺。妊娠中、晚期羊水过少时，由于空间所限以及子宫四周的压力直接作用于胎儿，使得胎儿活动范围缩小，肢体异常机会增多，容易引起肌肉骨骼畸形，如斜颈、曲背、手足畸形或胎儿皮肤呈羊皮纸状。羊水过少者由于影响胎肺的膨胀发育，可导致肺发育不全，胎儿生长迟缓等。同时，羊水过少容易发生胎儿宫内窘迫与新生儿窒息，所以围生儿死亡率较高。

3. 辅助检查

（1）B超：妊娠晚期羊水最大暗区垂直深度备 2 cm 为羊水过少，在 1cm 为严重羊水过少。羊水指数 8 cm 为羊水偏少，< 5 cm 诊断为羊水过少。除羊水测量外，B超还可判断胎儿有无畸形，羊水与胎儿的交界情况等。

（2）羊水直接测量：若破膜时羊水量少于 300 ml 即可诊断。羊水过少者羊水性质黏稠、混浊、呈暗绿色，另外在羊膜表面可见多个圆形或卵圆形结节，直径 2.4 mm，淡灰黄色、不透明，内含复层鳞状上皮细胞及胎脂可支持诊断。但直接测量不能做到早期发现。

4. 心理 – 社会评估

患者及家属因担心胎儿可能有畸形，常感到紧张无措、焦虑不安。

5. 治疗原则

（1）若羊水过少合并胎儿畸形，应引产终止妊娠。产程中严密观察胎心及羊水情况，根据胎儿情况，决定终止妊娠的方式。

（2）如胎儿没有明显畸形，为防止胎儿因宫内窘迫出生后窒息，应做好新生儿的抢救及复苏准备。

目前，临床应用羊膜腔输液防止妊娠中晚期羊水过少取得良好效果。

（二）护理诊断和医护合作性问题

1. 有胎儿受伤的危险

与羊水过少导致胎儿粘连或宫内发育迟缓等有关。

2. 恐惧

与胎儿畸形、可能发生的恶性妊娠结果有关。

3. 预感性悲哀

与胎儿畸形、妊娠终止有关。

（三）计划与实施

1. 预期目标

（1）羊水过少但胎儿正常者，母婴健康平安。

（2）合并胎儿畸形者，孕妇能面对现实，积极配合治疗。

2. 护理措施

（1）一般护理

向孕妇及其家属介绍羊水过少的可能原因。指导孕妇休息时左侧卧位，改善胎盘血液供应；遵医嘱接受治疗方案；教会孕妇自我监测宫内胎儿情况的方法和技巧，同时积极预防胎膜早破的发生。出生后的胎儿应认真全面评估，识别畸形。

（2）病情观察

观察孕妇的生命体征，定期测量宫高、腹围和体重，判断病情发展。根据胎盘功能测定结果、胎动、胎心监测和宫缩的变化，及时发现并发症。发现羊水过少者，严格 B 超监测羊水量，并注意观察有无胎儿畸形。

（3）配合治疗

①羊水过少时若妊娠已近足月，应指导孕妇在短期内重复测定羊水量并监测胎心和胎动变化。

②若羊水过少合并有过期妊娠、胎儿宫内发育迟缓等须及时终止妊娠者，应遵医嘱做好阴道助产或剖宫产的准备。

③若羊水过少合并胎膜早破或者产程中发现羊水过少，需遵医嘱进行预防性羊膜腔灌注治疗者，应注意严格无菌操作，防止发生感染，同时按医嘱给予抗感染药物。

第四节　妊娠期合并症护理

一、糖尿病

糖尿病合并妊娠孕妇在妊娠前已明确诊断为糖尿病患者，是在原有糖尿病基础上合并妊娠或者妊娠前为隐性糖尿病，妊娠后发展为糖尿病。该类型占妊娠合并糖尿病总数的 10% ~ 20%。

妊娠期糖尿病（GDM）妊娠期首次发现或发生的任何程度的糖耐量异常及糖尿病引起的不同程度的高血糖，不论是否需要胰岛素治疗，也不论分娩后这一情况是否持续，均可诊断为妊娠期糖尿病。该类型占妊娠合并糖尿病总数的 80% 以上，占总妊娠数的 1% ~ 5%。大多数 GDM 患者分娩后糖代谢能恢复正常，但是 20% ~ 50% 转为 2 型糖尿病，故应定期随访。

妊娠合并糖尿病对母儿都有很大的危害，属高危妊娠。自胰岛素用于临床治疗后，情况明显改善，围生儿死亡率由原来的 60% 下降至 3%。但由于妊娠期糖尿病的临床过程比较复杂，母婴并发症较高，故必须加以重视。

（一）护理评估

1. 病史

了解孕妇有无糖尿病家族史、患病史，特别是不明原因的死胎等分娩史。胎儿健康状况，监测血糖结果。评估孕妇对糖尿病的知识了解。观察产妇有无低血糖症状。根据静脉输液的药物种类和宫缩情况调整输液速度。

2. 身体状况

（1）一般状况：观察孕妇有无低血糖症状。根据静脉输液的药物种类和宫缩情况调整输液速度。监测胎心、子宫收缩、孕妇的生命体征，以了解产程进展，及早发现异常情况并及时处理。

（2）糖尿病的临床分期。

（3）评估子宫收缩情况，是否有感染的症状。

3. 辅助检查

（1）血糖测定：两次或两次以上空腹血糖 > 5.8mmol/L 者，即可诊断为糖尿病。

（2）糖筛查试验：用于糖尿病筛查，建议孕妇于妊娠 24 ~ 28 周进行。葡萄糖 50g 溶于 200ml 水中，5 分钟内口服完，服后 1 小时测血糖 > 7.8mmol/L（140mg/dl）为糖筛查异常，应进一步做口服糖耐量试验；如血糖 > 11.2mmol/L 的孕妇，则妊娠期糖尿病（GDM）可能性大。

（二）护理诊断

1. 知识缺乏

缺乏糖尿病及其饮食控制、胰岛素使用知识。

2. 有胎儿受伤的危险

与糖尿病引起巨大胎儿、畸形儿、胎儿肺泡表面活性物质不足有关。

3. 有感染的危险

与糖尿病对感染的抵抗力下降有关。

4. 有低血糖的危险

与胰岛素用量过多、糖摄入量相对不足有关。

（三）护理目标

（1）孕产妇能够了解妊娠与糖尿病之间的相互影响。

（2）孕妇主诉焦虑程度减轻。

（3）住院期间未出现感染症状。

（4）孕妇能复述糖尿病知识、饮食控制及胰岛素使用的方法。

（5）顺利度过妊娠期、分娩期和产褥期，母婴一般状况良好，孕妇不发生低血糖和产后出血

（四）护理措施

1. 非孕期指导

糖尿病妇女在妊娠前寻求咨询。严重的糖尿病患者不宜妊娠；对于器质性病变较轻者，指导患者控制血糖水平在正常范围内后再妊娠。

2. 妊娠期

（1）定期进行产前检查，指导孕妇正确控制血糖，使其掌握注射胰岛素的正确过程。空腹血糖 < 5.8mmol/L，餐后 2 小时血糖 < 7.0mmol/L，糖化血红蛋白 < 5%，尿酮体阴性。

（2）孕期监测血糖变化，并进行肾功能监测及眼底检查。

（3）通过 B 超、胎儿超声心动图、胎动计数、胎心监护、胎盘功能测定等协助监测胎儿宫内情况。

（4）控制孕妇饮食，协助摄取适当的营养，指导孕妇正确控制血糖，控制餐后 2 小时血糖值在 8.0 mmol/L 以下为宜，提倡多食绿叶蔬菜、豆类、粗谷物、低糖水果等，并坚持低盐饮食。

（5）适度运动。

（6）孕妇不宜口服降糖药物，而胰岛素是其主要的治疗药物。预防各种感染，缓解心理压力。

（7）提供心理支持，维护孕产妇的自尊。

3. 分娩期

（1）孕妇护理

在控制血糖、确保母儿安全的情况下，尽量推迟终止妊娠的时间，可等待至近预产期（38～39周）。妊娠合并糖尿病本身不是剖宫产指征，如有胎位异常、巨大儿、病情严重需终止妊娠时，常选择剖宫产。若胎儿发育正常、宫颈条件较好，则适宜经阴道分娩，阴道分娩时，应严密监测血糖、尿糖和尿酮体。鼓励产妇左侧卧位，密切监护胎儿状况。产程时间不超过12小时。剖宫产或引产当日早晨的胰岛素用量一般仅为平时的一半，临产及手术当日应每2小时监测血糖，以便调整胰岛素的用量。

（2）新生儿护理

无论新生儿体重大小均按早产儿进行护理。在新生儿娩出30分钟后定时滴注25%葡萄糖液以防止低血糖，同时预防低血钙、高胆红素血症及呼吸窘迫综合征的发生。多数新生儿在出生后6小时内血糖值可恢复正常。糖尿病产妇，即使接受胰岛素治疗，哺乳也不会对新生儿产生不良影响。

4. 产褥期监测血糖的变化

观察有无低血糖反应，遵医嘱使用胰岛素。分娩后24小时内胰岛素减至原用量的1/2，48小时减少至原用量的1/3，产后需重新评估胰岛素的需要量。预防产褥感染，保持腹部、会阴伤口清洁，每日2次会阴护理。鼓励母乳喂养。

5. 健康教育

（1）了解GDM孕妇的健康需求，针对不同孕妇的具体情况给予相应的健康宣教，帮助她们正确认识疾病的饮食治疗和药物治疗，同时做好心理护理。

（2）提高患者饮食治疗的遵医行为，在护理过程中护士帮助患者树立信心，积极参与营养治疗，根据血糖、尿糖等病情随时调整GDM饮食，使之既能控制母体糖尿病，又能为发育中的胎儿提供营养需要。

（3）协助患者建立有规律的生活秩序和良好饮食习惯的同时，积极地做好自我保健，减少发病危险因素，真正提高生活质量。

（4）保持外阴清洁，预防产褥感染。

（5）鼓励母乳喂养。

（6）指导产妇定期接受产科和内科复查。

二、急性病毒性肝炎

妊娠合并病毒性肝炎严重危害孕产妇的生命安全，在导致孕产妇间接死因的疾病中占第2位，仅次于妊娠合并心脏病。病毒性肝炎是由多种肝炎病毒引起、以肝实质细胞变性坏死为主要病变的一组传染病。

（一）护理评估

1. 病史

评估有无与病毒性肝炎患者密切接触史，半年内有无输血或使用血液制品史，患病时间、既往实验室检查结果、治疗经过、使用药物等，了解患者及家属对肝炎知识的认知程度。

2. 身体状况

（1）症状与体征

消化道症状，有食欲减退、恶心、呕吐、腹胀、肝区痛，以及乏力、畏寒、发热等，部分患者有皮肤瘙痒、尿色深黄，孕早中期肝肿大，并有肝区叩击痛。

（2）妊娠合并重症肝炎

妊娠时易发生重症肝炎，尤以妊娠晚期为多见。重症肝炎多于发病 7 ～ 10 天后病情突然加剧，黄疸进行性加深，伴有高度乏力及持续性呕吐，继而出现神志障碍及扑翼样震颤，往往来不及抢救迅速陷入昏迷。

妊娠合并重症肝炎的诊断依据是：①黄疸迅速加深；②肝脏进行性缩小；③出现中毒性脏肠；④肝臭气味；⑤不同程度的肝性脑病表现；⑥全身出血倾向、凝血酶原时间延长。

3. 辅助检查

（1）肝功能的检查

血清 ALT 增高，持续时间较长，排除其他原因，血清胆红素增高，尿胆红素阳性。

（2）肝炎病毒血清标记物检测

乙型肝炎表面抗原（HbsAg）阳性时有临床意义，条件允许者还应该检查肝炎病毒抗原体系统常用的标志项目。

（二）护理诊断

1. 营养失调

低于机体需要量，与厌食、恶心、呕吐、营养摄入不足有关。

2. 知识缺乏

缺乏有关病毒性肝炎的知识。

3. 有产后出血的可能

与肝功能受损有关。

4. 母乳喂养中断

与保护性隔离有关。

（三）护理目标

①孕产妇获得自我保健及隔离的相关知识。

②选择合适的喂养方式和避孕措施。

③母儿一般情况良好，无并发症的发生。

（四）护理措施

肝炎患者原则上不宜妊娠。已经怀孕不能终止者，需与内科配合处理，加强高危门诊咨询指导，保证休息，加强营养，配合保肝措施，预防体力消耗及产后出血。

1. 妊娠期

（1）早孕时期应行人工流产，重症者积极治疗肝炎，病情好转后再考虑人工流产。

（2）妊娠中、晚期，一般不宜终止。需积极保肝治疗，例如保证休息，补充蛋白质、葡萄糖及维生素 B、维生素 C。选择护肝药物，避免应用可能损害肝脏的药物，禁用四环素等，同时需要严密监护病情，预防早产及妊娠高血压综合征的发生。

（3）严格消毒隔离措施，患者用物应定期紫外线照射后，再用 2‰ ~ 4‰ 过氧乙酸浸泡，护理患者后需用过氧乙酸浸泡双手 5 分钟后再护理新患者。

2. 临产及分娩期

（1）医院应设有隔离待产室及分娩室，主动热情护理肝炎孕妇，消除其孤独和自卑心理，促进产程正常进展。

（2）无特殊情况则选择阴道分娩方式为宜，严密观察产程进展、监护胎心变化，产时严格消毒，使用对肝脏损伤小的抗生素，预防产道及肠道中细菌扩散。

（3）有出血倾向者，静脉给予维生素 K、氨甲苯酸等，必要时输新鲜血。

（4）减少孕妇体力消耗、尽量缩短第二产程，及时使用宫缩剂，减少产后出血。

（5）分娩过程中所用物品，应严格消毒，并按肝炎患者的隔离要求进行隔离处理。

（6）重症肝炎患者需配合内科监护治疗，警惕 DIC 的临床体征。需用肝素治疗时必须补充新鲜血或抗凝血酶，用药剂量按病情及凝血功能调整。临产期间及产后 12 小时内不宜使用肝素，以免发生致命性创面出血。

（7）产妇应在隔离房间内分娩，如条件不允许，分娩结束后要进行房间空气消毒。

即用 1% ～ 2% 过氧乙酸空气喷雾法，剂量为 0.16%g/m2，喷雾时间为 10 ～ 15 分钟，密闭 30 分钟；房间的门窗和床及所接触的其他用具，可用 1% ～ 3% 甲酚（来苏尔）或 5% 含氯石灰（漂白粉）刷洗、浸泡或喷洒。

3. 产褥期

（1）按肝炎病员护理外，需加强产后护理，保持外阴清洁，观察子宫复旧情况，发现情况及时与医师联系并配合处理。

（2）严格卧床休息，直至症状与肝功能明显好转。住隔离房间，行床边隔离及胃肠道隔离，至少 40 天。

（3）提供高糖、高蛋白、高碳水化合物、低脂肪及含大量维生素的饮食，忌用酒精饮料。肝功能严重障碍，可能出现肝功能衰竭者，给予低蛋白饮食，以预防氮血症的发生，并遵循少量多餐原则。

（4）肝炎患者停止哺乳，以减少母体消耗，回奶时避免使用雌激素类制剂。

（5）严密观察病情变化，预防并发症，如有肝性脑病前驱症状，及时与医师联系。做好床边护理，必要时加用床栏。

（6）帮助患者落实避孕措施。

4. 预防措施

向孕妇及家属进行健康教育，宣教病毒性肝炎的家庭护理和自我保健知识；预防疾病指导，预防接种；在肝炎的流行地区，孕妇的饮食应注意富含蛋白质、碳水化合物和维生素等，以增强抵抗力。加强卫生宣传，注意环境卫生和个人卫生，发现肝炎患者，要严格隔离，避免接触传染。对有肝炎接触史的孕妇，及早注射丙种球蛋白或胎盘球蛋白。对有黄疸的孕妇，应详细检查、及早确诊，并及时隔离和治疗。

三、心脏病

妊娠合并心脏病（包括妊娠前已有心脏病及妊娠后发现或发生心脏病）是产科严重的妊娠合并症，是导致孕产妇死亡的主要原因之一，占我国孕产妇死亡原因的第 2 位，位于非直接产科死因的第 1 位。妊娠期、分娩期及产褥期均可能使心脏病患者的心脏负担加重而诱发心力衰竭。近年来，由于广谱抗生素的使用以及心血管外科的发展，风湿性心脏病的发生率呈逐年下降趋势，妊娠合并心脏病的类型构成比也发生了改变，先天性心脏病患者由于其生存质量逐渐提高而位居妊娠合并心脏病的首位，占 35% ～ 50%。此外，妊娠期高血压性心脏病、围生期心肌病、病毒性心肌炎、各类心律失常、贫血性心脏病等在妊娠合并心脏病中也占有一定比例。

（一）护理评估

1. 病史

详细询问孕妇是否有心脏病史，有无心力衰竭史等情况。

2. 身体状况

①一般状况；

②产科情况；

③心功能评估；

④早期心力衰竭症状与体征。

3. 辅助检查

（1）心电图检查：提示各种严重的心律失常，如心房颤动、房室传导阻滞、ST 段改变、T 波异常等。

（2）超声心动图：更精确地反映各心腔大小的变化、心瓣膜结构及功能情况。

（3）胎儿电子监护仪：预测宫内胎儿储备能力，评估胎儿情况。

（4）X 线检查：显示有心脏扩大，尤其是个别心腔的扩大。

（二）护理诊断

1. 活动无耐力

与妊娠合并心脏病有关。

2. 自理能力缺陷

与心脏病活动受限及卧床休息有关。

3. 潜在并发症

心力衰竭、感染、洋地黄中毒、胎儿宫内窘迫。

（三）护理目标

①孕产妇的基本生活得到满足，顺利度过妊娠、分娩、产褥期。

②孕产妇的紧张、恐惧心理减轻，积极配合治疗和护理。

③孕产妇及胎儿、新生儿无严重并发症发生。

（四）护理措施

根据孕产妇不同时期情况，选择合理的护理措施。

1. 非孕期护理

协助医生根据患者心脏病的类型、病变程度、心功能状况及是否手术矫治等因素，判断患者是否适宜妊娠。对不宜妊娠者，告诉患者采取有效的措施，严格避孕。

2. 妊娠期护理

（1）加强孕期保健：对可以妊娠者，产前检查应从确定妊娠时即开始，检查次数及间隔时间可根据病情而定，孕 20 周以前每 2 周 1 次，孕 20 周以后每周 1 次，以便及时了解孕妇心功能状况和胎儿宫内情况。必要时可进行家庭访视，以免孕妇往返劳累，加重病情。每次产前检查的内容除一般产科检查外，应重点注意心脏功能情况及变化。

（2）预防心力衰竭的发生

适当休息与活动：适当增加休息及睡眠时间，每日至少睡眠 10 小时，并有 2 小时左右的午休时间，休息时宜采取左侧卧位或半卧位。根据患者的心功能状况，限制体力活动，避免因劳累而诱发心力衰竭。

合理营养应进高热量、高蛋白质、高维生素、低盐、低脂肪及富含钙、铁等矿物质的食物，且少量多餐。多吃水果及蔬菜，预防便秘。自妊娠 16 周起，限制食盐的摄入量，每日不超过 4 ~ 5g。注意出入液体量的平衡，监测体重和水肿情况，必要时监测尿量。

积极预防和及早纠正各种损害心功能的因素常见诱发心力衰竭的因素有上呼吸道感染、贫血及妊娠期高血压疾病等。因感染是诱发心力衰竭和产生心内膜炎及栓子形成的重要因素，因此要预防各种感染，尤其是上呼吸道感染。心脏病孕妇应尽量避免到公共场所，勿与传染病患者接触，注意保暖，预防上呼吸道感染及感冒。要做到早晚刷牙，饭后漱口，预防口腔炎症的发生。保持会阴部清洁，预防泌尿系统感染。积极预防并治疗贫血，提高患者的抵抗力，从妊娠 4 个月起补充铁剂及维生素 C。定期监测血压，观察下肢水肿及体重增加情况，及早发现并治疗妊娠期高血压疾病。

及时控制感染：注意观察并及时发现与感染有关的征象，遵医嘱合理应用有效的抗生素。

加强心理护理：耐心向孕妇及家属解释目前的健康状况，告知预防心力衰竭的有效措施，帮助其识别早期心力衰竭的症状和体征，以及出现心力衰竭以后抢救和应对措施，减轻孕妇及其家属的焦虑和恐惧心理，增加安全感。

提前入院待产：心功能Ⅰ ~ Ⅱ级者，应于预产期前 1 ~ 2 周提前入院待产，心功能Ⅲ级或以上者，应立即住院治疗，保证母婴安全。

（3）急性左侧心力衰竭的紧急处理：当出现急性左侧心力衰竭后，应遵医嘱采取下列抢救措施：

①体位：患者取坐位，双腿下垂，以减少静脉回流。

②吸氧：高流量面罩给氧或加压给氧，一般将50%酒精置于氧气的滤瓶中，随氧气吸入。

③吗啡：5～10 mg静脉缓慢注射，可使患者镇静，减少躁动带来的心脏负荷，同时可使小血管舒张而减轻心脏负荷。必要时可间隔15分钟重复1次，共2～3次。

④快速利尿呋塞米：20～40 mg静脉注射，2分钟内推完，10分钟见效，可维持3～4小时。此药除利尿作用外，还有静脉扩张作用，有利于肺水肿缓解。

⑤血管扩张剂：如硝酸甘油0.3 mg或硝酸异山梨酯5～10mg舌下含服，降低肺毛细血管楔压或左房压，缓解症状。

⑥洋地黄类药物：速效洋地黄制剂毛花苷丙0.4 mg稀释后缓慢静脉注射，以增强心肌收缩力和减慢心率。

⑦氨茶碱：0.25 g稀释后缓慢静脉注射，可减轻支气管痉挛，缓解呼吸困难，增强心肌收缩力。

⑧其他：应用四肢轮扎方法减少静脉回心血量。

3.分娩期护理

（1）第一产程

提供心理支持：产程中有专人守候、观察，安慰及鼓励患者，及时解答患者提出的问题，尽量解除患者的思想顾虑与紧张情绪，使保持情绪稳定。及时与家属联系，减轻家庭主要成员的焦虑。

减轻不适感：宫缩时，为减轻由宫缩引起的腹部不适感，可指导患者做深呼吸运动或腹部按摩，如腹部有监护仪可按摩大腿，以转移患者的注意力。对宫缩痛反应较强者，在宫口开大3 cm后，可按医嘱使用镇静剂（如地西泮10 mg）或镇痛药，以使产妇充分休息，免疲劳。

观察母儿情况严密观察产妇的心率、脉搏、呼吸等生命体征的变化，每15分钟测量1次。注意心功能变化，必要时吸氧，或根据医嘱给以强心药物，同时观察用药后的反应。监测胎儿宫内情况，每30分钟监测1次胎心音。

严密观察产程进展情况：充分利用产程图来观察产程进展情况。凡产程进展不顺利（宫缩无力、产程停滞等）或心功能不全有进一步恶化者，应立即报告医师并做好剖宫产终止妊娠的术前准备。

预防感染：临产后，遵医嘱给予抗生素预防感染，直至产后1周左右时间。

（2）第二产程

尽量缩短第二产程宫口开全后应尽量缩短第二产程，行阴道助产术（产钳术或胎头吸引术），避免产妇屏气用力，以减轻心脏负荷。

密切观察母儿情况严密观察产妇的心率、脉搏、呼吸等生命体征的变化、心功能变化及胎儿宫内情况，必要时给予吸氧或根据医嘱给予药物治疗，观察用药后的反应。

做好新生儿抢救的准备工作。

（3）第三产程

腹部加沙袋：压迫胎儿娩出后，立即腹部放置 1 ~ 2kg 重沙袋持续 24 小时。以防腹压骤降，周围血液涌向内脏而增加心脏负荷。

镇静、休息：按医嘱立即给产妇皮下注射吗啡 5 ~ 10 mg，以镇静、减慢心率。同时给予心理支持，保证产妇安静休息。

预防产后出血：产后子宫收缩不良者，应按摩子宫，同时可静脉或肌内注射缩宫素 10 ~ 20U，预防产后出血的发生。注意禁用麦角新碱，以免静脉压增高而发生心力衰竭。产后出血过多者应遵医嘱输血，但应严格控制输血、输液速度，预防心力衰竭。

4. 产褥期护理

（1）预防心力衰竭的发生：产褥早期尤其产后 72 小时内仍应密切观察产妇的生命体征及心功能变化情况，详细记录出入量，以早期发现心功能不全的症状，防止心力衰竭的发生。

（2）保证充足的休息：产后应保证产妇充足的睡眠和休息，宜采取左侧卧位或半坐卧位，必要时遵医嘱给予小剂量口服镇静剂（苯巴比妥、地西泮等）。产后 24 小时内应绝对卧床休息。病情轻者，产后 24 小时后根据患者的心功能情况，可适当下地活动。

（3）预防便秘：注意饮食清淡、合理，多吃蔬菜和水果，必要时使用缓泻剂。

（4）预防感染：观察产妇会阴伤口或腹部伤口情况、恶露量及性状等，每日冲洗会阴 2 次，保持会阴部清洁、舒适。预防感染性心内膜炎的发生，产后应继续用抗生素 1 周或更长时间。

（5）选择合适的喂养方式：心功能 Ⅰ ~ Ⅱ 级的产妇可以哺乳，但应避免劳累。心功能 Ⅲ 级或以上者不宜哺乳，应及时回乳，指导并协助其家属人工喂养。

（6）提供适宜的避孕措施不宜妊娠的患者需做绝育术者，如心功能良好应于产后 1 周手术，如有心力衰竭，待心力衰竭控制后行绝育手术；未做绝育术者要严格避孕。

（五）健康指导

妊娠期指导孕妇了解自身情况，严格产前检查；向孕妇讲解妊娠与心脏病相互影响、诱发心力衰竭的常见因素及预防方法、早期心力衰竭的识别及处理以及母乳喂养等其他产前健康教育知识等，帮助孕妇及家属适应妊娠所造成的压力，缓解焦虑情绪。指导产妇保持会阴部清洁及干燥，每日清洗会阴部 2 ~ 3 次，防止产后出血、感染等并发症发生。产后指导产妇进食软、热、多汤、营养丰富、易消化的半流质食物，忌生、冷、硬及刺激性食物，并做到定时、少量多餐，每日 5 ~ 6 餐。指导产妇根据自身情况选择合适的避孕措施。嘱其根据病情需要，随时返院就诊。

四、缺铁性贫血

缺铁性贫血是由于妊娠期胎儿生长发育及妊娠期血容量增加，对铁的需要量增加，尤其在妊娠后半期，孕妇对铁摄取不足或吸收不良所致的贫血。它是妊娠期最常见的贫血，占妊娠期贫血 95%。

（一）护理评估

1. 健康史

询问孕妇有无营养不良史，了解是否摄入铁太少，询问有无慢性失血性疾病，尤其是消化道慢性失血或月经过多。评估孕妇的贫血程度，皮肤黏膜情况，有无疲倦感，评估胎儿宫内发育情况。评估孕妇对妊娠合并贫血的了解程度，对妊娠合并贫血的注意事项的了解程度以及对药物的用法、作用和副作用的了解程度。

2. 临床表现

(1)症状：孕妇面色略显苍白，轻者无明显症状，重者可有头晕、头痛、乏力、易疲劳、心悸、食欲缺乏、腹胀、腹泻等表现 D 贫血时，孕妇机体抵抗力降低，容易患感染性疾病。严重贫血还可因胎盘供氧和营养不足导致胎儿宫内生长迟缓、早产、胎死宫内、胎儿宫内窘迫、围生儿死亡率升高。此外，严重者贫血可引起贫血性心脏病甚至心力衰竭。

(2)体征：皮肤黏膜苍白，毛发干燥、脱发，指甲扁平、无光泽，并可有口腔炎、舌炎等，部分患者指甲呈勺状（反甲）或脾脏轻度肿大。

3. 辅助检查

（1）血常规检查可见典型的小红细胞、低血红蛋白性的外周血象。血红蛋白低于 100g/L 可诊断为妊娠期贫血。如孕期血红蛋白在 100 ~ 110g/L 之间，则为血液稀释所致的生理性贫血。

（2）血清铁测定血清铁的测定，更能灵敏地反映缺铁情况，正常成年妇女血清铁为 8.95 ~ 26.9 μmol/L，若孕妇血清铁 < 5.37 μmol/L，可诊断为缺铁性贫血。血清铁下降可出现在血红蛋白下降以前，是缺铁性贫血的早期表现。

（3）骨髓检查骨髓穿刺在诊断困难时应用，骨髓象显示红细胞系统造血呈轻度或中度活跃、以中晚幼红细胞增生为主，骨髓铁染色可见细胞内外铁均减少，尤以细胞外铁减少为主。

4. 心理 - 社会评估

重点评估孕产妇的焦虑情绪、社会支持系统的情况，孕产妇及家属对有关妊娠合并缺铁性贫血知识的掌握情况。孕妇的主要症状是疲倦，许多孕妇及家属误认为是正常妊娠反应而没有充分的重视，长期及慢性疲倦使孕妇在妊娠期及产后出现烦躁不安、恐惧等心理。

5. 治疗原则

治疗原则是补充铁剂和去除导致缺铁性贫血的原因。一般性治疗包括增加营养和食用含铁丰富的饮食，对胃肠道功能紊乱和消化不良给予对症处理等。

（1）补充铁剂：以口服为主。若缺铁严重或不能口服铁剂或副作用严重者，可给予铁剂注射。应用注射铁剂时，当贫血纠正应立即停用。

（2）输血：血红蛋白值 $< 60 \text{ g/L} >$ 接近预产期或短期内需行剖宫产者，可少量多次输血以迅速纠正贫血。输血不可过多过快，以免加重心脏负荷引起急性心力衰竭。有条件者输浓缩红细胞。

（3）提供适当的产时及产后处理。

（二）护理诊断和医护合作性问题

1. 活动无耐力

与贫血导致的疲劳有关。

2. 有受伤的危险

与贫血引起的头晕有关。

3. 有感染的危险

与贫血导致机体抵抗力低下有关。

4. 有受伤的危险

与贫血导致胎儿生长受限、早产、死胎等有关。

5. 知识缺乏

缺乏妊娠合并贫血的保健知识及服用铁剂的重要性的知识。

6. 便秘

与服用铁剂有关。

（三）计划与实施

1. 预期目标

（1）孕产妇活动耐力增加，气促、虚弱和疲惫改善。

（2）孕产妇住院期间得到满意的生活护理。

（3）孕产妇住院期间未发生感染。

（4）妊娠期间母婴能维持最佳身心状态，未影响胎儿宫内发育。

（5）孕产妇能描述妊娠合并缺铁性贫血的自我保健措施。

（6）孕产妇没有发生便秘。

2. 护理措施

（1）孕前指导

孕前应积极预防贫血，治疗易引起贫血的疾病，如月经过多、消化道慢性失血性疾病等，增加铁的贮备。适当增加营养，必要时给予铁剂补充。

（2）妊娠期

饮食指导：指导孕妇从饮食中摄取所需的铁。食物品种应多样化，纠正偏食，多食富含铁的食物，如瘦肉、家禽、动物肝脏、蛋类等。蔬菜、谷类、茶叶中的磷酸盐、植酸、丹宁酸等可影响铁的吸收。因此食物的组成将影响机体对铁的摄入。

适当休息：贫血孕妇应适当减轻工作量，血红蛋白在 70 g/L 以下者应全休，以减轻机体对氧的消耗，同时应注意安全，避免因头晕、乏力晕倒而发生意外。

补充铁剂铁剂的补充以口服制剂为首选。一般主张妊娠 4 个月后，每日按医嘱服用 100 ~ 200 mg 二价铁，可达到预防贫血的目的。

血红蛋白在 60 g/L 以上的贫血者，按医嘱选用副作用小、利用率高的口服铁剂，如硫酸亚铁、琥珀酸亚铁、富马酸亚铁、硫酸甘油铁、葡萄糖酸亚铁等。这些铁剂的吸收和利用率都较好。应用剂量一般为每日二价铁 200 ~ 600 mg，同时服 10% 稀盐酸 0.5 ~ 2 ml 或维生素 C 300 mg，每日 3 次，促进铁的吸收。铁剂对胃黏膜有刺激性，常见有恶心、呕吐等副作用，因此应于饭后服用。服药后大便呈黑色是正常现象，应向孕妇解释。

如口服疗效差或对口服铁剂不能耐受或病情较重者，可用注射法补充铁剂。如右旋糖酐铁，首次剂量 50 mg，深部肌内注射，如无副反应，第 2 日可增至 100 mg，每日 1 次。注射时铁的利用率可达 90% ~ 100%。但因铁的刺激性较强，注射时应行深部肌内注射。

定期产前检查：常规检查血常规，尤其是在妊娠晚期，以便早期发现早期治疗。积极预防孕期并发症，注意胎儿生长发育情况，预防上呼吸道感染、消化系统及泌尿系统感染。

（3）分娩期

临产前按医嘱给维生素 K1、卡巴克络（安络血）及维生素 C 等药物，并配新鲜血备用。密切观察产程进展情况，为产妇提供心理护理。注意缩短第二产程，必要时给予阴道助产，减少孕妇体力消耗。胎肩娩出时，按医嘱应用宫缩剂（缩宫素 10 U 或麦角新碱 0.2 mg）以防止宫缩乏力及产后出血，出血量大时应及时输血。产程中严格执行无菌操作原则，产后按医嘱给予广谱抗生素预防感染。

（4）产褥期

按医嘱应用广谱抗生素预防和控制感染。观察子宫收缩及恶露情况，预防产后出血，按医嘱补充铁剂，纠正贫血。严重贫血者不宜母乳喂养。向产妇及其家属讲解不能母乳喂养的原因，使其理解和配合，并教会其人工喂养常识及方法。产妇退乳可口服生麦芽冲剂或用芒硝外敷乳房。产妇应保证足够的休息及营养，避免疲劳。并注意避孕，以免再次怀孕，影响身体健康。

3. 健康指导

嘱孕妇加强孕期营养，多食新鲜蔬菜、水果、瓜豆类、肉类、动物肝脏及肾等食物。产前检查时，孕妇必须定期检测血常规，尤其在妊娠后期。妊娠 4 个月起应常规补充铁剂，每日口服硫酸亚铁 0.3g，同时补充维生素 C，有利于铁的吸收。出院后注意休息，保证充足睡眠，合理安排饮食，预防感冒，少去公共场所，避免交叉感染，预防各种出血。按医嘱服药，切勿乱用药物，定期门诊复查血象。

第六章　临床神经系统疾病的康复护理

第一节　脑卒中的康复护理

一、概述

脑卒中，即脑血管意外，是指由于各种原因导致的突然发生的急性脑循环障碍，迅速导致局限性或弥漫性全脑功能障碍，持续时间超过 24 小时或引起死亡的临床事件。依据病理性质分为出血性卒中和缺血性卒中。前者包括脑出血和蛛网膜下隙出血，后者又称为脑梗死，包括脑血栓形成、脑栓塞和腔隙性脑梗死。

动脉硬化是脑卒中最重要的病因，血管炎、先天性血管病、外伤、药物、血液病及各种栓子和血流动力学改变都可引起脑卒中的发生。WHO 提出脑卒中的危险因素包括：①可改变的因素，如不良饮食习惯、大量饮酒、吸烟等；②可调控的因素，如高血压病、心脏病、糖尿病、高脂血症等；③不可改变的因素，如年龄、性别、种族、家族史等。

脑卒中是危害中老年人身体健康和生命的主要疾病之一。卒中是目前导致人类死亡的第二位原因，它与缺血性心脏病、恶性肿瘤构成多数国家的三大致死疾病。近年来卒中在我国全死因顺位明显前移。本病高发病率、高死亡率和高致残率给社会、家庭带来沉重的负担和痛苦。随着人口老龄化，脑卒中造成的危害日趋严重。

近年来虽然临床对脑卒中的诊疗技术已有很大进展，并较大程度地改善了患者的预后，卒中急性期的死亡率有了大幅度下降，使得人群中脑卒中的总患病率和致残率明显升高，同时由于绝大部分卒中患者的病理生理过程无法逆转，因此，开展脑卒中的康复，改善患者的功能障碍，提高其生活自理能力，具有重要的意义。卒中单元是一种多学科合作的组织化病房管理系统，其核心工作人员包括临床医师、专业护士、物理治疗师、职业治疗师、语言训练师和社会工作者，它显著改善住院卒中患者管理，为卒中患者提供全面和优质的药物治疗、肢体康复、语言训练、心理康复和健康教育。卒中单元已被循证医学证实是卒中治疗的最佳途径。目前我国已建立脑卒中三级康复网络，一级康复指脑卒中的早期康复，是患者急性期在住院期间进行的常规治疗及早期康复治疗。卒中单元已成为脑卒中规范治疗的重要组成部分；二级康复是指脑卒中恢复期的康复。一般在康复医学科或康复中心进行的科学规范的康复治疗，尽可能使卒中患者受损的功能达到最大程度的改善，提高患者日常生活活动能力；三级康复是指脑卒中的社区康复。患者恢复中后期和后遗症期在社区或家庭开展康复治疗，提高患者参与社会生活的能力。

二、主要功能障碍

（一）运动障碍

运动障碍是脑卒中最常见的功能障碍，多表现为偏瘫，少数为单瘫，大多为不完全性瘫痪。脑卒中患者运动功能的恢复，一般经过迟缓期、痉挛期和恢复期。

（二）感觉障碍

感觉障碍大多与运动障碍的部位相同，少数可表现不同。主要表现为浅感觉（痛觉、温度觉、触觉）、深感觉（本体感觉）及复合感觉的障碍。还包括听觉、视觉及味觉等特殊感觉的障碍。

（三）共济障碍

共济障碍是指姿势、步态、随意运动的不协调，又称共济失调，包括小脑性共济失调、大脑性共济失调、感觉性共济失调和前庭性共济失调。

（四）认知障碍

认知是指人脑接受外界信息，经过加工处理，转换成内在的心理活动，从而获取知识或应用知识的过程。它包括记忆、语言、视空间、执行、结算和理解判断等方面。认知障碍是指上述几项认知功能中的一项或多项受损，当上述认知域有2项或2项以上受累，并影响个体的日常或社会功能时，可考虑为痴呆。脑卒中患者可遗留有多种形式的认知障碍。包括意识障碍、智能减退、记忆障碍、失认症及失用症。

（五）日常生活活动能力障碍

患者因存在前述功能障碍，可导致日常生活活动能力障碍，即衣、食、住、行、个人卫生以及家居独立、工作独立和人际交往障碍。

脑卒中患者功能受损的程度可分为三个水平：①器官水平的功能障碍：即身体机构及功能的损害；②个体水平的功能障碍：即活动受限（日常生活活动能力受限）；③社会水平的功能障碍：即参与受限（参与社会生活的能力受限）。环境因素与所有功能及其损害交互作用，对三个水平产生积极或消极的影响。

三、康复护理措施

卒中发生后，临床可有中枢神经受损而出现相应的功能障碍。脑卒中康复主要是针对这些功能障碍的问题进行相应的处理，只有早期康复介入、采取综合有效的措施，才能最大限度地减轻功能障碍，提高患者的生活质量。

脑卒中康复的目标是恢复或重建功能，发挥残余功能，防治并发症，减少后遗症，调适心理，学习使用辅助器具，为回归家庭和社会做准备，提高生活质量。

大量临床康复实践证明，早期康复有助于改善脑卒中患者的受损功能，减轻残疾的程度，提高生活质量。为避免过早的主动活动使得原发的神经病学疾患加重，影响受损功能的改善，通常主张在生命体征稳定 48 小时后，原发神经病学疾患无加重或有改善的情况下开始进行康复治疗。脑卒中康复是一个长期的过程，病程较长的脑卒中患者仍可以从中受益，但效果较差。对伴有严重并发症的患者（如急性心肌梗死、心力衰竭、重度感染、严重精神障碍、严重肝肾功能不全等），应在治疗原发病的同时，积极治疗并发症，待病情稳定 48 小时后方可逐步进行康复治疗。

（一）基本原则

①选择合适的病例和早期康复时机。

②康复计划是建立在康复评定的基础上，由康复治疗小组共同制定，并在治疗方案实施过程中逐步加以修正和完善。

③康复贯穿于脑卒中治疗的全过程，做到循序渐进。

④必须有患者的主动参与及家属的配合，并与日常生活和健康教育相结合。

⑤采用综合康复治疗。

⑥积极防治并发症，做好脑卒中的二级预防。

（二）急性用的康复

脑卒中的急性期一般为发病后 14 日以前，运动功能的特点相当于 Brunnstrom 的 I 和 II 期。此期患者从患侧肢体无主动活动到肌张力开始恢复，并有弱的屈肌与伸肌共同运动。本期的康复治疗为一级康复，各种感觉刺激、心理疏导及其他相关康复治疗护理，有助于脑卒中患者受损功能的改善。同时，积极控制相关的危险因素，做好脑卒中的二级预防。

1.体位和肢体摆放

为预防压疮，应做到 2 小时翻身一次。开始以被动为主，待患者掌握翻身动作要领后，由其主动完成。在床上采取正确的抗痉挛体位：保持良好的功能位，不得压迫患肢，可预防发生压疮和肢体挛缩。

（1）患侧卧位

是所有体位中最重要的体位，因为，患侧卧位可增加对患侧的知觉刺激输入，并使整个肢体被拉长，减少痉挛。另一个明显的好处是健手能自由地活动，如拉起床单或摆放枕头。正确的卧姿是用枕垫支持头部，头部上颈段屈曲而不是后伸。躯干稍向后旋转，后背用枕头稳固支持。患侧上肢应前伸，与躯干的角度不少于90°，前臂旋后，腕被动背伸，伸肘、伸指、掌心向上，健侧上肢可放在身后或后边的枕头上。下肢呈迈步位，健腿髋、膝屈曲并有肢枕头在下面支持，同时也用枕头使偏瘫侧腿支持在伸髋、稍屈膝、踝背伸90°的体位。

（2）健侧卧位

用枕头支持头部，保证患者头部舒适。患者躯干与床面呈直角，患侧上肢由枕头支持在患者的前面，肩关节前屈90°，伸肘、伸腕、伸指，掌心向下。健侧上肢可放在舒适的位置上，有时可屈曲在枕头下，或放在胸、腹部。患侧下肢完全由枕头支持，向前屈髋、屈膝、踝背伸90°，呈迈步状，患足不可悬空，足不能内翻悬在枕头边缘。健侧下肢平放在床上，轻度伸髋、稍屈膝。

（3）仰卧位

应尽可能少用，因为这种体位受颈紧张性反射和迷路反射的影响，异常反射活动最强。对于脑卒中患者，这种体位使髓尾部（较常见的还有足跟外侧和外踝处）发生压疮的危险性增大。需要这种体位与其他体位相交替使用。正确卧姿是用枕头支持头部，注意不要使胸椎屈曲。应在患侧臀部、大腿下面放置一个枕头，使骨盆向前，防止患腿外旋。在患侧肩胛下放一个枕头，使其前伸，从而使上肢处于正确的位置，使其能伸肘、腕背伸和伸指，掌心向下。患侧下肢屈髋、屈膝、足踩在床面上（必要时给予一定的支持或帮助），或伸髋、伸膝、踝背伸90°（足底可放支持物或穿丁字鞋，痉挛期除外）。

2. 患肢关节的被动活动

为保持关节的活动度和防止挛缩畸形，促进患肢主动活动的早日出现，患肢的所有关节都应做全范围地关节被动活动，每日2~3次，每次5分钟以上，直至偏瘫肢体主动活动恢复。一般按从肢体近端到远端的顺序进行，重点进行肩关节外旋、外展和屈曲，肘关节伸展，腕和指伸展、髋关节外展和伸展、膝关节伸展、足背屈和外翻，动作轻柔缓慢。

3. 床上活动

（1）双手叉握上举运动

双手叉握，偏瘫手拇指置于健侧手拇指之上（Bobath 握手），在健侧上肢的帮助下，做双上肢伸肘、肩关节前屈的上举运动。

（2）翻身

向偏瘫侧翻身呈患侧卧位：双手叉握、伸肘、肩前屈90°，健侧下肢屈膝、屈髋、足踩在床面上，头转向偏瘫侧，健侧上肢带动偏瘫侧上肢向偏瘫侧转动，并带动躯干向偏瘫侧转，同时健侧足踏在床面上用力使得骨盆和下肢转向偏瘫侧；向健侧翻身呈健侧卧位：动作要领同前，只是偏瘫侧下肢的起始位需要别人帮助，肢体摆放同前。

（3）桥式运动

患者取仰卧位，双上肢放置于躯干两侧，或双手指十指交叉相握（Bobath 握手），双上肢上举，双下肢屈髋屈膝，足掌面支撑在床上，伸髋将臀部主动抬起，保持骨盆水平位，维持 5 ~ 10 秒后慢慢放下。

4. 其他康复疗法

常用的有局部机械性刺激、功能性电刺激、肌电生物反馈和局部气压治疗等，还有传统的按摩和针刺治疗等。

（三）恢复早期的康复

脑卒中的恢复早期是指发病后的 3 ~ 4 周，运动功能的特点相当于 Brunnstrom 的 Ⅱ ~ Ⅲ期。此期患者从患侧肢体弱的屈肌与伸肌共同运动到痉挛明显，能主动活动患肢，但肌肉活动均为共同运动。本期的康复治疗为二级康复，其目标除前述的预防常见并发症和脑卒中二级预防外，还应抑制痉挛、促进分离运动恢复，避免加强异常运动模式（上肢屈肌痉挛模式和下肢伸肌痉挛模式）。

1. 床上与床边活动

（1）上肢上举运动

由健手或护理人员带动的病手伸肘运动，方法同前，只是患肢参与的程度增大。

（2）床边坐与床边站

一般从卧位先到半卧位然后过渡到直立坐起，再到站，开始练习时，应在护理人员或治疗师的指导帮助下完成。在侧卧位的基础上，逐步转为床边坐（双脚不能悬空）；床边站时，护理人员或治疗师应站在患者的患侧，并给予其患侧膝关节一定帮助，防止膝软或膝过伸；要求在坐－站转移过程中双侧下肢应同时负重，防止重心偏向一侧。

（3）双下肢交替屈伸运动

休息时应避免足底刺激，防止跟腱挛缩和足下垂。

（4）桥式运动

基本动作要领同前，可酌情延长伸髋挺腹的时间。随着控制能力的改善，可逐渐调整桥式运动的难度，如将健足抬起，以患侧单腿完成桥式运动。桥式运动包含多种抗痉挛模式。臀部抬起使骨盆前倾是对抗骨盆后旋的抗痉挛模式；臀部和下部躯干上抬，加大了肩臂的压力，增加肩的外旋，使肩进入抗痉挛模式；对一侧骨盆增加阻力，可引起骨盆与肩作相对旋转成为抗伸肌痉挛的抗痉挛模式。另外，健侧可以带动病侧活动，利用足对床的推力有助于翻身。因此，这是一较好的活动，只要患者无运动疗法的禁忌证，病侧肢体有一定的随意运动，应在护理人员的监视和辅助下，经常练习。

2. 坐位活动

（1）坐平衡训练

通过重心转移（前、后、左、右）转移进行坐位躯干运动控制能力训练，训练开始时应在护理人员或治疗师的指导帮助下完成，逐渐减少支持并逐步过渡到日常生活活动。

（2）患侧上肢负重训练

患侧上肢与体侧伸肘、腕背伸90°、伸指、重心稍偏向患侧。可用健侧手辅助维持伸肘姿势。

（3）上、下肢功能活动

双侧上下肢或患侧上下肢关节功能活动，肩、肘、髋、膝及踝关节活动，包括肩胛骨前伸运动、足踝的背伸运动。

3. 站立活动

（1）站平衡训练

从坐到站，须把病足放在健足之后，在护理人员协助下，或由患者独自将身体逐渐前倾，重心前移，当双肩前移超过双足时，膝关节伸展而完成起立动作。注意在站立起始位双下肢应同时负重。当重新坐下时，常会重重地跌落椅中，故初始应用较高的椅子，以后逐步降低椅子的高度。当患者能较好站起后，须进行站位平衡训练。患者双上肢置于身体两侧，护理人员逐渐除去扶持，让患者独自站稳。

（2）患侧下肢负重

当患者能较好完成上述动作后，让患者将重心逐渐向患侧转移，训练患腿负重能力，并同时让患者双上肢或健侧上肢伸向各个方向，并相应摆动，训练动态平衡。同时，可逐渐抬起健腿，训练单腿站立及平衡能力。初始也可让患者用健手抓住一固定把手，或护理人员在旁扶持，然后再逐渐放开，从有支持过渡到无支持，直至完成训练。

（3）上下台阶运动

面对台阶，用健侧手扶住扶手，患侧足踏在台阶上。健侧足踏在台阶下，将健侧腿抬起，使健侧足与患侧足在同一台阶上，站稳后再将健侧腿回到起始位。根据患者的身体状况酌情增加训练时间和次数。

4. 步行训练

在步行训练之前，首先要进行患侧的屈膝训练，避免出现划圈步态。可先在俯卧位进行患腿屈膝训练。成功后，再在站位行屈膝训练，但要注意防止骨盆上提。

（1）减重步行训练

通过支持部分体重使下肢减轻负重，又使患肢尽早负重，为双下肢提供对称的重量转移，重复进行完整的步行周期训练，同时增加训练的安全性。

（2）步行训练双杠内练习步行

当上述训练完成后，可在步行训练双杠内练习步行，护理人员在旁监护或给予指导，避免患侧伸髋不充分、膝过伸或膝软，若患侧踝背伸不充分，可穿戴踝足矫形器，预防可能出现的偏瘫步态。移动时，要按先伸出健手扶住同侧杠前方，再迈病足，然后迈健足的顺序进行。训练中，如患侧上肢妨碍步行，可用三角巾吊起。

（3）室内行走和户外活动

上述训练如能较好完成后，可练习扶杖步行（四足手杖→三足手杖→单足手杖），最后达到用单足手杖或徒手步行。此期的步行训练若不能进行，则不必勉强，可待恢复期再作训练。如能步行并获得成功，可进一步进行稳定性、协调性、步态及耐力训练，最后进行复杂步行如绕圈、转换方向、越过障碍及上下楼梯训练。上下楼梯训练的原则是上楼梯时健腿先上，下楼梯时患腿先下，护理人员可在患侧给予适当的指导与帮助。在训练较好的情况下可行户外活动，注意开始时应有护理人员或治疗师陪同。

5. 早期的言语功能训练

对有失语或构音障碍的卒中患者应进行早期言语功能训练，提高患者的交流能力，有助于其整体功能的改善。

（四）恢复中期的康复

脑卒中的恢复中期一般指发病后的 4 ~ 12 周，相当于 Brunnstrom 的 Ⅲ、Ⅳ 期。本期患肢肌肉痉挛明显，能主动活动患肢，但肌肉活动均为共同运动到肌肉痉挛减轻，开始出现选择性肌肉活动。本期为二级康复向三级康复过渡，训练重点为正常运动模式和运动控制能力的恢复上。

1. 上肢和手的康复训练

患侧上肢和手的功能恢复较下肢相对滞后。在康复训练中应当重视患侧手臂的功能训练，酌情选用强制性运动疗法，以提高患侧上肢和手的实用功能。

在活动之前常先通过反射性抑制模式降低患侧肢体的屈肌张力，患者取仰卧位。被动使其肩关节稍外展、伸肘、前臂旋后、腕背伸、伸指并拇指外展。该方法可以明显降低上肢屈肌张力，但持续时间较短，可重复使用。主动或被动地进行肩胛骨的前伸运动也能降低上肢屈肌的张力。前臂伸肌的功能性电刺激、患侧手部的冰疗、远端指间关节的被动后伸都有助于患者增高的屈肌张力。在这些功能性活动中，应逐步增加上肢和手的运动控制能力训练和协调性训练，为以后的日常生活活动创造条件。为防止共同运动或异常运动模式的出现，护理人员可用手给予一定的帮助，以引导其正确的运动方向。在上肢的康复过程中，要注意"由近到远，由粗到细"的恢复规律。

2. 下肢的康复训练

同上肢一样，下肢训练前要先降低下肢的肌张力，常用的方法有：腰椎旋转；患侧躯干肌的持续牵伸（通过患髋及骨盆内旋牵拉该侧腰背肌）；跟腱持续牵引（可在屈膝或伸膝位进行踝背屈）。

下肢的功能性训练以主动活动为主，主要练习不同膝位的主动伸膝运动、主动屈膝运动、踝背屈活动和跟膝胫踝运动（患足跟部在健腿的膝、胫前、内踝上进行有节律的、协调的随意的选择性运动），必要时可给予适当的帮助。

下肢主要的功能是行走。若患侧踝背伸无力或足内翻明显，影响行走，可用弹性绷带或 AFO 使患足固定于踝背伸位，以利于行走，休息时去除；对年老体弱者，可选用适合的手杖或步行架；对脑损害严重、合并其他功能障碍、影响肢体运动功能恢复时，可选用轮椅，以减轻其残障的程度。

3. 其他的康复训练

（1）作业疗法：如书写、画图、下棋、系鞋带、穿脱衣裤、家务活动、社区行走、使用交通通讯工具等。

（2）认知功能训练：具体方法见有关章节内容。

（五）恢复后期的康复

脑卒中的恢复后期一般指发病后的 4～6 个月，相当于 Brunnstrom 的 V、VI 期。此时，肌张力已降低或恢复正常，分离运动较明显，开始能控制技巧性的运动，但运动的顺序、协调和速度仍差。本期的康复为三级康复，目标是抑制痉挛，纠正异常运动模式，改善运动控制能力，促进精细运动，提高运动速度和实用性步行能力，掌握日常生活活动技巧，提高生存质量。此期主要进行手的基本动作、抓握、释放和精细功能的训练，改善步态的训练及下肢精细协调运动的训练。根据训练目的和要求的不同，可选择作业疗法中的不同作业进行练习。

1. 上肢和手的功能训练

综合应用神经肌肉促进技术，抑制共同运动，促进分离运动，提高运动速度，促进手的精细运动。

2. 下肢功能训练

抑制痉挛，增加下肢运动的协调性，增加步态训练的难度，提高实用性步行能力。

3. 言语治疗

在前期的言语治疗的基础上，增加与日常生活有关的内容，以适应今后的日常生活活动。

4. 认知功能训练

结合日常生活活动进行相关的训练，具体方法见有关章节内容。

5. 心理治疗

鼓励和心理疏导，增加患者对康复治疗的信心，以保证整个康复治疗的顺利进行。

6. 支具和矫形器的应用

必要的手部支具、患足矫形器和助行器等的应用，有助于提高患者的使用技能。

（六）恢复慢性期的康复

脑卒中的恢复慢性期，即后遗症期，指脑损害导致的功能障碍经各种治疗，受损的功能在很长一段时间内不会有明显的改善，此时为进入恢复慢性期，临床有的在发病后6～12个月，但多在病后1～2年。本期常见的表现有患侧肢体运动控制能力差、手功能障碍、偏瘫步态、足下垂行走困难、吞咽困难、构音障碍、失语、二便失禁、血管性痴呆等。

本期的康复为三级康复，应加强残存和已有的功能，包括矫形器、步行架、轮椅等的应用，以及环境改造和必要的职业技能训练，以适应日常生活的需要；防止异常肌张力和挛缩的进一步加重，避免废用综合征、骨质疏松和其他并发症的发生；帮助患者下床，进行适当的户外活动，多与患者交流和必要的心理疏导，激发其主动参与的意识，发挥家庭和社会的作用。

（七）脑卒中特殊临床问题的处理

1. 肩部问题

脑卒中患者在发病1～3个月，有70%左右发生肩痛及相关功能障碍，限制了患侧上肢功能活动和功能的改善，常见的有肩手综合征、肩关节半脱位和肩部软组织损伤（滑囊炎、腱鞘炎、肩袖损伤）等。

（1）肩手综合征

保持正确的体位，抬高患侧上肢，腕部保持背屈，鼓励主动活动，活动受限或无主动活动时加用被动活动，避免患手输液，患手向心性加压、缠绕，冰水浸浴、类固醇激素局部注射等。

（2）肩关节半脱位

在疾病早期，就要注意把肢体置于正确的抗痉挛体位，纠正肩胛骨的后缩，刺激三角肌和冈上肌的主动收缩（关节挤压、局部拍打、冰刺激电针治疗等）。如果肩关节已经半脱位，则要纠正肩胛骨和关节盂的位置，在转移和活动其他部位时，用吊带保护，Bobath 肩托有利于患肩关节的主、被动活动，预防肩部损伤。

（3）肩部软组织损伤

疾病早期要有良好的体位摆放，抗痉挛模式被动运动。若疼痛剧烈，可予药物控制，或肩部的局部封闭注射、局部理疗。同时，其他方面的康复活动照常进行。

2. 痉挛与挛缩

大多数患者在恢复的过程中都会出现不同程度的肌张力增高，表现为患侧上肢屈肌和下肢伸肌张力增高，是因为上运动神经元损伤后引起的牵张反射亢进所致。

康复过程中要有正确的体位摆放和紧张性反射的利用，必要时可以使用肌松药。挛缩是因长时间肌张力增高，受累关节不活动或活动范围小，使得关节周围软组织短缩、弹性降低，表现为关节僵硬，在康复过程中要有抗痉挛体位，患肢全关节主被动活动，需要时使用矫形支具，必要时手术治疗。

3. 颅神经麻痹

（1）中枢性面瘫

脑卒中后出现中枢性面瘫，常使人感到难堪。康复治疗时护理人员可用指尖轻轻地使前额向皱眉方向向内下方移动，然后使之向外上方移动，病人努力主动参与，最终达到闭眼而前额不动，能闭单眼或抬单眉。让病人向一侧面颊部鼓气，刺激颊部和软腭活动。让病人嘟嘴作对称性微笑，也可通过物理治疗的方法促进恢复。

（2）假性延髓麻痹

表现为吞咽困难、饮水呛咳、构音障碍、声音嘶哑。

（3）吞咽困难的康复训练

让患者颈部放松，进行下颌运动、口唇运动、面部及舌肌运动的训练。用冰块刺激咽喉部，重建吞咽反射。可用少量水进行吞咽模式训练，刚开始时吞咽后立即咳嗽，以防误咽。当训练完成较好时，可试进食。进食时宜取坐位、颈部稍前屈易引起咽反射。食物应选用柔软、形状及密度均一、不易松散、不易粘在黏膜上的食物。每次进食一口量，过多易引起误咽，过少使吞咽反射无法发生。

（4）说话困难

所有改善吞咽的训练都有助于说话，反之亦然。通过以上的各种训练，协调咽喉部肌肉，同时鼓励病人发音，进行言语训练。

4. 压疮

卒中患者要定时翻身（每2小时1次），为减轻局部压力，可使用充气垫或气垫床，清洁床面，加强皮肤护理，增强营养。

5. 下肢深静脉血栓形成

脑卒中患者长期卧床，易发生下肢深静脉血栓形成，出现下肢肿胀、局部温度稍高、受累关节活动受限；引起肺栓塞时出现呼吸困难、胸闷、急性心衰，危及生命。

早期预防可以避免下肢深静脉血栓形成，常用的方法有：①下肢主动和被动运动；②抬高下肢（卧床时）和穿长筒弹力袜；③下肢外部气压循环治疗；④主动活动差时，可进行下肢肌肉功能性电刺激。对已发生下肢深静脉血栓形成的患者可采用肝素、尿激酶等治疗。

6. 抑郁

脑卒中发生后抑郁的发生率为30%～60%，大多患者表现为悲伤、哭泣、沉默寡言、疲倦乏力、失眠、注意力降低、自我责备、自卑感，严重者有自杀的念头。常用的治疗方法有：①心理康复治疗，使患者身心放松，解除其内心的痛苦，矫正或重建某种行为等，同时要动员患者的家庭成员、朋友或同事等社会成员的参与。②药物治疗，可应用抗抑郁类药物，如氟西丁等。

五、康复护理指导

脑卒中康复护理指导的目的在于消除或减少危险因素，降低发病率、伤残率和病死率，提高生活质量和生命质量。脑卒中康复的目的是帮助患者达到最大限度恢复，这需要患者和他们的家庭、朋友甚至社会一起努力，才能取得最好的康复效果。康复是治疗的一部分，早期康复对患者的恢复非常重要，但对许多患者来说，康复是一个长期的过程。

（一）脑卒中患者因具体情况不同，预后不同

由于干预措施的不同，对有功能障碍的患者来说，功能结局又有较大差异。影响功能结局的因素有：

（1）年龄：研究表明年龄≥75岁的患者受损功能的恢复不如年轻患者。

（2）病变部位与严重程度：重要功能区的损害、范围越大、持续时间越长，功能结局越差。

（3）并发症与继发性功能损害：并发心脏病的患者对预后有影响；继发于原发病的吞咽困难、失语、智力减退、感觉障碍、二便失禁、抑郁等，都会影响功能恢复的速度，使得生活质量下降。

（4）康复治疗：科学规范的康复治疗可以促进卒中患者的功能恢复，早期康复治疗不仅可以预防并发症的发生，加快恢复时间，缩短住院日，其效果也较非早期康复者为好。

（5）家庭与社会的参与：在恢复过程中，家庭成员的积极配合和社会相关因素的参与，都对其功能结局产生积极的影响。

（二）就卒中的三级预防来看，作为患者或其家人应要做到以下几点：

（1）要对脑卒中的病情有所了解，了解脑卒中发病的一些基本诱因、症状，即使发病也能在最短的时间给予救助。

（2）应了解脑卒中的一些常见危险因素，如：高血压、糖尿病、心脏病、高脂血症等，定期体检、预防和控制危险因素。

（3）改变一些不合理的生活和饮食习惯，如吸烟、饮酒、喜食肥甘厚味、过度疲劳、情绪激动等。

（4）对脑卒中患者，应防止再次发病，因脑卒中患者再次发病率可达 40% 以上。

（5）对在康复过程中的患者要做好个人护理，坚持康复训练，预防压疮，防止烫伤、跌倒，保持大小便通畅等，并保持良好的心态。

第二节 颅脑损伤的康复护理

一、概述

颅脑损伤是指在致伤外力作用于头部，导致颅骨、脑膜、脑血管和脑组织的机械形变引起的暂时性或永久性神经功能障碍。主要因交通事故、工伤、运动损伤、跌倒、坠落和撞击等所致，所有的损伤中交通意外占一半，几个危险因素中，最常见为损伤前饮酒。在我国，本病发病率仅次于四肢伤，年发病率为 55.4/10 万人口。青年组发病率相对高，男女比例为 2：1，男性更为严重。

二、主要功能障碍

颅脑损伤按损伤病理机制，可分为原发性损伤和继发性损伤；按损伤方式，可分为闭合性损伤和开放性损伤。

（一）单纯脑震荡

伤后立即出现短暂的意识丧失，持续数分钟至十余分钟，一般不超过半小时。意识恢复后，对受伤当时和伤前近期的情况不能回忆，即逆行遗忘。神经系统检查无阳性体征。

（二）脑组织挫伤

脑组织有压伤和擦伤，但连续性未破坏。伤后立即出现意识丧失，同时伴有神经系统阳性体征，昏迷时间可为数小时、数日、数周、数月不等。额叶、颞叶的挫伤所致的神经功能障碍的发生率和死亡率均要高于脑震荡。

（三）脑撕裂伤

因脑组织结构损伤，死亡率高达 50%，后遗神经功能障碍如瘫痪、认知和语言障碍等较多见。

（四）颅内血肿

是一种较为常见的致命性的继发性损伤，包括硬膜外血肿、硬膜下血肿、脑内出血。症状和体征在一段时间内逐渐出现，呈进行性发展，死亡率高。

（五）开放性颅脑损伤

表现为不同程度的意识障碍、神经系统局灶症状、脑组织或脑脊液外溢，损伤严重或伤及脑干时，生命体征可有明显改变。

三、康复护理措施

颅脑损伤患者的康复应是全面康复，从急诊外科手术、ICU 阶段开始，一直到康复中心、社区康复和家庭康复治疗。在每个阶段均应帮助患者及家庭面对伤病现实、精神和社会能力方面的变化。重度颅脑损伤患者的康复需要持续多年，一些患者需要长期照顾。

颅脑损伤患者的康复过程可以分为 3 个阶段进行：①早期，指病情稳定后以急诊医院为主的康复治疗，患者处于恢复早期阶段；②恢复期，指经早期康复处理后，一般 1～2 年内的康复治疗，主要在康复中心、门诊或家庭完成；③后遗症期，指病程在 2 年以上，各器官功能恢复到一定水平，以社区及家庭重新融入性训练为主的治疗。

（一）早期康复

早期康复有助于预防并发症，如挛缩、压疮、异位骨化以及神经源性肠道和膀胱等问题。这些并发症如不积极防止，将给运动功能恢复造成极大的困难，严重影响以后的康复。

1. 药物和外科手术治疗

一般来说，一旦患者病情（包括基础疾病、原发疾病、并发症等）稳定 48 ~ 72 小时后，即使患者仍然处于意识尚未恢复的情况下，康复性处理就可以和应该加以考虑了。

2. 支持疗法

给予高热量、高蛋白饮食，促进创伤的恢复及神经组织修复和功能重建。蛋白质供应量为每千克体重 1.0 ~ 1.2 g，可从静脉输入高营养物质。当患者逐渐恢复主动进食活动功能时，应鼓励和训练患者吞咽和咀嚼功能。

3. 保持良好姿位

让患者处于感觉舒适的对抗痉挛模式、防止挛缩的体位。头的位置不宜过低；偏瘫侧上肢保持肩胛骨向前、肩前伸、肘伸展，下肢保持髋、膝微屈、踝中立位。要定时翻身，预防压疮、肿胀和挛缩。可使用气垫床和充气垫。

4. 促醒治疗

昏迷是一种意识丧失的状态，植物状态是患者没有认知的体征，但不能进行语言交流和产生有组织的、分离的运动反应。严重的颅脑损伤的恢复，首先从昏迷和无意识开始，功能恢复的大致顺序为：自发睁眼→觉醒周期变化→逐渐能听从命令→开始说话。可以应用各种神经肌肉促进和刺激方法加速其恢复进程。

对昏迷的患者应安排适宜的环境，有计划地让患者接受自然环境发出的刺激，让家庭成员定期对患者语言交流，还可以让患者听喜爱和熟悉的歌曲、音乐等。肢体按摩和被动运动以及快速拍打、擦刷、挤压、冰刺激皮肤，对大脑有一定的刺激作用，还可以利用一些不断变化的五彩灯光刺激视网膜、大脑皮层等。利用针灸刺激有关穴位，可促进认知和运动功能的恢复。

5. 保持呼吸道通畅

每次翻身时用空掌从患者背部肺底部顺序向上拍打至肺尖部，帮助患者排痰；指导患者作休位排痰引流。

6. 防止挛缩和关节畸形

瘫痪肢体的全关节被动活动。对于易于缩短的肌群和其他软组织进行伸展练习，每天 2 次，以保持关节、软组织的柔韧性。

7. 尽早活动

一旦生命体征稳定、神志清醒，应尽早帮助患者进行深呼吸、肢体主动运动、床上活动和坐起、站位练习，循序渐进。

可使用起立床进行训练，逐渐增加床面角度，使患者逐步适应。让患者在其能耐受的情况下站立足够长的时间，以牵拉易于缩短的软组织，使身体负重，防止骨质疏松。站立的姿势有利于预防各种并发症。

8. 高压氧治疗

高压氧能增加血氧含量、增加脑组织和脑脊液的氧含量和储氧量、提高血氧弥散、减少脑耗氧量，增强脑缺血的代偿反应，促进脑功能的恢复、能减轻脑水肿，降低颅内压、改善脑电活动，促进觉醒状态。颅脑损伤后及时改善脑循环，保持脑血流的稳定，将有利于减轻继发性损害，促进脑功能恢复。高压氧有不可低估的作用。

9. 支具的应用

如果运动和训练不能足够使肌肉主动拉长，使用矫形器固定关节于功能位；对肌力较弱者给予助力，使其维持正常运动。

10. 物理因子治疗

对软瘫患者，可利用低频脉冲电刺激疗法增强肌张力、兴奋肌肉的运动或感觉麻痹的神经，以增强肢体运动功能。

（二）恢复期康复

颅脑损伤后出现不同程度的认知障碍，以致学习困难，随着损伤的修复，经过训练，仍可学习新的东西。康复的过程也是学习的过程。在颅脑损伤的康复中，运动、语言、心理等治疗同脑卒中的康复，这里主要介绍认知、知觉和行为障碍的康复训练。

1. 认知障碍的康复训练

颅脑损伤恢复期的患者一般都存在一定的运动障碍和认知障碍，表现为记忆困难、注意力不集中、思维理解困难和判断力降低等。认知功能训练是提高智能的训练，应贯穿康复治疗训练的全过程。

（1）记忆训练

记忆训练要从简单到复杂，将记忆作业化整为零，逐步串接；每次时间要短，开始要求信息量少，信息呈现时间要长，逐步增加信息量；进度要慢，及时强化，给予鼓励，增强信心。

（2）注意训练

患者通常不能集中注意力，容易受到外界环境因素的干扰而精力分散。训练方法有：①猜测游戏，取2个透明玻璃杯和1个弹球，在患者注视下，将1个杯子扣在弹球上，让患者指出有弹球的杯子，反复数次，无误后改用不透明的杯子，重复上述过程。②删除作业，在纸上写下几个大的大写字母如A、B、C、D、E、F、G，让患者指出指定的字母如E，成功后改变顺序再删除规定的字母，成功后将字母写小些或改为多行、或更多的字母进行删除。③时间感，给患者 1 只秒表，要求按口令启动并于 10 秒停止；然后不让患者看表，启动后 10 秒停止；以后时间逐渐延长到 2 分钟停止。

（3）思维训练

思维包括推理、分析、综合、比较、抽象、概括等诸多过程，这些过程表现于人类对问题的解决中。根据患者存在的不同问题进行针对性训练。①指出报纸中的消息。取一张报纸，问患者关于报纸的信息，回答正确后再提问一些栏目，回答无误后再训练他寻找特殊的消息。②排列数字。给出 3 张数字卡片，让患者按由低到高的顺序排好，然后每次给他一张数字卡片，根据数字大小插进已排好的卡片之间，准确无误后再给他几个卡片询问其中共同之处，如奇数、偶数、倍数。③分类。给出一张列有 30 个物品名称的单子，告知这 30 个物品分属 3 类（如食品、衣服、植物）中的一类，要求给予分类，如不能分类可给予帮助；成功后再进一步细分，如食品细分为肉、奶、主食等。

2. 知觉障碍的康复训练

（1）功能训练法

即代偿和适应。患者首先要了解自己存在的缺陷及其含义，然后教会他使用健存的感知觉，对环境进行适应性的改进。训练中用简单易懂的指令，并建立一个常规，用同样的顺序和方式做每个活动，但不断地重复。

（2）转移训练法

通过现存的知觉活动，对其他具有相同知觉要求的活动能力起到改善作用。使用特定的知觉活动，如谜语、样本复制、二维和三维积木，可以促进 ADL 的改善。

（3）感觉运动法

通过给予特定的感觉刺激并控制随后产生的运动，可以对大脑感觉输入方式产生影响。①单侧忽视，多为左侧。进行一些刺激忽略侧的活动，让患者知道它的存在，如在患者注视下，用健手摩擦患手、冰块刺激患侧；做一些促进患者向患侧看的活动，如对着镜子进行视觉扫描，转头向左看；改变环境使患者注意患侧，如将食物、电灯、电视机置于患侧，站在患侧与其交谈。②视觉空间失认。练习从多种物品中找出特定的物品；练习对外形相似的物体进行辨认。③空间关系辨认。适当的分级活动可帮助患者恢复掌握空间关系的能力。④空间位置。练习将钢笔放入杯子、按照要求摆放物品。经过针对性训练，患者的知觉功能将有所改善。

3. 行为障碍的康复训练

创造适合于行为治疗的环境。环境安排应尽量降低不适当行为发生的概率，稳定、限制的住所与结构化的环境，是改变不良行为的关键。

（1）药物

一些药物对患者的运动控制有一定效果，多应用对改善行为和伤后癫痫有效的药物。

（2）行为治疗

对所有恰当的行为给予鼓励；拒绝奖励目前存在的不恰当行为；在每次不恰当行为发生后的一个短时间内，杜绝一切奖励性刺激；在不恰当的行为发生后使用事先声明的惩罚；在极严重或顽固的不良行为发生后，对患者给予他厌恶的刺激。

（三）后遗症期康复

颅脑损伤患者经过早期和恢复期正规的康复训练后，大多可回到家庭和社区，但部分患者仍遗留不同程度的功能障碍。

1. 利用家庭和社区环境

加强日常生活活动能力的训练，逐步与外界和社会直接接触。

2. 职业训练

患者在功能康复后仍需重返工作岗位，部分可能要转变工作，应尽可能对患者进行有关工作技能的训练。

3. 矫形器和辅助器具的应用

有些患者需要应用矫形器改善功能，有些需要使用各种助行工具，有些可能需要各种自助具。

四、康复护理指导

颅脑损伤常由于突发事件引起，为防止并发症应早期诊断、早期治疗，同时也为减少后遗症提供了必要条件，早期的、持之以恒的康复治疗介入是康复对象肢体功能恢复的重要手段。康复对象由正常人突然转变为病人，日常生活依赖他人照顾，常造成极大的精神打击，常表现消沉、抑郁、悲伤，因此要在精神上对患者给予鼓励。此外，颅脑损伤患者，即使经受过及时良好的康复治疗，仍有14%～18%的患者留有永久性残疾，因此，加强安全生产和交通安全教育对预防颅脑损伤的发生是很重要的。

第三节 脊髓损伤的康复护理

一、概述

脊髓损伤是指因各种原因引起的脊髓结构、功能的损伤，导致损伤水平以下的运动障碍、感觉障碍、括约肌功能障碍及自主神经功能障碍。脊髓损伤分为外伤性脊髓损伤和非外伤性脊髓损伤。外伤性脊髓损伤的发病率因各国情况而有差别，发达国家比发展中国家发病率高。引起脊髓损伤的常见原因有交通事故、暴力、跌伤、体育事故自然灾害、战争创伤等及一些脊髓疾病，国外主要原因是车祸、运动损伤，我国则为高处坠落、砸伤、交通事故。脊髓损害的部位包括颈、胸、腰、髓和圆锥等节段和马尾。损伤的类型分为完全性脊髓损伤和不完全性脊髓损伤，前者即脊髓横贯性损害。因损害部位和损害类型的不同，患者可表现为四肢瘫、截瘫、偏瘫等。

二、主要功能障碍

脊髓损伤的主要临床特征是脊髓休克、运动和感觉障碍、体温控制障碍、痉挛、排便功能障碍、性功能障碍等。

（一）脊髓休克

脊髓休克是脊髓严重横贯性损伤急性期的表现。表现为立即发生的损伤平面以下的完全性弛缓型瘫痪，肌张力低下，腱反射消失，病理反射不能引出，各种感觉、括约肌功能都消失的一张临床现象。一般持续 2 ~ 6 周。脊髓休克的时间越长，表示脊髓损伤的程度越重，预后也越差。

（二）运动和感觉功能障碍

这是脊髓损伤最主要的功能障碍。

1. 横贯性损伤

脊髓横贯性损伤出现损伤平面以下所有运动和感觉功能缺失，因损伤平面不同，出现的功能障碍也不相同。

（1）高颈段损伤：损伤平面以下各种感觉缺失，四肢呈上运动神经元性瘫痪，括约肌功能障碍，四肢和躯干无汗。

（2）颈膨大损伤：双上肢呈下运动神经元性瘫痪，双下肢呈上运动神经元性瘫痪，损伤平面以下各种感觉缺失，括约肌功能障碍。

（3）胸髓损伤：双上肢正常，双下肢呈上运动神经元性瘫痪，损伤平面以下各种感觉缺失，尿便障碍，出汗异常。

（4）腰膨大损伤：双下肢呈下运动神经元性瘫痪，双下肢及会阴部各种感觉缺失，尿便障碍。

（5）圆锥和马尾损伤：可出现下肢瘫痪，感觉缺失位于肛周及会阴部，呈鞍状分布，并出现括约肌功能障碍。

2. 不完全性损伤征

因损害部位不同，可以出现各种临床综合征。

（1）半切综合征：只损伤脊髓半侧，出现损伤平面以下同侧上运动神经元性瘫痪，深感觉障碍及血管舒缩功能障碍，对侧损伤平面2个节段以下痛温觉障碍，触觉保留。

（2）中央束综合征：损害从脊髓中央开始发生，向外周扩散，出现双侧对称的阶段性分离性感觉障碍，即痛温觉减弱或消失而触觉保留。

（3）侧索损害：出现对侧肢体损伤平面以下上运动神经元性瘫痪和痛温觉障碍。

（4）前索损害：对侧病变水平以下的粗触觉障碍，刺激性病变出现病灶对侧水平以下难以形容的弥散性疼痛，常伴痛觉过敏。

（5）后索损害：对侧损害水平以下的深感觉障碍，感觉性共济失调。

（6）前角损害：呈阶段性下运动神经元瘫痪，肌肉萎缩，腱反射消失，无感觉障碍和病理反射，常伴肌束震颤。

（7）后角损害：病灶侧相应皮节出现同侧痛温觉缺失、触觉保留的分离性感觉障碍。

3. 脊髓震荡

脊髓震荡是指暂时性和可逆性的脊髓或马尾神经生理功能丧失，此型患者可见反射亢进，但没有肌肉痉挛。

（三）循环系统功能障碍

损伤平面在T6以下，不影响循环系统的功能；损伤平面在T6及以上，会使交感神经对心脏的调控受到影响，出现一系列症状，如：心动过缓、体位性低血压、水肿、深静脉血栓形成和肺栓塞等。

（四）呼吸系统功能障碍

损伤平面在 T9 以下的脊髓损伤患者才具有正常的呼吸功能，颈髓特别是高位颈髓损伤的患者，因膈神经和肋间神经损害而致呼吸功能障碍，需要呼吸机辅助呼吸。因肺功能和咳嗽功能降低容易导致感染发生，痰液排出困难，从而引起肺炎或肺不张。

（五）自主神经反射增强

自主神经反射增强又称自主性反射障碍，见于 T6 及以上损伤的患者。是一种急性的交感兴奋综合征，表现为血压异常升高，搏动性头痛，视物不清，心动过缓，受损平面以上皮肤潮红、出汗等。常见诱因有便秘、膀胱过度充盈、感染、疼痛等。

（六）神经源性皮肤

脊髓损伤后，受损平面以下的皮肤失去正常神经支配，出现痛温觉和触觉的损害，对压力的耐受性降低，不能根据所受压力的情况调整姿势。一旦某处皮肤受压时间过长，因局部血运障碍，容易发生压疮。在康复的预期目标中必须考虑采取相应的减压措施。

三、康复护理评定

（一）关于损伤平面的评定

损伤平面是指身体双侧有正常的运动和感觉功能的最低脊髓阶段，该平面以上感觉和运动完全正常。确定损伤平面时应注意：①损伤平面主要以运动损伤平面为依据，但在 T2～L1 节段的运动损伤平面难以确定，故主要以感觉损伤平面来确定。②运动和感觉损伤平面是通过检查关键肌的徒手肌力及关键感觉点的痛觉（针刺）和轻触觉来确定的。③确定损伤平面时，该平面关键肌的肌力必须 N3 级，该平面以上关键肌的肌力必须正常。④因身体两侧的损伤水平可能不一致，评定时需同时检查身体两侧的运动和感觉损伤平面，并分别记录。

（二）活动功能评定

1. 运动评分

（1）肌力检查：肌肉的肌力分为 6 级。0 级，完全瘫痪；1 级，可见或触及肌肉收缩；2 级，去重力状态下进行全关节活动范围（ROM）的主动活动；3 级，对抗重力下进行全 ROM 的主动活动；4 级，肌肉特殊体位的中等阻力情况下进行全 ROM 的主动活动；5 级，正常，肌肉特殊体位的最大阻力情况下进行全 ROM 的主动活动（最大阻力根据患者功能假定为正常的情况进行估计）；5 级，正常，假定抑制因素（疼痛、废用）不存在的情况下，对抗重力和足够阻力情况下进行全 ROM 的主动活动，即认为正常；NT= 无法检查（疼痛、制动、截肢、大于 50%ROM 的关节挛缩）。

（2）检查部位：通过检查 10 对肌节（C5 ~ T1 及 L2 ~ S1）对应的肌肉，按照从上到下的顺序检查，使用标准的仰卧位及标准的肌肉固定法。体位及固定不当会导致其他肌肉代偿，影响检查的准确性。

（3）评分标准：评分时左右两侧进行，每组肌肉所得分值与测得的肌力相同，从 0 至 5 分不等，最高为 5 分，共 100 分。上肢双侧最高 50 分，下肢双侧最高 50 分，评分越高表示肌肉功能越佳，据此可评定运动功能。

2. 痉挛评定

目前临床上多用改良的 Ashworth 痉挛评定量表。评定时检查者徒手牵伸痉挛肌进行全关节活动范围内的被动运动，通过感觉到的阻力及其变化情况把痉挛分成 0 ~ 4 级。

3. 肛门自主收缩

肛门外括约肌（由 S2 ~ 4 阴部神经的躯体运动部分支配）检查应在检查者手指能重复感受到自主收缩的基础上，将检查结果分为存在和缺失（是或否）。给患者的指令应为"像阻止排便运动一样挤压我的手指"。若肛门自主收缩存在，则为运动不完全损伤。注意要将肛门自主收缩与反射性肛门收缩鉴别开，若 Valsalva 动作时出现收缩，则为反射性收缩，应记录为缺失。

4. 运动平面

运动平面主要通过前述的 10 块关键肌的检查来确定，肌力 3 级以上的最低关键肌即代表运动平面，前提是其上节段的关键肌肉本身功能正常。身体左右两侧的平面可以不同，最高的为单个运动平面。

（三）感觉功能评定

同运动功能评定一样，感觉功能评定也是必查项目。采用 ASIA 和 ISCoS 的感觉评分（sensory scores，SS）来评定感觉功能。

1. 关键感觉点

感觉检查选择身体左右侧各 28 个皮节关键点。每个关键点检查轻触觉和针刺觉（锐、钝区分）。正常（与面颊部感觉一致）为 2 分，异常（减退或过敏）为 1 分，消失为 0 分，两侧最高共计 112 分，两种感觉之和最高 224 分。分值越高表示感觉越接近正常。

2. 肛门深部压觉

肛门深部压觉检查是检查者用食指插入患者肛门后对肛门直肠壁轻轻施压（该处由阴部神经 S4 ~ 5 的躯体感觉部分支配），还可以用拇指配合食指对肛门施压。结果可以

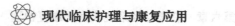

为存在或缺失。如发现肛门处任何可以重复感知的压觉即意味着患者为感觉不完全损伤。对存在轻触觉或针刺觉患者，本检查非必查项目，但仍建议完成本项目的检查。

3. 感觉平面

感觉平面为针刺觉和轻触觉两者的最低正常皮节，由一个 2 分的皮节确定。感觉平面应左右分开确定，检查结果将产生 4 个感觉平面，即 R–针刺觉、R–轻触觉、L–针刺觉、L–轻触觉。所有平面中最高者为单个感觉平面，若身体一侧 C2 至 S4 ~ 5 的针刺觉和轻触觉均正常，则该侧感觉平面记录为"INT"，即"完整"，而不是 S5。

（四）损伤程度的评定

1.ASIA 残损分级

依据鞍区功能的保留程度，脊髓损伤分为神经学"完全损伤"和"不完全损伤"。"鞍区保留"是指最低段鞍区存在感觉或运动功能（即 S4 ~ 5 存在针刺觉、轻触觉、肛门深部压觉或肛门括约肌自主收缩）。完全损伤指鞍区保留不存在；不完全损伤指鞍区保留存在。ASIA 残损分级用于对残损程度进行分级评定。

2. 部分保留带

部分保留带（ZPP）仅用于完全损伤（AIS 为 A 级），指感觉和运动平面以下保留部分神经支配的皮节和肌节，保留部分感觉和运动功能的节段即为相应的感觉或运动 ZPP。按右侧和左侧以及感觉和运动分别记录。记录 ZPP 时，运动和感觉功能不一定一致，且运动平面以下记录为 ZPP 的肌肉运动应为主动收缩。ZPP 中不包括非关键肌，ZPP 不适用于不完全损伤。

3. 脊髓休克的评定

当脊髓与高位中枢离断时，脊髓暂时丧失反射活动能力而进入无反应状态的现象称为脊髓休克。脊髓休克时，损伤平面以下节段脊髓支配的骨骼肌紧张性降低或消失，外周血管扩张，血压下降，发汗反射消失，膀胱充盈，直肠内积聚粪块，提示躯体及内脏反射减退或消失。

脊髓休克是一种暂时现象，随时间推移，各种反射逐渐恢复。临床常用球海绵体反射是否出现来判断脊髓休克是否结束，该反射消失为休克期，反射的再次出现表示脊髓休克结束。但需注意的是圆锥损伤时该反射也消失，还有极少数正常人不出现该反射。检查方法：用食指徐徐插入患者肛门，另一手刺激龟头（女性刺激阴蒂），如明显感觉到肛门外括约肌收缩为阳性。脊髓休克结束的另一指征是损伤平面以下出现运动、感觉或肌张力增高与痉挛。

（五）功能恢复的预测

对完全性脊髓损伤的患者，依据不同的损伤平面预测其功能恢复情况。

C4 水平的损伤，由于膈神经和支配呼吸肌的神经均受损，离开呼吸机难以维持生命，这种患者完全不能独立，但患者能自由控制头部运动，通过声控、舌控或颏控方式完成某些活动。C7 患者能自由控制上肢运动，T1 患者有完好的腕手功能，T12 患者能充分控制躯干活动。从生活能否自理看，C4 及以上患者为完全不能自理，C7 以下基本能自理，C7 以上基本不能自理。

（六）其他

对脊髓损伤患者，还需要进行神经源性膀胱的评定、性功能障碍的评定、心肺功能的评定、心理障碍的评定。

四、康复护理措施

不完全性脊髓损伤伤后 3 小时灰质出血少，白质无改变，病变呈非进行性、可逆；至伤后 6 ~ 10 小时，出血灶扩大不多；24 ~ 48 小时后神经组织水肿逐渐消退。完全性脊髓损伤后 3 小时灰质呈多灶出血，白质尚正常；伤后 6 小时灰质中出现增多、白质水肿；12 小时后白质中出现出血灶，轴突变性，灰质中神经细胞变性坏死；24 小时后灰质中心出现坏死，周围白质轴突发生退变。完全性脊髓损伤脊髓内的病变呈进行性加重，所以脊髓损伤的急救治疗是很重要的。因此，争取伤后 6 小时内进行手术减压，是脊髓恢复的最佳时期，若 6 小时内不能治疗，应力争 24 小时内予以治疗，尽可能保存损伤段脊髓白质。对于脊髓损伤患者来说，脊髓功能的恢复，其所完成的活动，胜过康复代偿功能。

（一）急性期的康复

急性期一般指患者伤后在骨科（脊柱外科）住院时，当临床抢救告一段落，患者生命体征和病情基本平稳、脊柱稳定即可开始康复训练。主要采取床边训练，及时处理并发症、防止废用综合征，为以后的康复创造条件。

1. 脊髓损伤的搬运

脊髓损伤可致严重残疾，损伤发生后，在抢救和转运过程中，抢救人员应具备相应的抢救和转运的知识和技术，有适当的运送工具，以免加重脊髓损伤的程度。对怀疑有脊髓损伤的患者应立即制动，制动体位有：①保持受伤时的姿势制动、搬运；②使伤者保持平卧位制动、搬运，立即转运至医院尽早抢救。

2. 良肢位训练

患者卧床时应注意肢体保持于功能位置。

3. 关节被动运动

对瘫痪肢体进行全关节范围的被动运动训练，每日 1～2次，每一关节在各轴向活动 20 次即可，以防止发生关节的挛缩和畸形。

4. 体位变换

卧床患者应定时变换体位，每 2 小时翻身一次，以防压疮形成。

5. 早期坐起训练

对脊髓损伤已经手术治疗、脊柱稳定性良好的患者应早期开始坐位训练。从伤后或手术后 1 周左右开始，每日 2 次，每次 30 分钟。刚开始训练时将床头摇起 30°，如无不良反应，则每天将床头升高 15°，逐渐增加至 90°，并维持继续训练。一般情况下，从平卧到直立位需 1 周的适应时间，适应时间长短与损伤平面有关。

6. 站立训练

患者经过坐起训练后无直立性低血压等不良反应即可考虑用起立床进行站立训练。患者站起立床，从倾斜 20° 开始，角度逐渐增加，8 周后达到 90°，如发生不良反应，应及时降低起立床的角度。训练时应保持脊柱的稳定性，佩戴矫形器或腰围，训练起立和站立活动。早期使用起立床具有下述优点：①调节血管紧张性，预防体位性低血压；②牵拉易于挛缩的软组织，保持髋膝踝关节有正常活动度；③使身体负重，预防骨质疏松和骨折及深静脉血栓形成；④刺激内脏功能，如肠蠕动和膀胱排空，防止泌尿系统感染；⑤改善通气，预防肺部感染。

7. 呼吸及排痰训练

脊髓损伤在 T9 以上时，都可能会影响到呼吸功能，尤其是颈髓特别是高颈髓损伤的患者。故要训练患者腹式呼吸、咳嗽、咳痰以及体位排痰能力，促进呼吸功能，预防及治疗呼吸系统并发症。

8. 大、小便的处理

脊髓损伤后 1～2 周多采用留置导尿管，每日进水量达到 2 500～3 000 ml，并记录出入量。脊髓休克期内不进行夹管训练，休克期结束后根据患者情况逐渐增加夹管时间，之后采用间歇清洁导尿术，配合个体化饮水计划进行排尿训练。便秘患者要改变饮食结构，改变大便性状，必要时可用缓泻剂、润滑剂或灌肠等方法处理。

（二）恢复期康复

当患者受伤骨折部位稳定、神经损害或压迫症状稳定、呼吸稳定后即可进入到恢复期康复。

1. 肌力训练

肌力的恢复是随意运动的基础。在康复训练中，根据患者肌力检查的结果，选择性地使用相应的治疗方法。1、2 级肌力的肌肉可用电体操或肌电生物反馈治疗；2 级的肌肉可在抵消地心引力下进行主动或辅助训练，如水中训练；3 级或以上肌力即视为正常，但仍需进行主动训练；4 级肌力还应做抗阻力训练。

完全性脊髓损伤的患者训练的重点应是肩和肩胛带肌肉，特别是上肢肌、背阔肌和腹肌；不完全性脊髓损伤的患者，应对有肌力残留的肌肉一并训练。脊髓损伤的患者为了应用轮椅、拐或助行器，在坐位、卧位时都要重视肩胛带肌肉力量的训练，包括肱二头肌训练、肱三头肌训练、上肢支撑训练和握力训练。对使用低靠背轮椅的患者，还要进行腰背肌的训练，坐位时利用支撑架、卧位时采用举重、支撑等。

2. 垫上训练

①翻身训练：对于一些早期没有完全掌握翻身动作技巧的患者需要继续翻身练习；②牵伸训练：对腘绳肌、内收肌及跟腱要进行牵伸练习，可以帮助患者降低肌肉张力，缓解肌肉痉挛；③垫上运动训练；④手膝位负重及移行训练。

3. 坐位训练

对于躯干有一定肌力和控制力、双下肢各关节有一定活动范围，特别是双髋关节活动范围接近正常的患者可在床上或治疗垫上进行坐位训练。坐位训练包括长坐位（膝关节伸直）和端坐位（膝关节屈曲 90°）两种姿势的训练；还包括坐位静态平衡训练和动态平衡训练（躯干向前后左右侧及旋转活动时的平衡）；还需逐渐从睁眼状态过渡到闭眼状态下的平衡训练。

4. 转移训练

包括帮助转移和独立转移，是脊髓损伤患者必须掌握的技能。帮助转移有 3 人帮助、2 人帮助、1 人帮助；独立转移有患者独自一人完成转移动作。转移包括床与轮椅间转移、轮椅与坐便器间转移、轮椅与汽车间转移及轮椅与地之间转移等。训练时可以使用一些辅助器具，如滑板。

5. 步行训练

（1）治疗性步行：指行走仅用于训练，在别人帮助下短距离行走、穿脱支具、从坐到站的转移、平衡、帮助下行走、帮助从地面到椅子的转移、摔倒后帮助站起。治疗性行走无实用性，但有治疗价值，如减缓肌肉萎缩，减少压疮发生，防止骨质疏松，促进尿便排出。T6 ~ TI3 平面损伤的患者能做治疗性步行。

（2）功能性行走：指能独立走稳，姿势正常，不很费力，不需笨重的助行器，站立时双手能做其他活动，注意力可移开至其他活动上，有一定的耐力和速度，心脏能耐受。功能性行走又分为社区行走和家庭行走。社区步行指患者能连续行走 900 m 以上，能在家周围地区采购、散步、上公园、到附近医疗机构就诊，能独立进行日常生活活动；家庭步行与社区步行差不多，但步行耐力和时间较差，行走距离不能达到 900 m，长距离行走仍需轮椅。L1～L3 平面损伤的患者大多只能达到家庭步行，极少数可达到社区性步行。

步行训练时宜先在步行双杠内进行站立及迈步行走训练，包括迈至步、迈越步和四点步训练，逐步过渡到平衡训练，然后再用双拐和支具在步行双杠外练习。步行训练要求上身正直、步伐稳定、步速均匀，T6～T8 患者可练习迈至步，T9～T12 患者可练习迈越步。耐力增强之后可以进行跨越障碍、上下台阶、摔倒及摔倒后起立等训练。

6. 轮椅训练

患者在脊髓损伤 2～3 月后，如果脊柱稳定性良好，坐位训练已经完成，可以独立坐15 分钟以上时，可以进行轮椅训练。训练内容包括前向驱动、后项驱动、左右转训练、前轮跷起行走、旋转训练、上斜坡训练、跨越障碍训练、上下楼梯训练及安全跌倒和重新坐直的训练。轮椅训练每坐 30 分钟，必须用上肢撑起躯干或侧倾躯干，使臀部离开椅面以预防坐骨结节处发生压疮。

一般 C4 及以上的患者选用颏控或颊控轮椅，C5 及部分 C6 患者以气控或手控电动轮椅，大部分 C6 及 C7 患者可使用手动轮椅。轮椅靠背的选择也很重要，手动轮椅靠背一般不超过两侧肩胛下角的高度，使患者在推动轮椅时，靠背不会碰到肩胛骨而影响上肢的活动，靠背的高度与患者的躯干的平衡功能有关，躯干平衡功能越差，所需的靠背越高。

7. 矫形器的使用

许多脊髓损伤截瘫患者为站立步行都需要使用下肢步行矫形器。一般 U 损伤平面以下的患者建议使用踝足步行器；L1～L3 平面损伤的患者建议使用膝踝足步行器，T8～T12 平面损伤的患者建议使用 Walkabout；T4 平面以下损伤的患者建议使用往复式截瘫步行器。辅助支具技术的快速发展，已可使 C5 平面以下的脊髓损伤患者通过支具的帮助站立或短距离行走。支具的各阶段应牢固固定于各阶段肢体，使应力分散，防止压疮的形成。

8. 日常生活活动能力的训练

脊髓损伤患者特别是四肢瘫患者因存在不同程度的躯干和上肢的功能障碍，训练日常生活活动能力尤为重要。大多数截瘫患者能独立完成一些日常生活活动，如梳头、剃须、口腔卫生、剪指甲等。其他自理活动如吃饭、梳洗、上肢穿衣等，应先在床上练习，然后过渡到轮椅上进行。洗澡应在床上或洗澡椅上在有人帮助下完成，适当应用一些辅助用具来协助完成。日常生活活动能力的训练应与手的功能训练结合进行。

9. 心理治疗

脊髓损伤患者的康复工作绝不仅局限于功能训练，还要强调患者在心理社会方面的适应，包括在悲伤时提供必需的社会支持和帮助，重塑自身形象，形成新的生活方式和对世界的认识，重新设计未来的计划，帮助患者在社会中找到自己的位置。

10. 其他

包括物理治疗，如功能性电刺激、超短波、紫外线等可减轻损伤，改善神经功能。另外，根据患者条件和恢复情况，可进行文体训练及职业康复训练。

（三）并发症的处理

1. 自主神经反射增强的处理

自主神经反射增强是一急症，多见于 T6 以上脊髓损伤的患者，一旦发生，必须紧急处理，否则可引起脑血管意外或者失明。主要表现为头痛、突发血压升高、脉搏缓慢或加快、颜面潮红、多汗等。处理措施包括祛除诱因，控制血压，采取床边坐位或直立体位，使回心血流量减少降低心输出量。具体措施包括：①检查是否存在膀胱过度充盈，导尿管是否通畅。严重尿潴留患者可插导尿管导尿，缓慢排空膀胱。若排空过快，可导致痉挛，使血压再次升高。②检查是否存在直肠过度充盈，若直肠内有粪便积聚，需要手工清除。清除时宜先用麻醉药，待麻醉起效后，再用手工清除。否则，会因刺激直肠而使血压更高。③是否存在其他诱因，如疼痛、压迫、压疮、皮肤溃疡及局部感染等。④控制及监测血压，使血压稳定在正常水平。

2. 预防深静脉血栓形成

脊髓损伤患者中，深静脉血栓的发生率较高。早期被动活动肢体，对膝、髋关节做全关节活动，转换体位，应用起立床做站起训练等可预防深静脉血栓形成。如一侧肢体突然发生肿胀、胀痛、体温升高、肢体局部温度升高，要考虑下肢深静脉血栓形成。未发现和未处理的深静脉血栓可导致肺栓塞，甚至突然死亡。由于感觉功能缺失，患者可无疼痛、压痛等表现，因此，需每日测量大小腿周径，观察有无单侧肢体肿胀，当怀疑有血栓形成时，彩色超声多普勒检查有助于确诊。预防和治疗措施包括卧床休息、抬高患肢；如病情允许，可穿着弹力袜或缠弹力绷带；确诊后，可使用抗凝剂。

3. 异位骨化

异位骨化通常是指在软组织中形成骨组织。异位骨化在脊髓损伤患者中的发生率为16% ~ 58%，发病机制不明。异位骨化好发于髋关节，其次为膝、肩、肘关节及脊柱，一般出现在损伤发生后 1 ~ 4 个月，通常发生在损伤水平以下，病变局部多有炎症反应伴全身低热。脊髓损伤患者若出现不明原因低热均应考虑本病。本病的发生与运动治疗无关，休息不动并不能减少异位骨化的发生。处理措施包括应用消炎止痛药和其他药物、冷敷

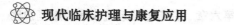

等，必要时手术。

五、康复护理指导

脊髓损伤的患者的康复是终身的，必须把脊髓损伤的基本知识，生活自理所需的技巧等教给患者与家庭成员，特别是不完全性损伤患者自我护理知识与技巧的掌握，对提高功能独立水平很有帮助。对感觉障碍的脊髓损伤患者，须教给患者与家庭成员一些基本的皮肤保养与护理知识，以防止压疮、皮肤感染及损伤，如：充足的营养，保持皮肤清洁，控制体重减少皮肤压力，经常变换体位，鞋子是否绑得过紧，引流袋是否绑得过紧等。

第七章 临床骨关节病损的康复护理

第一节 骨折与颈椎病的康复护理

一、骨折后的康复护理

骨折是指骨或骨小梁的完整性或连续性发生断离。造成骨折的原因是多方面的，其中大多是因外力而引起的，因此，当骨折发生时还常伴有肌肉、肌腱、血管和神经损伤，故具有伤情重、并发症多，以及愈合后易遗留功能障碍甚至瘫痪的特点，严重者甚至危及生命。骨折后的康复是骨折治疗过程的重要组成部分，早期正确的康复可促进骨折愈合，防止或减少并发症和后遗症的发生。

（一）概述

根据骨折的原因可分为外伤性骨折和病理性骨折。外伤性骨折是由于直接或间接暴力、肌肉突然强力收缩、肌肉劳损积累引起，病理性骨折是指骨骼本身存在病变，再加之外力作用引起。另外，还可作如下分类：根据骨折同时周围软组织的损伤情况及是否与外界相通分为闭合性骨折和开放性骨折；根据手法复位外固定后骨折的稳定程度分为稳定性骨折和非稳定性骨折；根据骨折的程度分为完全性骨折和不完全性骨折等。

骨折愈合是指骨的连续性恢复，重新获得骨结构的强度，骨折愈合与软组织愈合的差别在于不留任何纤维瘢痕，再现胚胎原始骨发育的方式，最后完全恢复原有骨结构和性能，是骨再生的过程。骨折愈合大致可分为血肿机化期、骨痂形成期和改造塑型期三个阶段。骨折愈合过程的各阶段间是相互交织演进的，可受很多因素影响，如年龄、营养、损伤程度、治疗方法等。骨折后如长时制动可引起肌力低下、肌肉萎缩、关节内粘连僵硬等，影响肢体功能的恢复，甚至造成残疾。因此，康复治疗与护理在整个骨折的愈合过程中显得尤为重要。

（二）康复护理评估

1. 主要功能障碍

骨折的临床表现因其发生部位、是否合并重要器官损伤而有较大差别。病情严重时

（多发性骨折、骨盆骨折、股骨干骨折等）可因大量出血、剧烈疼痛或并发重要脏器损伤而引起休克。通常骨折后的主要功能障碍包括以下几个方面：

（1）局部疼痛与压痛

骨折处均感明显疼痛，尤其在移动受伤肢体时疼痛明显加剧，骨折处有局限性压痛。骨折早期的疼痛为外伤性炎症反应所致。骨折后由于肢体制动，关节活动和肌肉收缩减少，加之卧床引起的血流减慢、血液黏滞性增加、重力影响及固定物的压迫均可导致肢体血液回流障碍，而出现肢体疼痛和肿胀。

（2）局部肿胀与淤斑

骨折时由于周围软组织同时受损，组织出血和体液渗出，使局部肿胀，皮肤紧张发亮，严重者出现张力性水泡。闭合性骨折时，可因骨与软组织的血管破裂，在骨折周围形成血肿，位置表浅或出血量较多者，血肿可透过肌膜和深筋膜渗透到皮下组织，形成淤斑。

（3）肢体活动受限

骨折后由于肢体内部支架结构发生断裂，关节内和周围的血肿、浆液纤维渗出物和纤维蛋白的沉积和吸收不完全，均可导致关节的活动受限，尤其在骨折治疗中，若长时间不恰当的固定，更易发生关节粘连甚至僵硬，造成肢体功能障碍。严重者可形成下肢深静脉血栓，进一步影响肢体的功能活动，并形成恶性循环。

（4）废用性肌肉萎缩

因骨折而产生的肢体失用，必然会导致肌肉萎缩。在制动早期，肌肉内某些酶的活性迅速降低致使肌萎缩进展明显，而后酶的活性回升并达到稳定时，肌萎缩开始减慢。因此，预防肌萎缩应尽早开始，通过早期积极的肌力训练是完全可以改善的，但若长期严重的肌萎缩则难以纠正，最后会肌肉完全丧失收缩能力。

（5）肢体负重下降

下肢的制动可影响下肢正常的负重功能，骨骼应力负荷减少，同时因骨无机盐的流失，造成骨质疏松，降低了骨强度，常易导致再次骨折的发生。

2.康复评估内容

骨折的诊断和功能的评价应在详细了解病史和全面检查的基础上，做出正确全面的判断，切忌只看局部，不观整体。

（1）骨折评估

骨折对位对线情况，骨痂形成情况，愈合情况、有无假关节和畸形愈合，有无感染、血管神经损伤及骨化性肌炎。

（2）肢体长度和周径测量

采用无伸缩带尺，以骨性标志为定点测量肢体长度。帮助判断肢体长度改变程度，以及受伤肢体水肿和肌肉萎缩的程度。

（3）肌力评估

主要采用徒手肌力评估法来了解骨折后非固定关节的肌力。

（4）关节活动度评估

了解骨折后有无活动受限或关节僵直等表现。

（5）日常生活活动能力评估

上肢骨折患者重点评估生活自理能力，如穿衣、洗漱、进餐、书写等；下肢骨折患者重点在评估步态、负重等功能上。

（6）全身和局部状况评估

①局部疼痛的部位、性质等，并注意血循环的情况；②观察局部皮肤的颜色、有无水肿及程度和固定的方法；③了解患者的身心状况、临床治疗状况等，如骨折早期有无休克、呼吸衰竭等情况或其他重要器官损伤的表现，骨折晚期有无坠积性肺炎、血栓形成、压疮等并发症。

（三）康复治疗

1. 康复治疗原则

骨折经过复位和固定，患者病情稳定后即可进行康复治疗，治疗原则如下：①保持骨折端对位对线良好，促进骨折愈合。②恢复和增强肢体的固有生理功能。即上肢训练以手的使用为目标；下肢训练注重早期恢复负重和行走能力；脊柱训练要点是保持脊柱过伸，恢复其正常生理弧度，使腹背肌肉强劲有力。③康复治疗从整复固定后开始，并贯穿于全部治疗过程，循序渐进，直至功能恢复。④康复治疗由专业医师指导，同时发挥患者主观能动性。

2. 康复治疗的作用

（1）促进肿胀消退

在局部复位和固定的基础上，逐步进行适量的肌肉收缩，有助于促进血液循环，促进肿胀的消退。

（2）减少肌肉萎缩的程度

骨折造成的肢体废用必然会导致肌肉萎缩，努力进行功能锻炼，减轻肌肉萎缩的程度。

（3）防止关节粘连僵硬

关节粘连和僵硬的原因是多方面的，但原因之一是肌肉不活动，如从治疗之初就十分重视功能锻炼，包括未固定关节的充分自主活动及固定范围内肌肉的等长收缩，可有效避免关节的粘连和僵硬。

（4）促进骨折愈合

在骨折愈合早期进行功能锻炼，可促进局部血液循环和新生血管的生长，通过肌肉收缩作用，有利于借助外固定保持骨折端的良好接触。在骨折愈合后期，骨痂需要经过一个强化和改造的过程，使骨痂的组成和排列符合生理功能的需要，但这一过程同样需要通过运动和使用的作用才能完成。

3. 康复治疗方法

根据骨折愈合的过程，可分为早期、中期和后期三个阶段，每种骨折都要根据骨折部位、程度、患者年龄以及复位、固定方式、愈合过程和征象来估计其愈合时间，做出科学的判断。

（1）骨折固定期（早期）

肿胀和疼痛是骨折复位固定后最主要的症状和体征，持续性肿胀是骨折后致残的最主要原因。因此，骨折固定期康复治疗的目标为消除肿胀，缓解疼痛。

①主动活动

伤肢近端和远端未被固定关节的各个轴位上的主动活动，有助于静脉和淋巴回流，是消除水肿最有效的方法。必要时给予助力，上肢注重肩关节外展、外旋和掌指关节屈伸运动，下肢注重踝关节背屈运动，老年人更要注意防止关节粘连和僵硬。

此期对健侧肢体和躯干，应尽可能维持其正常活动。骨折固定部位的肌肉，以等长收缩训练为主，在关节不动的前提下，进行有节奏的等长收缩练习（即静力收缩与放松），以防止废用性肌萎缩，并可使骨折端受挤压而有利于骨折愈合，如前臂骨折时做握拳和手指伸屈活动；股骨骨折后膝关节被固定后可进行股四头肌的等长收缩练习。

②不负重运动

累及关节面骨折常遗留严重的关节功能障碍，为减轻障碍程度，在固定 2 ~ 3 周且病情允许的情况下，可每日短时取下外固定装置，在保护下进行受损关节不负重的主动运动，并逐步增加关节活动范围，运动后再予以固定。固定时无特殊需要，关节应置于功能位。不负重运动有利于关节软骨生化修复和关节面的较好塑形，并减少关节内粘连的发生。也可采用持续被动活动（continuous passive motion，CPM）仪对患者进行持续的、有限度、有节律的关节被动活动。

③被动活动和呼吸练习

对于必须卧床的患者，尤其是年老体弱者，应每日做床上呼吸训练、关节被动活动或保健操，以防止关节挛缩，改善全身状况，预防压疮、呼吸系统疾患等并发症。

④患肢抬高

有助于肿胀的消退，肢体的远端要高于近端，而近端要高于心脏平面。

⑤物理疗法

可改善肢体血液循环，消炎消肿，减轻疼痛，减少粘连，防止肌肉萎缩及促进骨折愈合。常用方法有光疗法、直流电离子导入疗法、透热疗法、超声波、温热疗法等。

（2）骨折愈合中期

即骨痂形成期。此时肿胀渐退，疼痛减轻，骨痂逐渐形成。骨折愈合期的康复目标主要是消除残存肿胀、软化和牵伸挛缩的纤维组织，增加关节活动范围和肌力。此期进行康复功能训练可促进骨痂的形成，增加肌力和关节活动范围，提高肢体活动能力。因此，除继续进行肌肉收缩训练外，可在医护人员或健肢的帮助下，逐渐恢复骨折部位关节的活动，并逐渐由被动活动转化为主动活动，在病情允许下，应尽早起床，进行全身活动。此期训练的重点应放在维持和扩大关节活动范围和力量训练，逐渐增加主动的关节屈伸活动，以促进关节软骨生化修复，使关节面有较好的塑形，防止肌肉萎缩，避免关节僵硬。训练量和训练时间应有所增加，训练量应控制在每日 2 次，每次 15 ~ 20 分钟为宜，并可配合器械或支架做辅助训练。

（3）骨折愈合后期

即临床愈合期。此期骨骼可有一定的支撑力，但邻近关节的活动度和肌力可下降，肌肉的协调性和灵巧性欠佳，故此期应重新训练肌肉的协调性和灵巧性，最大限度恢复关节活动范围，增加肌肉力量，使肢体功能恢复。由于骨折从临床愈合到骨性愈合需经历相当长的时间，因此，功能锻炼的强度和时间也应循序渐进。

①恢复关节活动度训练

受累关节进行各运动轴方向主动运动，轻柔牵伸挛缩、粘连的组织，逐渐推进。对于刚刚去除外固定的患者可先采用助动运动，随着关节活动范围的增加而相应减少助力。对组织有严重挛缩粘连者，可采用被动运动，但需注意被动运动的方向和范围需符合解剖和生理要求，动作应平和、有节奏，以不引起明显疼痛及肌肉痉挛为宜。对于僵硬的关节，可配合热疗进行手法松动将受累关节的近端固定，远端按正常的关节活动方向加以适当力量进行牵引。对于中度或重度关节挛缩者，可在运动与牵引的间隙，配合使用夹板，以减少纤维组织的挛缩。随着关节活动范围的逐渐增加，夹板的形状和角度再作相应调整。

②恢复肌力的训练

逐渐增加肌肉训练强度，引起肌肉的适度疲劳。肌力 0 ~ 1 级，可采用水疗、按摩、低频脉冲电刺激、被动运动、助力运动等；肌力 2 ~ 3 级，以主动运动为主，亦可进行助力运动、摆动运动和水中运动。做助力运动时，助力应小，防止用被动运动来代替助力运动；肌力 4 级，可选择抗阻运动，以争取肌力的最大恢复。关节损伤者，关节活动应以等长收缩练习为主，以免加重关节损伤反应。若下肢骨折，可在平行杠或步行车中或腋杖支持下做部分负重的站立练习，逐步过渡到充分负重的站立练习。

③恢复 ADL 及工作能力的训练

当患者关节活动度和肌力有所恢复时，应尽早开始作业治疗和职前训练，改善动作技能技巧，增强体能，以促进日常生活活动和工作能力的恢复。

④物理治疗

局部紫外线照射可促进钙质沉积和镇痛，红外线、蜡疗可促进血液循环和软化纤维瘢痕组织，超声波疗法可软化瘢痕、松解粘连，局部按摩对促进血液循环、松解粘连有较好作用。

4. 常见四肢骨折的康复

（1）上肢骨折

①锁骨骨折

多由间接暴力所致，以锁骨中段骨折最常见。成人无移位或儿童青枝骨折用三角巾或颈腕吊带悬吊患肢 3 周；有移位的骨折需局部麻醉后手法复位，再用 "8" 字绷带或双圈法固定 3 ~ 4 周。粉碎性骨折或合并血管神经损伤者，应手术探查修复受损的血管神经，骨折断端内固定。

康复要点：局部固定后，保持提胸、提肩姿势，练习手部、腕、肘关节的各种活动，及肩关节外展、后伸活动，如挺胸、双手叉腰动作。若非必须卧床保持复位和固定，患者均可下地活动。禁忌作肩前屈和内收动作。解除固定后，开始全面的肩关节活动，如肩前屈，活动范围由小到大，次数由少到多。然后进行肩关节各个方向的综合练习，如肩关节环转活动、双臂划船动作等。

②肱骨外科颈骨折

肱骨外科颈位于解剖颈下 2 ~ 3 cm 处，相当于大小结节下缘与肱骨干的交界处，此处骨干稍细，松质骨与密质骨相邻，易发生骨折。多见于老年人，临床上分为外展型和内收型两类：前者多属稳定性，三角巾悬吊固定 4 周，早期做握拳及肘和腕关节的屈伸练习，限制肩关节外展活动；后者治疗较为复杂，复位后以三角巾制动 4 ~ 6 周，限制肩关节内收活动，预防肩周炎及肩关节僵硬发生。

③肱骨干骨折

肱骨干是指肱骨外科颈下 1 cm 至肱骨髁上 2 cm 之间的部分。其骨折易伤及桡神经。根据患者的具体情况选择手法和整复夹板外固定法（成人固定 6～8 周，儿童 4～6 周）、悬垂石膏整复固定法、手术、钢针内固定或植骨内固定法。定时复查 X 线片，观察骨折断端是否有分离现象，及时给予纠正。骨折处理后早期即应做伸指、握拳和耸肩活动，预防发生肩、肘关节僵硬，尤其对老年患者。

④肱骨髁上骨折

易发生于儿童，预后较好，常合并血管神经损伤及肘内翻畸形。伸直型骨折复位后，石膏托固定患肢 90°肘屈曲功能位 4～6 周，屈曲型骨折则固定于肘关节伸直位。外固定解除后做肘关节屈伸练习，伸直型骨折主要练习屈肘位的肌肉等张收缩，屈曲型骨折主要练习伸肘位肌肉等张收缩。外固定去除后开始恢复肘关节屈伸及前臂旋转的主动练习，但禁忌被动强力屈伸肘关节引起骨化性肌炎。

⑤桡骨远端骨折

是指桡骨下段 2～3 cm 范围内的骨折，中老年人多见，儿童多为桡骨远端骨骺分离。康复要点：复位固定后早期，用力握拳、充分伸展五指，前臂肌肉的主动舒缩，肩关节的前屈、后伸、内收、外展、内旋、外旋及环转运动，肘关节屈伸运动。2 周后，进行腕关节背伸、桡侧偏斜活动及前臂旋转活动。③ 3～4 周后，外固定解除，充分练习腕关节的屈伸、旋转活动和尺侧、桡侧偏斜活动，利用健手帮助患侧腕部练习是一种简便有效的方法，也可利用墙壁或桌面练习背伸和掌屈。

（2）下肢骨折

①股骨颈骨折

50 岁以上者较常见，多为间接暴力所致，如跌倒时大粗隆或足跟着地，外力自粗隆或足部向上冲击可将股骨颈折断。尽早作下肢肌力练习如股四头肌的等长收缩和臀大肌的静力收缩运动，足趾与踝关节的主动屈伸活动及健侧肢体的功能练习。牵引去除后作髌骨的被动活动和髋、膝关节的屈伸活动。3 个月后扶拐下地行走。对于有内固定者，2 周后可扶拐下地或坐轮椅活动，但不宜过早负重。

②股骨干骨折

伤后 1～2 周内，伤肢疼痛，肿胀明显，骨痂未形成。骨折固定后，可以开始进行股四头肌等长收缩、踝关节主动活动和髌骨被动活动，以促进局部血液循环，防止肌腱粘连，逐渐过渡到主动伸膝运动。骨折未达到愈合前，禁止做直腿抬高运动。

③髌骨骨折

在骨折复位固定后即可鼓励患者进行踝关节和足趾的屈伸运动和股四头肌收缩训练，以免发生关节僵硬，减少股四头肌萎缩及与深层组织粘连。待外固定解除后作膝关节的主动活动，对膝关节活动不满意者，可辅以膝关节的被动训练、手法治疗，温热疗法可起到消肿、止痛、消炎、解痉的目的。

④胫腓骨干骨折

膝关节保持伸直中立位，防止旋转。骨折固定后即开始踝关节、足趾的屈伸运动和股四头肌收缩训练，避免平卧位练习直腿抬高或屈膝位练习主动伸膝。待骨折线模糊后，可扶拐不负重行走，以后根据愈合情况逐渐进行负重练习。

⑤踝部骨折

经整复固定后，在医生的指导下适当活动足趾并进行足背伸运动。固定第2周起加大小腿关节主动活动范围，但禁止做旋转及内外翻运动，第3周后可扶双拐负重活动，第4～5周后解除固定，改为扶单拐，逐渐增加负重量。骨折临床愈合后进行患肢负重下的各种功能活动，还可辅以手法治疗、温热疗法。

（四）康复护理

复位、固定和功能锻炼是现代医学骨折治疗的三个主要环节，而康复护理主要在固定和功能锻炼环节中发挥着重要的作用。骨折后的康复护理的目的是确保固定的坚实可靠，尽早进行康复训练，预防并发症或继发性残障。但康复训练在骨折愈合的不同阶段有不同的重点。

1. 注意病情观察

（1）早期观察要点

骨折早期，尤其是合并有严重创伤时，详细了解患者的受伤原因、经过、治疗情况及目前状态。重点观察患者的全身状况和骨折部位的情况，包括：①生命体征、疼痛的程度和患者的精神状态；②伤肢的肿胀情况；③肢体的姿势与位置是否利于骨折的稳定和愈合；④固定器是否安放正确和稳妥。

（2）中晚期观察要点

主要观察：①肢体的疼痛和肿胀是否依然存在；②肌肉萎缩情况；③固定部位相邻关节的活动范围；④日常生活活动能力的改变等。⑤有无压疮、下肢深静脉血栓形成、坠积性肺炎、感染、骨化性肌炎、关节僵硬、缺血性骨坏死及创伤性关节炎等并发症。

2. 确保外固定有效

石膏的松懈和移位、夹板的松动、牵引器具的位置或牵引力量的改变等，都会对骨折的固定产生不利的影响，对此要及时发现并予以纠正。注意固定物不宜过紧或过松，减少肢体制动所致的各种并发症和继发的神经、肌肉、血管损伤。

3. 保持正确的体位和肢体姿势

正确的体位和姿势有利于患者放松全身肌肉，减轻骨折部位的异常应力刺激，防止骨折移位，还有利于肢体血液循环，减轻肿胀和疼痛。

4. 指导和帮助功能训练

早期患肢宜进行等长肌肉收缩运动，以主动活动为主。骨折中后期的功能训练应在医护人员的指导下循序渐进地进行，运动范围由小到大，次数从少到多，时间由短到长，强度由弱到强，活动度以不感到疲劳，骨折部位未出现疼痛为度。关节活动训练时，指导患者每天进行 1 ~ 3 次各轴向的关节全范围活动，每次活动 5 ~ 10 次。

5. 协助完成 ADL 训练

指导患者及早利用残存的功能进行日常生活能力的训练，帮助患者选择合适的辅助器具和支具，让患者尽早达到生活自理，重返工作岗位。

6. 加强营养指导

绝大部分骨折病人往往食欲下降，老年患者、体质较弱或心理承受能力差的人明显，护理时应予以指导，注重营养，积极补钙，同时还要补充维生素 D，以协助吸收。骨折后病人宜摄入含微量元素较多的食物，如动物肝脏、鸡蛋、海产品、豆类、蘑菇等。以及适当多吃一些西红柿、青菜、卷心菜、萝卜等维生素 C 含量丰富的蔬菜和水果，以促进骨痂生长和伤口愈合。

（五）健康教育

1. 注重心理调适

骨折多属于急性创伤，给患者和家属带来很大的精神创伤，加之骨折本身的疼痛，患者害怕骨折移位而不敢锻炼，或者锻炼的幅度不够。久而久之，会使骨折部位的肌肉收缩力量逐渐减小，严重者产生废用性萎缩。对这种心理应予以充分理解，积极进行心理疏导，使患者正视伤病，积极进行康复锻炼。

2. 制订康复计划

依据患者的个体情况制订康复锻炼计划，教会患者及家属正确的功能锻炼方法。

3. 预防骨折或意外发生

注意劳动保护和交通安全，老年人应注意预防骨质疏松。

二、颈椎病的康复护理

（一）概述

颈椎病是由于颈椎间盘退变、突出及继发性改变，颈椎骨质增生，韧带增厚、钙化等退行性病变刺激或压迫了周围的脊神经根、脊髓或影响椎动脉血供而引起的一系列症状和体征。颈椎病多见于中老年，但近年来有逐渐年轻化的趋势，发病率约 7.3% ~ 17.3%。性别间无差异，从事伏案工作者发病率最高。颈椎病的好发部位依次为 C5 ~ C6、C6 ~ C7、C7 ~ T1 根据受压组织不同可分为五种类型：神经根型、脊髓型、椎动脉型、交感神经型及混合型。混合型是指两种或两种以上类型共存。

（二）康复护理评估

本病的确诊必须同时具备三个条件，即具有典型的临床症状，神经和血管损害的体征，以及影像学检查证实神经血管受到压迫或刺激。临床上颈椎病虽为常见病，但由于原因不同，病情不一、其症状和体征也呈现多样化。

1. 主要功能障碍

（1）神经根型

此型发病率最高。由于椎间盘侧后方突出、钩椎关节或关节突关节增生、肥大，刺激或压迫颈神经根所致，表现为颈肩背痛，并向上肢放射，有神经根支配区的感觉和运动功能障碍。常因劳累、寒冷、睡眠不佳或伏案工作过久而诱发，仰头、咳嗽和打喷嚏时加重，颈部肌肉痉挛、僵直，活动受限，受累节段棘突压痛。疼痛可沿神经支配区放射至上臂、前臂、手指，有时可有头皮痛、耳鸣、头晕，重者手指麻木，活动不灵。好发于C5 ~ C6、C6 ~ C7、C4 ~ C5 椎间隙。

（2）脊髓型

多发生于 40 ~ 60 岁的中年人，由压迫或刺激脊髓引起，可能致残。早期表现为胸部或腰部有束带感，单侧或双侧下肢软弱无力，有麻木感或踩棉花感，至行走困难。继而出现上肢发麻，手部肌肉无力，严重者四肢瘫痪，大小便功能障碍。

（3）椎动脉型

椎间关节退变压迫并刺激椎动脉，引起椎 – 基底动脉供血不足的临床症状，典型表现为转头时突发眩晕、恶心呕吐，四肢无力，共济失调，甚至摔倒，但意识清醒。卧床休息数小时至数日，供血恢复时症状可消失。严重者或病情长久者，可出现脑干供血不足，进食呛咳，咽部异物感，说话吐字不清以及一过性耳聋、失明等症状。

（4）交感神经型

40 岁左右发病者居多，女性多见。会计、打字员、描图员、计算机操作员等伏案工作者多见。主诉症状多，客观体征少。由于刺激和压迫颈椎旁的交感神经节后纤维，可引起头痛、头晕、耳鸣、耳聋、枕部痛、枕大孔压痛、视物模糊、眼窝胀痛、眼球震颤、流泪、鼻塞、心跳增快或减慢、心律紊乱、血压升高或降低、肢体发冷、皮肤刺痒、麻木感、多汗或少汗等症状。

（5）混合型

具有上述两组以上的交织症状，通常以某型为主，伴有其他型的部分表现。

2. 康复评估内容

（1）一般状况评估

①颈椎活动范围，包括屈、伸、侧屈、旋转及患者对这种变化的反应。②肌力的评估。③感觉和反射的评估。④疼痛与压痛点。⑤肌电图和神经传导。⑥影像学评估，如 X 线平片、CT、MRI 等。⑦日常生活活动能力评估，如进食、洗澡、修饰、穿衣、大小便控制、如厕、床与轮椅转移、平地行走、上下楼梯等功能的评估。

（2）专项评估

对颈椎的稳定性、颈椎间盘突出和脊髓型颈椎病的功能进行评估。

（三）康复治疗

通常颈椎病是一种良性疾病，预后良好。但脊髓型颈椎病如治疗不当，则易产生后遗症而留下不同程度的残疾。颈椎病的主要发病原因是长期劳损，局部生物力学失衡所致。康复治疗的原则应着眼于恢复其正常的生物力学关系，即减少对神经根、椎动脉、脊髓的刺激和压迫；缓解颈部、肩部、臂部肌肉的痉挛；减轻神经根的水肿、粘连；重建和保持颈椎的稳定性。

1. 卧床休息

卧床休息 2～4 周，可减少颈椎负载，利于椎间关节的炎症消退，颈椎重新获得稳定，减轻临床症状。卧床休息时应注意枕头的选择和颈部的姿势。颈托、颈围等支具也有相似作用，但不如卧床休息效果好。

2. 颈椎牵引

颈椎牵引是通过牵引装置对颈椎加载产生生物力学效应而达到治疗的一种方法，其可解除颈肩肌痉挛，增大椎间隙与椎间孔，减轻骨赘对椎管内容物的压迫。主要适用于椎间盘突出或膨出的神经根型颈椎病，而脊髓型或椎动脉型颈椎病患者慎用。

颈椎牵引是目前疗效较好，应用较广且较方便的治疗方法。通常采用枕颌吊带牵引法，一般取坐位，年老体弱、病情较重者可采取仰卧位牵引。颈椎牵引可在医院门诊进行或指导患者在家中自行操作。牵引角度根据颈椎病变的部位来选择，牵引重量一般因体重、性别、体质和病情不同而定。通常从 3～5 kg 开始，逐渐增加到 8～10 kg 或更多，一般按体重的 1/12-1/8 计算，牵引重量过重可能造成肌肉、韧带、关节囊等软组织损伤。牵引时间一般 1～2 次 /d，每次 15-30 分钟。10 次为 1 个疗程，直至症状消失，一般需 4～6 周，甚至更长时间。

3. 物理治疗

物理治疗具有镇痛、减轻炎性反应及组织水肿、减轻粘连、改善局部组织与脑、脊髓的血液循环、调节自主神经功能、延缓肌肉萎缩及促进肌肉恢复的作用。常用方法包括石蜡疗法，红外线，短波透热，微波，磁疗，中药电熨疗法，局部热敷等热疗方法，以及超声波疗法，干扰电疗法与音乐电疗法。

4. 注射疗法

颈段硬膜外腔封闭疗法适用于神经根型、交感型颈椎病患者。采用低浓度局麻药物加皮质激素阻断感觉神经及交感神经在椎管内的刺激点，也可抑制椎间关节的创伤应激。操作时需备麻醉机或人工呼吸器，在严格无菌条件下操作。一般每周 1 次，2 ~ 3 次为 1 个疗程。

5. 运动疗法

通过颈背部的肌肉锻炼保持颈椎的稳定性；通过颈部功能练习恢复及增进颈椎的活动范围，防止僵硬；并可改善颈部的血液循环，促进炎症消退，解除痉挛，减轻疼痛，防止肌肉萎缩。运动的强度根据病情的不同阶段区别对待，急性期可在药物治疗或物理治疗的同时，进行小运动量的主动运动，慢性期或恢复期应积极进行较大量的主动运动。

6. 手法治疗

手法治疗可疏通脉络、减轻疼痛和麻木、缓解肌肉紧张和痉挛，加大椎间孔与椎间隙，整复滑膜嵌顿及小关节半脱位，改善关节活动度等。方法包括：①推拿。治疗前对患者的病情作全面了解，手法要得当，切忌粗暴。在颈、肩及背部使用揉、拿、捏、推等手法，神经根型颈椎病应包括患侧上肢，椎动脉型和交感型颈椎病应包括头部。常取风池、太阳、印堂、肩井、内关、合谷等穴位。每次推拿 15 ~ 20 分钟，每天 1 次。②关节松动术。拔伸牵引、旋转、松动棘突、横突和椎间关节等。

7. 药物治疗

目前常用非甾体类镇痛剂，目的是消炎和止痛，但一般不用强烈止痛剂。应在医生指导下选择药物，并熟悉常用药物的使用方法，了解药物的毒副作用。

（四）康复护理

1. 枕头的选择

选择硬度适中的圆枕或有坡度的方形枕。枕高因睡姿而异，平时习惯仰卧位者，枕高调至枕中央在受压状态下 8 ~ 15 cm 为宜，置于颈后，使得头部保持略带后仰姿势；习惯侧卧位者，将枕高调至与肩等高水平，注意左右交替左右膝关节微屈对置。目的是使颈椎在睡眠时置于生理前突位置，避免过伸过屈位对颈椎造成的硬力损害，使得颈部及肩胛带肌肉放松，解除颈部肌肉痉挛。

2. 日常保健

长期伏案低头或者仰头工作均可破坏颈椎的生理平衡。日常生活、学习和劳动过程中注意颈部体位，不弯腰不低头，躯干挺直，保持头颈部于颈椎前凸的生理位置。避免头颈长时间处于固定体位，持续体位1小时左右应变换位置并作颈肩部的多方向运动。避免颈肩部过多负荷，椎动脉型患者避免突然快速转动颈部，以防眩晕或突然晕倒。脊髓型患者特别注意保持颈椎稳定，防止过伸过屈造成脊髓损伤。

3. 牵引的护理

牵引前严格掌握适应证，并让患者大致了解牵引的原理、作用，以取得患者的配合。牵引的重量和时间应根据患者的自我感觉适时调整。牵引过程中应注意观察，一旦发生头晕、恶心等异常状况，应立即停止牵引治疗。

4. 颈围的佩戴

在颈椎病急性发作期，按需选择适宜的颈围或颈托，可起到制动和保护作用。选择颈围或颈托时，注意其高度，以保持颈椎处于中立位为宜。但应注意长期使用颈托或颈围可致颈背部肌肉萎缩，关节僵硬。

（五）健康教育

1. 避免诱发因素

颈椎病是一种常见的慢性病、多发病，随着年龄增长颈椎可发生不同程度退变，退行性改变是重要的致病因素，且难以阻止，但经过积极预防和适当治疗可以避免或推迟发病。颈、肩肌肉劳损是加重颈椎退变的另一个重要因素，同时要注意保护颈部免受外力伤害。其他诱发因素包括：落枕、受凉、过度疲劳、强迫体位、姿势不良或其他疾病，如咽喉部炎症、高血压、内分泌紊乱等。

2. 养成良好的生活习惯

对长时间低头、仰头或单向转颈者，定时做颈部运动，并经常进行颈肩部肌肉锻炼。养成良好的睡眠体位，睡觉时最好采取仰卧位或侧卧位，避免俯卧，枕头高度适合。冬季注意颈部的保暖。

3. 纠正不良姿势，预防慢性劳损

注意端正头、颈、肩、背的姿势，不要偏头耸肩，谈话、看书时要保持脊柱的正直，避免过度扭曲。不要在单一姿势下持续时间过久，长时间伏案工作，长时间仰头工作

或仰视，卧位时使颈部长时间屈曲等。

4. 及早治疗，提高生活质量

颈椎病是良性疾病，绝大多数经积极防治，预后良好。脊髓型颈椎病患者非手术治疗无效者，可行手术治疗，通常也能获得满意的生活质量。

5. 加强自我锻炼

颈椎医疗体操可增强颈部肌力，放松肌肉，改善颈椎关节功能，巩固疗效和防止复发。

第二节　肩周炎与腰椎间盘突出症的康复护理

一、肩关节周围炎的康复护理

（一）概述

肩关节周围炎简称肩周炎，是指发生在肩关节周围软组织的无菌性炎症，引起肩关节疼痛和运动功能障碍。此病病因尚未明确，多见于中老年，故有"五十肩"之称。其病理变化为肩关节周围的肌肉、韧带、关节囊、滑膜囊等软组织的慢性炎症致关节内外粘连，阻碍肩关节活动的退行性病变。早期以局部疼痛为主，然后逐渐发展为肩关节活动功能障碍，甚至肌肉萎缩无力。有自愈趋势，但病程较长。

（二）康复评估

1. 主要功能障碍

（1）疼痛

疼痛是肩周炎最突出的症状，一般位于肩部前外侧，也可扩大到枕部、腕部或手指，有的放射至后背、三角肌、肱三头肌、二头肌以及前臂。

（2）肩关节活动障碍

早期疼痛尚可忍受时，肩关节活动不受限，但内外旋受限，患者举臂至头顶和梳头困难。患者常因疼痛而不敢活动，久之造成关节周围软组织粘连，进一步限制活动，最终导致冻结肩，此时肩关节几乎不能活动，但疼痛与活动受限并不一致。

2. 康复评估的方法

本病的康复评估着重对疼痛程度的评估和肩部功能障碍进行动态观察。肩关节功能评估有多种方法，大多从疼痛、稳定性、功能、活动度及肌力五个方面进行评估。由于肩关节的活动受限，常严重影响患者的日常生活活动能力，对于该类患者还应进行综合评估，如 ADL 评定等。

（三）康复治疗及护理

康复治疗与护理的目的在于止痛和恢复肩关节的运动功能。通常采用综合的康复治疗方法，但各个阶段有所侧重。急性期以消炎止痛、缓解肌肉痉挛、改善局部血液循环、预防关节功能障碍为主。粘连期以最大限度恢复关节功能为主。

1. 药物治疗

急性期疼痛明显，需用药物控制，可酌情选用消炎镇痛、缓解肌肉痉挛的药物，如短期服用布洛芬 0.3 g，2 次 /d；或加用鲁南贝特 2 片，3 次 /d。也可选用阿司匹林、察普生等。中药也有很好的止痛疗效，如姜黄桂枝汤等。对疼痛明显并有固定压痛点者可使用局部注射，常用醋酸泼尼松龙 0.5 ~ 0 ml+1% 普鲁卡因 2 ~ 5 ml 作痛点注射，每周 1 次，2 ~ 3 次为 1 个疗程。可缓解疼痛、松弛肌肉和减轻炎症水肿。

2. 治疗性锻炼

通常采用主动运动，带轻器械或在器械上做操，也可做徒手体操。要有足够的锻炼次数和锻炼时间才能取得明显效果，一般每日要锻炼 2 ~ 3 次，每次 15 ~ 30 分钟。

（1）下垂摆动练习

也称 Condman 钟摆运动，可在疾病早期采用此法。即身体前倾 90°，健侧上肢支撑于桌面或椅子扶手上，患侧上肢下垂，手握重物，进行前后、内外和划圈摆动，幅度由小到大，负重逐渐增加。本项活动可增加关节腔内滑液流动，改善关节活动范围，预防关节粘连。

（2）体操棒练习

以健肢带动患肢活动。预备姿势：患者分腿直立，双手持棒，双手尽可能分开。动作要领如下。

①持棒上举

健臂带动患臂先做上举动作，再放下，重复 15 ~ 30 次，此动作锻炼患肩前屈，或再将棒置于颈后，为肩外旋和肩胛骨内收运动训练。

②持棒侧举

以健臂带动患臂向侧方上举，两臂交替侧屈时向对侧上推，重复 15 ~ 30 次，此动作锻炼肩关节内收和外展。

③持棒后举

两手于体后持棒尽量后举，此动作锻炼肩关节后伸。

④持棒向前平举

作绕圈运动，顺、逆时针各重复 15 ~ 30 次。

⑤持棒斜置体后

棒置于体后，先患侧手抓上端，健侧手抓下端，以健臂带动患臂作外旋动作（对患肩而言），重复 15 ~ 30 次，然后换手，健手抓上端，患手抓下端，健臂上提做患肩内旋动作，重复 15 ~ 30 次。

（3）肩梯及爬墙练习

患肩正对或侧对肩梯或墙，用手指逐步爬高，以增加肩前屈和外展的范围。

（4）吊环练习

主要利用健侧手拉动患侧手向各个方向作运动。

在上述肩关节练习时应注意：①活动范围应逐渐增大。②当某一动作完成后感肩部酸胀不适，可稍休息后再进行下一动作练习。③上述动作均应缓慢，以不引起或轻度疼痛范围内进行为宜，在活动后不应出现疼痛加重情况。

3. 按摩及手法治疗

早期宜采用轻手法，待疼痛减轻后可增加主动运动。常用手法为能作用于浅层组织和深部肌肉的手法，如推摩、揉捏、擦法、拿法、弹拨等；粘连期应采用稍重手法，如摇、牵、抖等，并结合被动运动，常用手法主要为能作用到深层组织或带有被动运动性质的一些手法，如揉捏、拿法、颤抖等。

4. 理疗及其他治疗

电、光、声、磁、冷、热等物理疗法是有效的康复方法，根据条件选用合适的疗法。在家中还可应用湿热敷，在功能锻炼前先作热疗，有助于提高锻炼效果。其他，如针灸也有一定疗效；对久治不愈的冻结肩可考虑手术治疗。

（四）健康教育

1. 保护肩关节

维持良好姿势，避免患侧肩部过度负荷，避免肩关节受伤。并注意肩关节保暖，避免肩部受寒湿侵袭。

2. 日常生活注意事项

枕长以超过自己的肩宽 10 ~ 16 cm，枕高仰卧时与其本人拳头等高为宜。理想睡眠姿势为仰卧位，并在患侧肩下放置一薄枕，让肩关节呈水平位，使肩关节和软组织得到较好的放松与休息。一般不要患侧卧位，以免挤压患肩。健侧卧位时，在胸前放一薄枕，将患肢放在上面。俯卧位不利于保持颈、肩部的平衡与生理曲度及呼吸道的通畅，应避免。肩关节疼痛时注意休息，放松肌肉和局部自我按摩，防止过多活动肩关节和使用患侧手提举重物。疼痛减轻时，尽量多使用患侧肢体进行日常活动。

3. 防止后遗症

劳损或损伤后及时治疗，为防止遗留后遗症，避免肩部长时间不活动。如前臂骨折固定患肢时要作肩部的主动运动，偏瘫患者的患侧上肢要根据病情，作主动或被动运动，以防肩部软组织粘连。

4. 坚持运动锻炼

可进行太极拳、太极剑、保健操等适合自身特点的体育锻炼。

二、腰椎间盘突出症的康复护理

（一）概述

腰椎间盘突出症（lumbar disc herniation，LDH）是常见的腰腿痛疾病，主要是指腰椎纤维环破裂和髓核组织突出，压迫和刺激相应水平的一侧或双侧坐骨神经所引起的一系列症状和体征。LDH 约 90% 以上发生在 L4 ~ L5、L5 ~ S1。以椎间盘向后外侧突出压迫神经根最多，多见于青壮年，男女比例约为 3：1。LDH 的病因依据不同年龄的人群有很大差异，中青年患者中约 97% 为人体力学性腰痛，其中 72% 是腰部扭伤和过劳，一次性提举重物与急性腰椎间盘突出症的发作关系最为密切；而老年患者中则以脊椎骨关节炎、骨质疏松症、压缩性骨折等较为常见。

（二）康复评估

腰痛是一组症候群，而非一种疾病。腰椎间盘突出症的临床表现依据突出程度、方向的不同可有较大差异。

1. 主要功能障碍

LDH 的典型症状为腰腿痛，其中腰痛比较明显。弯腰、咳嗽、打喷嚏、排便用力时均可使疼痛加重。

（1）腰痛

是 LDH 最早出现的症状。多数患者在抬重物、弯腰用力、扭伤或劳累后发病。可是突然发生的剧烈疼痛，也可是逐渐加重的隐痛。腰部活动常受限。

（2）坐骨神经痛

一般先出现腰痛的前驱症状，或者与腰痛同时发生，多为单侧。急性发作时常剧痛难忍，活动、弯腰、久坐、久站以及咳嗽、打喷嚏、用力排便等均可加重疼痛。疼痛可累及股后部、小腿外侧、足跟足背外侧。严重者常伴有下肢肌肉萎缩。

（3）间歇性跛行

因马尾神经受压所致。患者行走一段距离后，感患肢麻痛难忍，须蹲下休息后方可继续行走。

（4）局部体征

包括腰部抗痛性侧弯、平腰畸形、腰前凸消失等改变，腰椎有不对称性活动障碍。局部压痛，伴有坐骨神经放射性痛。直腿抬高试验、坐骨神经牵拉试验等阳性。腱反射改变、伸趾力量减弱，感觉减退或过敏等。

2. 康复评估内容

康复评估可从疼痛程度、腰部力量、腰椎活动度、腰屈度、对工作生活的影响程度等多个方面进行综合评估，也可进行单项（MMT、ROM、ADL等）评估。通常评估的内容包括：①自觉症状，如腰痛、下肢痛和（或）麻木、步行能力。②临床检查，如直腿抬高试验、感觉、肌力，以及相应腰椎和坐骨神经走向压痛明显等。③日常生活动作，如睡觉翻身、站立、洗脸、弯腰、长时间站立（1小时）、持重物或上举、行走。④膀胱功能，有无排尿困难，如尿频、排尿延迟或尿失禁等。⑤自我满意程度和精神状态等。

（三）康复治疗及护理

康复治疗原则为减轻椎间压力、解痉、镇痛、消炎、松解粘连、恢复腰椎及其周围组织的正常结构和功能，并保持疗效，防止复发。

康复护理目标为减轻疼痛、缓解肌肉痉挛、矫正姿势、提高肌力、改善关节活动度和日常生活活动能力，防止复发。

1. 休息和制动

腰椎间盘压力以坐位最高，站位居中，平卧位最低。腰腿痛患者卧床休息可使疼痛症状明显缓解或逐步消失。制动可减轻肌肉收缩力与椎间诸韧带紧张力对椎间盘所造成的挤压，使椎间盘处于休息状态，有利于椎间盘的营养供应，使损伤纤维环得以修复，突出髓核得以回纳。还有利于椎间盘周围静脉回流，消除水肿，加速炎症消退。同时也可减少运动时腰骶神经在椎管内反复移动对神经根的刺激。患者最好卧硬板床，保持脊柱正常生理弯曲，且身体各部位均有支撑。护理人员应指导患者正确的起床方式，如先健侧卧于床边，再利用上肢支撑并推床，同时双足放置地上，离床时用手臂支撑帮助起身，避免腰部用力，必要时佩戴腰围保护。随着症状的改善，可下床做简单的日常生活活动，活动要循序渐进，直至恢复正常活动。

2. 腰椎牵引治疗

患者存在神经根症状时首选腰椎牵引治疗。根据牵引的重量和牵引持续时间，可分为慢速牵引和快速牵引。

（1）慢速牵引

特点是所用牵引重量小，每次持续时间长，需多次牵引。慢速牵引包括很多方法，包括自体牵引、骨盆牵引、双下肢皮肤牵引等，牵引过程中可根据患者的感觉随时调整牵引重量，牵引力量不宜过大，可造成神经根刺激或损害。牵引为间断性，每日 2 ~ 3 次，每次 30 分钟。由于慢性牵引时间较长，对老年人特别是有心肺疾病者，应特别谨慎。

（2）快速牵引

特点是所用牵引重量大，作用时间短，数秒即结束，牵引的同时配合手法治疗，快速牵引以中医的人工拉压复位法最为典型，近年来有研究者将中医的斜扳和旋转手法与机械传动的快速水平牵引结合制造了多方位牵引床或称三维牵引。该牵引由计算机控制，多动作组合，作用时间短，患者无痛苦，多数患者一次治疗即可。若需再次牵引，一般间隔 5 ~ 7 天。

3. 推拿按摩

推拿按摩是一种通过一定的手法作用于患者的机体，促进局部血液循环，调整肌肉状态以及身体内外平衡来达到治疗目的的辅助疗法。推拿主要适用于慢性劳损，对以脊髓或脊神经根受压为主要症状的患者不适合。应根据患者的病情轻重、病变部位、病程、体质等选择适宜的手法。手法上注意由浅入深，由轻到重，让患者逐渐适应，切忌用力粗暴。治疗过程中，随时观察病情变化，出现强烈不适立即停止治疗。

4. 物理治疗

酌情选择干扰电、音频电、超声波、超短波、磁疗等疗法，可促进突出部位水肿消退，粘连松解，炎性反应减轻，从而缓解疼痛，使得病情逐步好转。

5. 经皮阻滞疗法

经皮肤将药物注射到疼痛部位，阻断疼痛传导，以减轻或消除疼痛的方法称为经皮阻滞疗法。LDH 常选用骶裂孔注射阻滞疗法。注射药液包括维生素 B1、维生素 B12、利多卡因、地塞米松和生理盐水等，药液在椎管内上行至患部神经根处发挥作用。注射量为 30 ~ 50 ml，3 ~ 5 天为一个疗程，共 3 次。

6. 运动疗法

LDH 患者应积极配合运动疗法，可提高腰背肌肉张力，改变和纠正异常力线，增强韧带弹性，活动椎间关节，维持脊柱正常状态。患者神经根刺激症状消除后，即开始进行

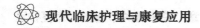

腰背肌锻炼。

（四）健康教育

1. 纠正患者的不良姿势

不良姿势会使支持脊柱保持全身平衡的背肌以及腹肌肌群产生疲劳，功能下降，局部代谢产物乳酸的堆积可产生腰背酸痛。在工作、学习和生活中应注意保持良好的卧、坐、站及行等姿势，并不断变换姿势。

2. 保持正确的腰部活动

充分利用杠杆原理，学习节力动作。如从地上拾物应屈膝下蹲，避免弯腰；长时间弯腰工作时，应注意休息，伸展腰背部肌肉，防止肌肉过度疲劳。搬运重物时，使物品尽量贴近躯干，以减少重力距的作用，弯曲下膝，下腹部用力，缓慢抬起。起床时，先伸展四肢，做几个仰卧起坐，5分钟后利用上肢支撑床面，双足放置于地面，慢慢坐起。进食或大小便时，尽量避免腰部前倾坐位，该体位可加重腰椎间盘后突。

3. 养成良好的生活方式

过度肥胖易导致腰痛，尽量选择低热能饮食，注意减肥。最好不要吸烟，咳嗽可引起椎间盘内压及椎管内压增高。注意腰部保暖，夏季特别注意防止腰部受凉。保持大便通畅，减轻腹压。避免穿高跟鞋，急性发作期间应穿低跟或坡跟轻便鞋。

4. 改造患者的生活环境

对患者常用的家具、桌子、床等的改造提出建议，目的是使患者易于保持良好姿势。

5. 教会患者自我功能锻炼

如增加腰部柔韧性和稳定性的体操，作腰椎活动、软组织牵拉、腰背肌及腹肌的肌力训练。

第三节　骨关节炎与关节置换术后的康复护理

一、骨关节炎的康复护理

关节炎是泛指累及骨关节的各种疾病的总称，其种类繁多，病因各异，常伴有关节疼痛和进行性发展的功能障碍。一般可分为炎性关节炎（如类风湿关节炎）和非炎性关节炎（如骨关节炎）两类。

（一）类风湿关节炎

1. 概述

类风湿关节炎（rheumatoid arthritis，RA）是一种以关节病变为主的全身慢性疾病。最开始以关节滑膜病变为主，后逐步侵袭关节囊、肌腱、肌肉、韧带等结缔组织，最后破坏关节软骨和骨组织，导致关节强直。全身其他器官或组织也可受累，包括皮下组织、皮肤、肌肉、血管、神经、胸膜、心包、淋巴结、脾脏、骨髓和韧带、肌肉附着的骨突。各年龄组均可患 RA，最多发生在中青年，女性多于男性。其特征为多发性、对称性关节疼痛和肿胀，急性发作，可自行缓解。

2. 康复评估

（1）主要功能障碍

RA 患者发病大多隐匿，常有全身不适，食欲减退、体重减轻、盗汗和关节酸痛等前驱症状。受累关节呈对称性，极少从一个关节开始，以双手食、中、环和小指的掌指关节及近侧指间关节最多，其次为拇指关节；以后累及其他关节，腕、肘、膝、髋关节逐渐出现肿胀、积液和局部温度升高。大多是从掌指关节及近侧指间关节开始，然后向上侵及大关节。局部有明显压痛和肌肉痉挛，逐渐发生肌萎缩、肌力减弱。关节僵硬以晨间起床后最为明显，活动后减轻，称为晨僵。至晚期由于关节软骨糜烂消失，韧带、肌腱等破坏，肌力不平衡和肌肉痉挛等，可出现关节的各种畸形，以掌指关节的半脱位和手指的尺侧偏斜为最常见。急性发作期白细胞计数增高，大多患者无发热或低热（38℃），少数患者有高热、继发性贫血、红细胞沉降率增快。类风湿因子阳性率在 60% ~ 80% 之间。

（2）评定内容

包括对其病程和结局的评估。

①疾病活动性的评估

普遍采用美国风湿学会临床协作委员会制订的疾病活动性标准，评价项目有晨僵时间、关节疼痛数和关节肿胀数、握力，16.5 m 步行秒数和红细胞沉降率。

②关节活动度的评估

采用关节量角器测量关节活动范围。

③肌力的评估

徒手肌力检查（MMT）。

④疼痛的评估

根据患者对疼痛程度的描述来测定，或采用目测类比量表来测量。

3.康复治疗与护理

RA 目前尚无特效治疗方法，康复治疗与护理的目的在于通过采用物理治疗方法与技术、训练、矫形、辅助用具与适应用具、关节保护及职业计划等措施，帮助患者控制疼痛，改善肌力、耐力和活动度，维持和恢复功能，预防功能障碍或矫正畸形，保持患者生活的独立性。

（1）全身治疗

包括休息、活动、营养和药物治疗。

①休息与活动

急性发作期卧床休息，慢性患者短期修养。

②加强营养

给予高营养、富含维生素、钙和铁的食物，保持饮食均衡和多样化。

③药物治疗

治疗本病的药物分为两大类，第一类是非特异性的对症治疗药物，包括激素类药物和非甾体类抗炎药物；第二类是缓解病情的药物，服用较长时间后可影响病变的活动性及其发展，如金制剂、中草药制剂等。激素类药物（可的松、促肾上腺皮质激素）可取得短期疗效，但不能长时间使用，须严格掌握禁忌证和并发症。阿司匹林是治疗风湿病和疼痛、发热及炎症的基本药物，服用期间注意观察有无不良反应，如出现应及时减少药物剂量，逐渐减至控制症状的维持剂量。

（2）局部治疗

包括物理治疗及预防畸形的各种措施。各种热敷均有增加局部血液循环、促进代谢和消炎止痛之作用，但在急性期有时会使症状加重。慢性期可采用透热疗法、光疗、石蜡疗法和水浴等，缓解疼痛和阻止病情发展。急性期应特别注意防止畸形，卧床休息时采取正确的卧床姿势，床应结实，双脚应支撑于床尾垫板上，以防足下垂畸形，同时保持脊柱良好的姿势。夹板的应用可保护和固定急性炎性组织，起到消炎止痛的作用，同时将肢体暂时保持在功能位。夹板每天取下一次，以施行功能锻炼，预防关节僵硬。拐杖、轮椅等的应用能减轻关节畸形的发展，缓解疼痛和消肿，防止关节由于不稳而进一步受损。若肢体已经发生畸形，应根据具体情况作相应处理，目的是改善肢体功能。

（3）运动疗法

目的是维持和增强肌力、耐力和关节活动度，增加骨质密度，改善日常生活活动能力。锻炼应循序渐进，注意保护关节，可根据患者具体情况选择合适的运动方式，如太极拳、髋膝关节屈曲练习、腹背肌力练习或关节操等。Hicks 主张在炎性关节炎中采用运动疗法的金字塔式顺序。慢性期应把增加关节活动度练习和相应的肌力练习结合起来，同时进行。练习前对其先进行热疗，以使肌肉等软组织放松、局部血供得以增加。患者每天对每个病患关节重复同一活动 2 ~ 3 次，以不引起超负荷和炎性复发为宜。坚持每次少量、每天反复多次的练习，注意控制运动量。

（4）作业治疗

对日常生活能力较差的患者，鼓励其尽量完成日常生活活动，如进餐、取物、倒水、饮水、梳洗、拧毛巾、穿脱衣服、解扣、开关抽屉、手表上弦、移动、步行、上下楼梯等训练。

4. 健康教育

健康教育的内容应包括有关疾病的知识，疾病对生活、工作以及休闲活动的影响、预防功能障碍的措施。强调患者参与治疗的重要性。

（1）保护关节的要点

避免同一姿势长时间负重；保持正确体位，以减轻对某个关节的负重；保持关节正常的对位对线；工作或活动的强度适当，不应加重或产生疼痛；急性疼痛时，关节不应负重或活动；使用合适的辅助具。

（2）能量节约技术

使用合适的辅助装置，在最佳体位下进行工作或生活；改造家庭环境，以适应疾病的需要；休息与活动相协调；维持足够的肌力；保持良好的姿势；对于病变关节，在消除或减轻重力的情况下进行。

（二）骨性关节炎

1. 概述

骨性关节炎（osteoarthritis，OA）是一种常见的慢性关节疾病，也称退行性关节病、骨性关节病或增生性关节炎，它是一种非对称性、非炎症性、无全身症状的疾病，关节软骨发生原发性或继发性退行性改变，并在关节边缘形成骨赘。

骨关节炎有两种类型：原发性 OA 和继发性 OA，前者较为多见，其发病原因主要是关节软骨磨损和透明质酸合成减少。原发性 OA 多数无明显致病因素，多发生在 50 岁以后，女性略多于男性，身体肥胖者，下肢和脊柱各关节承受过大的重量，妨碍关节软骨的营养，患此病的比率较普通人增加 1 倍。继发性 OA 发生于原有疾病的基础上，常见原因有：关节内创伤、炎症、异常代谢产物沉着，反复出血后大量铁质沉积以及关节内注射肾上腺皮质类固醇、烷化剂等，还可见于关节结构异常或对线不良。

2. 康复评估

（1）主要功能障碍

OA 起病缓慢，以受凉、劳累和轻微外伤等为诱因，多数无全身症状，常感到关节酸胀痛，酸胀痛的程度与 X 线表现不成比例，承重时程度加重。一个阶段的不活动可出现暂时性僵硬，改变姿势时感到不便并有酸胀痛，早晨起床或久坐后起立时最为明显，经过活动后，关节又渐灵活，酸胀痛也渐减轻，但过度活动又会引起酸胀痛和活动受限。局部无肿胀，可有轻度压痛，活动时有粗糙的摩擦音，肌肉极少有痉挛，也无明显萎缩。关节可有中等量渗液。关节软骨的磨损及骨质增生将导致骨赘形成和关节畸形。晚期当骨赘刺激肥厚的滑膜皱襞时，疼痛可加剧，关节肿胀增大，活动亦因关节变形而显著受限。

（2）康复评估内容

除对患者进行 ADL 能力评估外，还需作以下评估。

① OA 的分类

骨性关节炎可以分为特发性和继发性两大类。

②严重程度评估

对远端指间关节、近端指间关节、膝关节和髋关节进行 X 线检查评定。

③关节活动度

采用关节量角器测量关节活动范围。

④肌力

徒手肌力检测或用器械测定。

⑤疼痛和压痛

疼痛根据患者对疼痛程度的描述来测定，或采用目测类比量表来测量。

⑥ 15 m 步行时间

适用于髋关节 OA 和膝关节 OA。

⑦握力测定

测定手和前臂肌肉力量及腕和手指关节疼痛的程度。

3. 康复治疗与护理

治疗原则为解除疼痛、减轻劳损、矫正畸形和改善关节功能。

（1）休息与活动

一般 OA 无需卧床休息，当负荷关节或多关节受累时，应限制其活动量。急性期关节肿痛症状严重时亦应卧床休息，病变关节局部需夹板或支具短期固定，注意固定时保持正确姿势。

（2）疼痛的处理

包括控制活动量，以及物理、药物治疗。

①控制活动量

根据病变关节的耐受程度来确定。

②物理治疗

热疗、水疗、低频电疗或直流电疗、中频电疗、高频电疗和运动治疗方法均可缓解疼痛。

③药物治疗

非甾体类抗炎药物，中等剂量。

（3）支具与辅助器具

常用于炎性疼痛性或不稳定性关节，可减少关节的活动，促进消肿、止痛和保持关节功能位。常用的支具与辅助器具有手夹板、拐杖、轮椅、持物器等。

4. 健康教育

①让患者认识到本病是发生于关节软骨的一种退行性病变，保持关节的活动可以促进局部血液循环，改善关节软骨的营养和关节功能，减轻症状。

②肥胖的中老年患者，宜控制饮食，适当进行体育活动，实行减肥，以防止下肢各承重关节长时间超负荷。

③患者平时可做些力所能及的工作及家务劳动，并可根据自己的兴趣爱好及身体状况选择合适的锻炼项目，如练气功、做健身操、散步等，以不感到疲劳为度，禁忌剧烈运动。

④关节疼痛发作期间可适当休息，如健康状况许可仍要坚持锻炼。

二、关节置换术后的康复护理

（一）概述

人工关节置换术系用生物相容性或机械性能良好的材料，制成一种类似人体骨关节的假体来置换严重受损关节。目前，人工关节置换是治疗关节强直、严重的骨关节炎、外伤或肿瘤切除后形成的大块骨缺损等的有效方法，全髋关节置换术（total hip arthroplasty,

THA）和全膝关节置换术（total knee arthroplasty，TKA）已成为临床骨科常见的手术方法。关节置换的目的在于解除关节疼痛、改善关节功能、纠正关节畸形，使关节获得长期稳定。使上百万患者的疼痛得以缓解，生活得以改善。

（二）康复评估

1.主要功能障碍

（1）局部疼痛

术前患者长期患有关节疾患，如退行性骨关节病、风湿性关节炎、外伤后关节炎等，出现反复、进展及活动后加重的关节慢性疼痛，药物及其他保守治疗效果不明显。关节置换术后，手术等创伤造成患者的急性疼痛。

（2）关节严重畸形

疾病和外伤均可造成关节的严重畸形，以膝关节为例，常见的膝关节严重畸形包括屈曲畸形、过伸畸形、内外翻等，大大降低了关节的活动能力。这直接造成患者日常生活能力如转移、行走、上下楼梯等和劳动能力下降。

2.康复评估的内容

（1）术前评估

包括全身整体状况和局部关节的评估。

①健康史

患者的年龄、职业、身高、体重及一般健康状况；有无吸烟或饮酒嗜好；有无糖尿病、心脏病、高血压、皮肤病等疾患，存在上述疾患需经过系统内科治疗，病情稳定后进行手术。了解患者有无全身隐匿性感染病灶，如龋齿、中耳炎、鼻窦炎等，亦需控制后方可手术。

②全身状况

了解原发疾病的病程，既往治疗经过、治疗效果和诊断。了解类风湿关节炎患者的血沉反应蛋白等的检测结果，判断病情是否稳定；术前需要停服非甾体类抗炎药物，以防出血或影响肾功能和术前疼痛评估。

③局部情况

对于髋关节，主要评估关节的活动度、股四头肌肌力、步态、锻炼方式和活动情况，测定手术肢体的长度，髋关节的功能评分和运动评分。对于膝关节，主要对关节外形、肿胀程度、皮肤温度、关节腔积液等进行评估，对关节的功能进行评价。

④心理及社会背景

评估患者的个人爱好、性格特征、智力水平、处世方法、康复的欲望、性别、年龄、教育程度、家庭成员及其社会关系、经济状况等，尤其重视患者对疾病和生活的态度。评估患者、家属及社会支持系统对本手术的了解程度及对患者的支持帮助能力等。

（2）术后评估

可分别在术后 1～2 天、1 周、2 周及术后 1 个月、3 个月和半年进行评定。评定内容如下。

①心肺功能

观察心率、血压、呼吸、脉搏等生命体征，并了解心脏和呼吸功能在卧床和活动时的情况。

②伤口情况

有无感染体征，有无渗出及愈合情况。

③关节水肿情况

检查由关节内或关节周围软组织造成的水肿可用不同的方法，浮髌试验判断关节内有无积液及程度，关节周围组织的围径可作为判断软组织肿胀的客观指标。

④关节疼痛情况

术后 2 天内，患者主要感到伤口疼痛，随着功能性活动锻炼的增加，出现活动后疼痛。疼痛的程度可采用目测类比评分法。

⑤关节活动情况

应用量角器评测关节活动范围，对手术关节应评测被动和主动关节活动度，以了解造成关节活动范围障碍的原因，进一步指导康复锻炼。

⑥肢体肌力

应用手法肌力评测以了解肌肉力量，并评估肌肉力量是否影响手术关节的稳定性。

⑦活动和转移能力

分阶段进行，主要评估患者床上活动及转移能力，坐位能力（包括床边坐和坐椅），站立、行走、上下楼梯、走斜坡等活动能力。

⑧步态分析

训练患者行走时，除评估患者的一般步态，如步幅、步频、步宽等以外，还应观察患者行走时的站立相和摆动相步态，分析异常步态的原因。

⑨功能性活动能力

目前，国内对髋关节的功能评分常采用 Harris 髋关节功能评分表。其主要评估髋关节活动度、股四头肌肌力、步态、锻炼的方式、活动的情况等，满分为 100 分，90～100 分为优，80～89 分为良，70～79 分为中，70 分以下为差。

（三）康复治疗与护理

1. 术前康复

（1）健康指导

采用书面、录像和床边示范等形式，让患者了解手术的目的、方式、术前注意事项，手术常见并发症及康复训练的目的和重要性。劝告患者戒烟、戒酒，停用对手术产生影响的药物。行 TKA 患者，应劝其适当减肥。通过术前谈话消除或降低患者的紧张、恐惧情绪。

（2）康复锻炼

教会患者深呼吸及有效咳嗽，预防卧床引起的肺部感染，练习床上大小便，防止因体位不习惯而致尿潴留及便秘；增加患肢及其他肢体的肌力训练和关节活动度的训练；指导患者逐步适应术后应放置的体位，掌握术后应用的训练方法，如床上及转移活动、各关节的主动活动和助力活动等；指导患者学会使用必要的辅助器具，如助行器、拐杖、手杖等，可相对缩短术后康复训练时间。

（3）抗生素应用

预防性应用抗生素在关节置换手术中具有重要意义。

2. 术后康复

术后早期功能锻炼的目的在于促进患者恢复体力，增强肌力，增大关节活动度，恢复日常生活活动的协调性等。以下介绍 THA 后的康复。

（1）疼痛的处理

由于手术创伤大，剥离范围广，术后短时间内即出现切口疼痛，且疼痛持续时间较长，可持续 72 小时甚至更长时间。由于疼痛的不断刺激，患者感焦虑不安，直接影响治疗、饮食、睡眠和心理状态等，甚至减少或拒绝锻炼，由此影响全身各系统脏器的生理功能及人工关节功能的恢复。临床上常采用静脉或口服止痛药镇痛。经皮神经电刺激可作为药物的辅助止痛方法，频率为 100 Hz，双通路四电极分别置于手术伤口两侧，治疗时间为 30 ～ 60 分钟，强度为感觉阈的两倍，频率为 1 ～ 2 次 /d，7 ～ 10 天为一个疗程。

（2）康复锻炼

①术后当天

保持患肢外展中立位，术侧肢体外下方垫入适当厚度的软枕，使髋、膝关节稍屈曲，两腿间可放置软枕或梯形海绵垫，患肢外展 15° ～ 30°，患肢穿防摔鞋。应避免以下 4 种危险体位：髋关节屈曲超过 90°，下肢内收超过身体中线，伸髋外旋；屈髋内旋。根据手术入路，有不同的体位限制：后外侧入路手术者，应避免屈髋超过 90°，过度旋转和内收；前外侧入路手术者，应避免外旋。搬动和移动患者时应将整个髋部抬起，不能只牵拉抬动患肢，防止假体脱位及伤口出血。

鼓励患者做小腿和踝关节的被动和主动活动（背屈和环绕动作）及股四头肌的等长收缩锻炼，10次/h。

②术后第1天

撤除软枕，尽量伸直术肢，防止屈髋畸形。根据引流量，术后24～48小时内拔除引流管。由于术后疼痛，多数患者对患肢活动有恐惧感，在给予有效的药物止痛后，帮助其被动活动，如腿部肌肉自足背开始的向心性按摩、踝关节和膝关节的被动活动、上身及臀部做引体向上运动等，1～2次/h。同时指导进行深呼吸、有效咳嗽和排痰，给予叩背5～10次/h。进行腘绳肌、股四头肌、臀大肌和臀中肌的等长收缩练习，以保证肌肉张力。

护理人员应检查患者股四头肌锻炼方法是否正确，可把手放在膝关节上方，感觉到髌骨上方随肌肉收缩而移动，也可用手推动髌骨，如推不动，说明股四头肌收缩方法正确。

③术后2～3天

患者伤口疼痛缓解，继续上述训练。同时需摄X线片，判断假体位置有无特殊问题。踝关节主动屈伸练习，加强腿部股四头肌肌肉的等长和等张收缩训练运动，上午、下午及睡前各20～30分钟。引体向上运动3～4次/h，尽量独立完成。开始髋、膝关节的屈伸练习，逐渐由最初的被动活动、助力–主动活动到主动活动的过渡，开始活动范围：髋关节25°，膝关节40°，逐步增加。运动量由小到大，运动时间由短到长，所有床上活动均在患肢外展中立位的状态下进行。持续被动活动（CPM）是早期功能锻炼的手段，宜在术后第3天开始，常用CPM机辅助完成，其活动范围可随时调节并逐步增加，活动速度缓慢、均匀，易被患者接受。此外，还要增强上肢肌力的练习，便于日后较好地使用拐杖。

④术后4～5天

除CPM机上进行被动活动外，髋膝关节的屈伸练习逐渐过渡到完全主动练习。对术前有屈曲畸形的患者，嘱患者髋下垫枕，充分伸展屈髋肌及关节囊前部，或做术侧髋关节主动伸直动作。

⑤术后5～6天

指导和协助患者将术侧肢体移近床旁，靠近床沿放下后坐起，坐起时双手后撑，髋关节屈曲不超过80°。由于坐位是髋关节最易出现脱位或半脱位的体位，嘱患者在术后6～8周内，坐位时间宜短，每日4～6次，每次不超过30分钟。③坐位时可进行伸髋、屈髋练习，以及屈髋位的内外旋练习。如果术中关节稳定性欠佳，应放弃坐位练习。

⑥术后 1 周

当患者坐起无头晕及其他不适时，可练习由坐位到站位的过渡，并扶拐或在助步器帮助下进行立位练习。患者离床活动第 1 天，上下午分别在床旁拄拐站立 5 ～ 10 分钟，无不适时在床周行走数步，康复师或护士从旁扶持。第 2 天开始拄双拐在病室内行走，步行距离逐渐延长，时间逐渐增加，但每次不超过 30 分钟，3 次 /d。双拐勿太靠后，以免重心不稳，双下肢步幅尽可能一致，注意在行走或站立时，术侧膝关节始终保持伸直位。

站立位练习的内容包括：①术侧下肢后伸，练习髋关节伸展；②骨盆左右摇摆，练习髋关节内收外展，主要是外展动作；③健肢伸直并垫高，患肢保持外展位并踩到地面，以矫正髋关节内收畸形；④患肢垫高，屈髋屈膝，上身前倾加大髋关节屈度，并通过调节板凳高度训练屈髋；⑤站立位时令健侧下肢前后移动，可练习术侧髋关节的内外旋。

⑦术后 2 周

此期手术切口及周围组织已纤维瘢痕化，关节周围软组织较牢固，关节不易发生脱位，故应加强髋关节外展、外旋和内收的锻炼，这对于负重行走功能和稳定性的恢复十分重要。还可进行助行器辅助步行及上下楼梯等训练。

（四）健康教育

通常术后 2 ～ 3 周，患者初步掌握了运动和步行技巧后即可出院。但出院后其将面临半年或者更长的康复锻炼过程。因此，在患者出院时为其制订好康复计划，包括随访计划、康复措施及注意事项等非常重要，同时让家属熟悉康复训练环节，参与到患者的康复训练中去。

1. 术后随访时间安排

第一次为术后 1.5 ～ 2 月，第二次为术后 4 月，第三次为术后 1 年，以后每年复查 1 次。若手术关节出现异常情况，应及时与医生取得联系。患者接受其他治疗或手术时，应告知医生曾行关节置换术。

2. 预防和控制感染

防止细菌血运传播造成关节感染。

3. 继续加强功能锻炼

全髋置换术患者出院后继续进行俯卧位髋关节伸展训练，侧卧位髋关节外展练习、直腿抬高练习及单腿平衡练习、残余髋屈拉伸练习，并逐步提高其抗阻力强度、延长训练时间以提高肌肉耐力。全膝置换术患者应坚持住院期间的肌力和关节活动度的训练，如用沙包进行抗阻力直腿抬高，用单车保持关节活动度。

4. 弃拐时机

必须使用拐杖至无痛、跛行时方可弃拐，一般骨水泥固定者、使用紧压配合型假体患者及羟基磷灰石涂喷型假体者术后扶双拐行走约 6 周，单拐或单手杖约 4 周，粗隆截骨者延长双拐使用时间至 8 周；表面多孔型假体双拐使用时间为 12 周，单拐或单手杖 4 周；翻修术的患者或下肢有两个关节同时置换者，使用双拐时间一般多为 6 个月。患者最好终身使用单手杖，尤其是外出旅行或长距离行走时。

5. 日常生活指导

①避免重体力劳动和剧烈运动。②减轻人工关节磨损和预防跌倒。避免在凹凸不平或过于平滑的路面上行走，家居地面保持干爽，过道无杂物堆放以防跌倒，鞋底宜用软胶，不穿高跟鞋或鞋底过滑的拖鞋等。③预防关节脱位。注意适当控制体重，减轻关节负重。④全髋关节置换术后应教育患者注意避免的动作有髋关节屈曲内收内旋位自坐位站起，双膝并拢双足分开身体向前倾斜取物，髋关节过度屈曲内收内旋位，如穿鞋动作、跷二郎腿、坐凳或厕所坐位过低而出现身体前倾、双膝靠拢双足分开的姿势；术侧髋关节伸直内收外旋位，如向健侧翻身的动作。⑤告诫患者术后 6～8 周内避免性生活，性生活时防止术侧下肢极度外展，并避免受压。

第四节　截肢后的康复护理

一、概述

截肢是指通过手术方法截除失去生存能力、没有生理功能、危害人体的部分或全部肢体，来挽救患者的生命，并通过安装假肢和康复训练改善肢体功能。经关节的截肢称为关节离断。截肢后康复是以假肢装配和使用为中心，重建肢体丧失的功能，这一过程从截肢手术开始，包括术后处理、康复训练、临时和永久假体的安装和使用，一直到患者重返社会。

截肢康复由多个专业组成，以康复治疗组的形式开展工作，其成员包括：外科医生、康复医生、护士、物理治疗师、作业治疗师、假肢技师、心理医生和社会工作者等。临床康复的任务主要是截肢术后残肢的处理、假肢安装前后的训练及并发症的处理。

二、康复评估

（一）全身状况评估

评估内容包括患者的年龄、性别、截肢日期、截肢部位、截肢水平、术后伤口处理、患者的心理素质及精神状态、家庭和工作情况、经济状况、住院及假肢费用的来源等，尤其应注意截肢原因、是否合并其他系统疾病，目的是判断患者能否装配假肢，能否承受佩戴假肢后的功能锻炼以及有无终身利用假肢活动的能力。

（二）残肢的评估

残肢的状况对假肢的安装和佩戴假肢后的代偿功能有着直接的影响，对残肢的评定如下。

1. 残端外形

为了适应现代假肢全面接触、全面承重的应用，理想残肢的外形是圆柱状，可减少因残端的血液循环差而发生的一系列并发症。

2. 关节活动度

髋、膝关节活动受限，对下肢假体的代偿功能将产生不良影响，甚至不能安装假肢。

3. 残肢的畸形情况

如果膝上截肢伴有髋关节的严重屈曲外展畸形，膝下截肢伴有膝关节严重屈曲畸形，假肢的佩戴就会遇到困难。当小腿截肢伴同侧股骨骨折向侧方成角畸形愈合，将对假肢的动力对线造成影响。因此，在安装假肢时，一定要检查残肢是否有畸形，首先针对残肢畸形进行被动矫正，调整好假肢的工作台对线、静力对线和动力对线。

4. 皮肤状况

皮肤的瘢痕、溃疡、窦道、游离植皮、皮肤松弛、臃肿、皱褶等都会影响假肢的佩戴，尤其是皮肤的血液循环和营养状况更为重要，残肢皮肤失去神经支配，感觉减弱甚至丧失时，假肢的压迫易造成皮肤的溃疡。

5. 残肢长度

对假肢种类的选择，残肢对假肢的控制能力，对假肢的悬吊能力、稳定性和代偿能力等都有着直接的影响。一般分为短、中长残肢。

6. 肌力情况

检查全身及患肢的肌力，尤其对维持站立和行走的主要肌群更要注意。因为肌力不佳将影响残肢对假肢的控制力，使残肢的代偿功能减弱，如主要肌力小于3级，不宜装配假肢。

7. 残肢痛和幻肢痛

评估残肢疼痛的时间、诱因和程度，进一步确定引起残肢痛的原因，设法妥善解决。幻肢痛常见于截肢术前就存在肢体疼痛的患者，如肢体恶性肿瘤、血栓栓塞性脉管炎、外伤性神经撕脱或粘连等。

（三）其他肢体的评估

其他肢体状况直接影响截肢后的康复过程，也影响着截肢假体的安装。一侧上肢瘫痪，将影响对侧上肢假体的佩戴；当一侧下肢功能障碍时，就会严重影响对侧下肢假肢的安装。如一侧小腿截肢，而对侧髋关节畸形和伴有髋部周围肌肉麻痹，这对佩戴假肢后的功能锻炼和假肢的使用都造成一定的影响。

（四）佩戴临时假肢后的评估

临时假肢是在截肢术后，残肢尚未定型良好，为训练而制作的接收腔，一般使用石膏或高分子材料制作而成，安装骨骼式支撑部件，用于训练。临时假肢可分为普通临时假肢和手术后即装临时假肢两种。一般截肢术后2周拆线，术后3周即可安装佩戴临时假肢。

1. 临时假肢接受腔评估

所谓接受腔是指假肢上用于容纳残肢、传递残肢与假肢间的作用力，连接残肢与假肢的腔体部件。评定包括接受腔的松紧是否合适，是否全面接触，全面承重，有无压迫、疼痛等。

2. 假肢悬吊能力评估

观察是否有上下窜动，即唧筒现象。可通过站立位残肢负重与不负重时拍摄残肢 X 线片，测量残端皮肤与接受腔底部的距离变化来判断。

3. 假肢对线检查

评定生理力线是否正常，站立时有无身体向前或向后倾倒的感觉等。

4. 残肢情况评估

观察皮肤有无红肿、硬结、破溃、皮炎及残端有无接收腔接触不好、腔内负压造成局部肿胀等。

5. 步态评估

步态与截肢水平、残肢情况及其他肢体状况、假肢种类、装配技术、患者年龄和心理素质、康复训练等有直接关系。要观察行走时的各种异常步态，分析其产生原因，并予以纠正。

6. 上肢假体的评估

检查悬吊带与操纵索系统是否合适。评估假手自口唇到会阴范围内的开闭功能、协调性、灵活性，尤其是日常生活活动能力的评定。

对于评估发现的问题要认真处理，经过穿戴临时假肢的康复训练，待残肢已定型良好，且残肢的周径在连续穿戴假肢 2 周后不再改变时，就可以安装和穿戴永久性假肢。

（五）佩戴永久性假肢的评估

1. 上肢假体

①假体本身：假肢长度是否与接受腔适合；肘关节屈伸活动范围；前臂旋转活动范围；肘关节完全屈曲所需要的肩关节屈曲角度；肘关节屈曲所需要的力，控制系统的效率要在 50% 以上；肘关节屈曲 90° 假手的动作；肘关节组件的不随意动作；对旋转力和拉伸力的稳定性。②日常生活活动能力：主要是观察一侧假手辅助正常手动作的能力。

2. 下肢假体

①假体本身：制作接受腔情况是否良好，重量是否控制在最小限度，与健侧比较，膝关节和踝关节活动有无异常声音等。②站立位：检查残肢是否安全纳入接收腔，双侧下肢是否等长（大腿假肢一般较健侧短 1 ~ 2 cm），坐骨承载面、膝关节轴、假脚底部是否呈现水平，膝关节前后方向及内外侧方向的稳定性。③坐位时接受腔是否有脱出，膝关节屈曲 90° 时，假肢侧膝部比健侧高出的最小量，接受腔前上缘有无压迫，接收腔坐骨承载部位对大腿后肌群的压迫，小腿是否垂直。④步态：对于异常步态要正确判断，分析原因，及时纠正。⑤行走能力：评定一般以行走的距离、上下阶梯及过障碍物的能力等作为标准。

行走能力因截肢部位及平面不同而异，除去其他因素，一般截肢水平越高行走能力越差。

三、康复治疗及护理

康复治疗及护理的目标是尽可能重建丧失的肢体功能；防止或减轻截肢对患者身体健康和心理活动造成的不良影响；刺激潜在能力的恢复或代偿已丧失的功能，防止残肢肌肉萎缩；尽快使患者恢复正常的功能，提高生活质量。

（一）心理康复

截肢是对患者的一个巨大打击，其心理状态一般经过震惊、回避、承认和适应四个阶段。在前两个阶段，患者常表现为悲观、沮丧、孤立的态度，在家庭、婚姻、工作、生活等问题上忧心忡忡。心理康复的目标在于帮助患者尽快度过这一时期，认识自我价值，重新树立自尊、自信、自强、自立，面对现实，积极投入到恢复功能的训练中去。同时，还要做好患者及其家庭成员的咨询工作，让其了解截肢后的伤残程度和假肢的选择；截肢后可能发生的并发症，并介绍康复计划、方法、所需时间和费用等。

（二）残肢的康复及护理

促使残端消除肿胀、早日定型，预防各种残肢病发生，保持残端关节的活动范围和肌力，以适应下一步装配假肢。

1. 弹性绷带包扎

术后及伤口拆线后，持续进行弹性绷带包扎，是预防或减少残肢肿胀及过多的脂肪组织，促进残肢成熟定型的关键步骤。包扎要点即从残肢远端向近端包扎，远端包扎较紧而近端略松，以不影响残端血液循环为宜。并可经常给予均匀的压迫和按摩来减轻残端疼痛，促进软组织恢复，防止肌肉萎缩。

2. 功能训练

（1）保持正常姿势

由于截肢切断了相拮抗的肌群，大腿截肢后，髋关节常有屈曲、外展的趋势，小腿截肢后，膝关节常有屈曲的趋势。为减少疼痛，患者极易采取这种不良体位而导致关节屈曲位挛缩。截肢使得肢体失去平衡，若忽略训练和早期安装假肢，往往会引起骨盆倾斜和脊柱侧弯，影响假肢安装后的步态和步行能力。截肢术后第 1 天起，须每日坚持数次俯卧，预防不良姿势产生。

（2）残肢训练

早日开始功能锻炼，对防止患肢痛有重要作用。小腿截肢者，应增强膝关节屈伸肌，尤其是股四头肌肌力训练；大腿截肢者，术后第 6 天开始主动伸髋练习；术后 2 周，若残肢愈合良好，开始主动内收训练和髋关节的外展肌训练；髋关节离断者，进行腹背肌和髂腰肌的练习。

3. 躯干肌训练

进行腹背肌训练为主，并辅以躯干的回旋、侧向移动及骨盆提举等动作。

4. 健侧腿训练

下肢截肢后，其残侧的骨盆大多向下倾斜，致使脊柱侧弯，往往初装假肢时总感到假肢侧肢体较长。镜前做站立训练，矫正姿势，并以在无支撑的情况下能保持站立 10 分钟为目标。站立位的膝关节屈伸运动，目标是至少能连续屈伸膝关节 10 ~ 15 次。

四、健康教育

（一）保持适当的体重

现代假肢接受腔形状和容量十分精确，一般体重增减 3 kg 就会引起接受腔的过紧或过松，使得接受腔极不适合。下肢截肢穿戴假肢的患者的能量消耗较正常人大得多，且截肢水平越高，耗能越大，体重越大，消耗能量越大。肥胖者残肢的长度与残肢的横径的比值减少，残肢外形接近半圆形，残肢对假肢的控制力减弱，不利于假肢的代偿功能。

（二）防止残肢肿胀或脂肪沉积

告诉患者只要取下假肢，即将残肢用弹力绷带包扎，这是防止残肢肿胀和脂肪沉积最好的办法。

（三）防止残肢肌肉萎缩

残肢肌肉训练对防止萎缩非常重要，小腿截肢要做幻足训练，大腿截肢要做幻膝关节的伸直和屈曲训练，即残留的股四头肌和腘绳肌训练。

（四）保持残肢皮肤和假体接收腔的清洁

经常清洗残肢袜套和接受腔。防止残肢皮肤发生红肿、肥厚、角化、溃疡、过敏性皮炎等，保持残肢皮肤健康。

（五）避免并发症

注意安全防护，避免跌倒等意外；密切观察残肢变化，定期随访，防止残肢并发症。

第八章　临床常见慢性疾病的康复护理

第一节　冠心病的康复护理

一、概述

冠状动脉粥样硬化性心脏病（coronary atherosclerotic heart disease，CHD），简称冠心病，是指冠状动脉粥样硬化使血管狭窄、闭塞，或因冠状动脉功能性改变（痉挛）导致心肌缺血缺氧或坏死而引起的心脏病，统称冠心病，也称缺血性心脏病（ischemic heart disease）。根据冠状动脉病变的部位、范围、血管阻塞程度和心肌供血不足的发展速度不同，可分为无症状型冠心病、心绞痛型冠心病、心肌梗死型冠心病、缺血性心肌病型冠心病、猝死型冠心病五种类型。冠心病是当今威胁人类健康的主要疾病之一，冠心病的发病与高脂血症、高血压、吸烟、肥胖、缺乏体力活动及社会心理等因素有关。

冠心病康复是指综合采用主动积极的身体、心理、行为和社会活动的训练与再训练，帮助患者缓解症状，改善心血管功能，在生理、心理、社会、职业和娱乐等方面达到理想状态，提高生活质量。冠心病康复包括心肌梗死、心绞痛、隐性冠心病、慢性缺血性心脏病、冠状动脉分流术（CABG）后和冠状动脉腔内成型术（PTCA）后及其他冠状动脉介入治疗后的康复。现代心脏康复的观点强调早期下床和运动训练、早期重复运动实验、健康教育和健康行为建立等方面。冠心病早期康复不仅可明显缩短急性心肌梗死患者的住院天数和提前回归社会，而且还可通过控制危险因素减少其冠心病的复发率、降低发病率和病死率。

二、康复评估

（一）主要功能障碍

冠心病除了由于心肌供血不足直接导致的心脏功能障碍以外，还可产生一系列继发性躯体和心理障碍，它主要引发患者以下几个方面的功能障碍。

1. 心血管功能障碍

患者活动后心脏负荷增加、氧耗增加，造成已存在冠状动脉粥样硬化的心肌缺血。

同时，冠心病的发生又可限制患者的体力活动，从而使心血管系统适应性降低，导致循环功能减退。

2. 呼吸功能障碍

冠心病患者由于横膈活动度降低，通气及换气功能障碍，运动和耐力降低。长期心血管功能障碍可导致肺循环功能障碍，降低了肺血管和肺泡气体交换的效率，从而易诱发或加重缺氧症状。

3. 代谢功能障碍

脂肪和能量物质的相对或绝对摄入过多及缺乏运动是代谢功能障碍的基本原因。患者主要是脂质代谢和糖代谢障碍，如血胆固醇和三酰甘油增高，高密度脂蛋白胆固醇降低。同时缺乏运动还可导致胰岛素抵抗，除了引起糖代谢障碍外，还可促使形成高胰岛素血症和高脂血症。

4. 全身运动耐力减退

冠心病可导致机体摄氧能力和氧化代谢能力降低，从而造成全身运动耐力的减退。

5. 心理行为障碍

冠心病患者常伴有不良生活习惯或心理障碍等，同时，长期的卧床制动会增加患者的恐惧和焦虑情绪，这些负面的心理行为障碍也是影响患者日常生活和治疗的重要因素。

（二）康复评估内容

通过对患者病史、体格检查和心电图、心功能分级、电生理、超声心动图、多普勒组织成像、心脏导管检查及核素扫描测定心功能、运动负荷试验等有创或无创检查结果的分析来评估患者心血管的功能状况。在此基础上，进行日常生活活动能力、社会参与能力、行为类型的评估对冠心病的康复治疗与护理同样具有重要的意义。康复评估可为制订运动处方、观察疗效、指导活动、判断预后等提供客观依据。

三、康复治疗

冠心病的康复治疗主要包括医疗性运动（处方运动）、心理治疗、作业治疗、行为治疗及危险因素矫正等。康复治疗计划应力求最小的危险和最大的恢复，其治疗原则是减轻患者的生理和心理影响，减少再梗死和猝死的危险，控制症状，稳定或逆转动脉硬化过程。

（一）适应证与禁忌证

1. 适应证

隐性冠心病、稳定性心绞痛、急性心肌梗死、安装心脏起搏器、经皮冠状动脉气囊腔内成形术后、冠状动脉旁路术后和心脏移植术后的患者。具体要求：①Ⅰ期康复，患者生命体征稳定，无明显心绞痛，安静心率＜110次/min，无心衰、严重心律失常和心源性休克，血压基本正常，体温正常。②Ⅱ期康复，与Ⅰ期相似，患者病情稳定，运动能力达到3个代谢当量（MER）以上，家庭活动时无显著症状和体征。③Ⅲ期康复，临床病情稳定者，包括陈旧性心肌梗死，稳定型劳力性心绞痛，隐性冠心病，冠状动脉分流术和腔内成型术后，心脏移植术后或安装起搏器后。

2. 禁忌证

凡是康复训练过程中可诱发临床病情恶化的情况都被列为禁忌证，包括原发病临床病情不稳定或合并新临床病症，如：①急性全身性疾病或体温超过38℃；②安静时血压≥200/100 mmHg（26.7/13.3 kPa）或血压低于平常20 mmHg（2.67 kPa），除外药物因素；③新近全身或肺部栓塞；④不稳定性心绞痛；⑤急性心肌炎或心包炎；⑥严重的主动脉狭窄；⑦严重心律失常、心衰或心源性休克；⑧血栓性静脉炎等情况。此外，患者不理解或不合作者也不宜进行康复治疗。

（二）康复治疗方案及程序

1. 冠心病Ⅰ期康复

（1）康复治疗目标

通过适当的活动，减少绝对卧床休息所带来的不利影响，争取尽早生活自理和出院，从监护下的活动过度到家中无人监护和安全的活动。当急性心肌梗死患者的生命体征稳定，无明显心绞痛，安静心率＜110次/min，无心衰、严重心律失常和心源性休克时即可开始渐进性体能活动。具体目标为低水平运动试验阴性，可以按正常节奏连续行走100～200 m或上下1～2层楼而无症状和体征；运动能力达到2～3 METs，能够适应家庭生活；患者理解冠心病的危险因素及注意事项，在心理上适应疾病的发作和处理生活中的相关问题。

（2）治疗方案与监护

一旦生命体征稳定，无合并症时即可开始，床上活动从床上的肢体活动开始，也包括呼吸训练，以循序渐进地增加活动量为原则。肢体活动一般从远端肢体的小关节活动开始，从不抗地心引力的活动开始，强调活动时呼吸自然、平稳，没有任何憋气和用力的现象，以后逐步开始抗阻活动。抗阻活动可以采用捏气球、皮球，或拉皮筋等，一般不需要专用器械。吃饭、洗脸、刷牙、穿衣等日常生活活动可以早期进行。根据患者的自我感觉，尽量进行可以耐受的日常活动。活动时心率增加＜10次/min，次日训练可以进入下一个阶段。如运动中心率增加20次/min左右，则需要继续同一级别的运动。如心率增加超过20次/min或出现任何不良反应，则应退回到前一阶段运动，甚至暂时停止运动训练。为了保证活动的安全性，可在医学或心电监护下开始所有新的活动，徒手体操十分有效。

2. 冠心病Ⅱ期康复

康复的目标是保持并进一步改善出院时的心功能水平，逐步恢复生活完全自理，提高生活质量。此期的康复治疗原则为保持适当的体力活动，逐步适应家庭活动，等待病情完全稳定。适用于患者运动能力达 3METs 以上，临床病情稳定的心肌梗死患者、冠状动脉分流术后和冠状动脉腔内成形术后患者。此期的康复活动多是在家庭或有专门康复医疗设备的医院内进行的，在回家的前 1 ~ 2 周内患者需要最初的适应，所以应只保持出院前相同的运动水平，即保持每日的步行和出院计划中的身体活动。当患者确认自己没有任何不适，并已习惯每日的身体活动量后，再逐渐进入正规的康复训练。因心肌梗死后瘢痕形成需要 6 周左右的时间，在此之前，患者仍有恶化的可能性。

（1）常用的运动方式

包括户内外的行走，医疗体操，气功，家庭卫生，厨房活动，园艺活动或在邻近区域购物，作业治疗等。

（2）运动训练强度

运动训练的强度（即靶强度）可用心率、心率储备、METs、主观记录劳累记分等方式表达。靶强度与最大强度的差值是训练的安全系数。运动强度应逐步达到最大耗氧量的 60% ~ 80% 或年龄预期最大心率的 70% ~ 85%。

（3）运动锻炼时间

每次运动时间应逐渐达到 20 ~ 30 分钟（包括准备运动和整理运动在内），训练频率指每周训练的次数，应逐步达到 3 ~ 4 次 / 周。

（4）安全监护

一般活动，无需医生监测，但在进行较大强度活动时，可采用远程心电图监护系统监测，或由专业的康复人员多次观察康复治疗程序，以确立安全性。对于在运动中没有异常表现的患者可以通过自我监护或在家属的帮助下过渡到无监护活动。对于运动中出现较明显异常者（如较严重的心律失常），则至少应每周 3 次到医院康复门诊进行监护下的康复运动训练。患者在恢复后期应进行功能性运动试验，以评估身体负荷能力和心血管功能，试验中一旦 ST 段显著下移即可评估出最大身体负荷能力，功能性试验的结果可用于决定患者是否能恢复工作、锻炼及性活动，并且可用于评价治疗效果。进行运动试验的早晚主要取决于心脏损伤的范围、患者年龄、重返工作的愿望。个别年龄大、危险性高的患者，可能只能持续停留在低水平的运动训练。

3. 冠心病Ⅲ期康复

康复的目标是巩固康复成果，控制危险因素，改善和提高心血管功能和体能，最大限度地恢复其生活和工作。此期的康复治疗原则为以大肌群活动和等张运动为主，选择性地增加等长运动以改善肌力和耐力，并经过审慎耐心的康复后，以提高患者日常生活活动能力和改善预后。此期为冠心病的重要康复阶段，主要是针对那些病情处于较长时期稳定状态的冠心病患者，康复程序一般为 2～3 个月，自我锻炼应该坚持终身。

此期应以等张和节律性的有氧运动为主，通过运动训练可以增加外周骨骼肌和自主神经系统适应性，改善外周和中心血流动力学及心功能，从而提高人体的运动能力。此外，有氧运动还可降低冠心病的危险性，控制血压、血脂、血糖水平，改善糖耐量和心理状态。

（1）常用运动方式

常有行走、慢跑、骑自行车、游泳、瑜伽等，但无论哪一种方法都要注意安全，尤其是那些有中度或有明显骨质疏松的患者应防止出现骨折和意外。在增强心血管功能的同时，改善肌力及耐力也很重要。无论何种类型的运动训练，运动处方中都应明确写出应做的准备活动、训练活动和整理活动。

（2）运动训练强度

运动一般持续 10～60 分钟，在额定运动总量的前提下，训练时间与强度成反比。

（3）运动训练频率

多数采用每周 3～5 天的训练频率。

（4）合适运动量主要标志

运动时稍出汗，轻度呼吸加快但不影响对话，早晨起床时感舒适，无持续的疲劳感和其他不适感。

四、康复护理

（一）I 期康复护理

1.康复护理目标

保持现有的功能水平和防止"废用"的出现；解除焦虑和忧郁，增强信心；缩短住院天数，使患者能够适应家庭生活，并理解冠心病的危险因素和注意事项，在心理上适应疾病的发作和处理生活中的相关问题，为出院后的康复打好基础。

2.康复护理措施

（1）心理护理

早期的心理康复护理是急性心肌梗死早期康复的先导，是成功的保障。突然的心前区疼痛、胸闷等症状使患者产生濒死感及对死亡的恐惧感，而工作人员紧张的工作氛围，监护仪的提示警铃声，陌生的环境，让其感到压抑、紧张和焦虑，此时应将患者安置在安静、舒适的环境，同时安慰患者，减轻患者的焦虑抑郁程度，减少患者的不适感，促进心脏功能的恢复。

（2）合理饮食，排便通畅

心肌梗死患者在急性期进餐时宜采取半卧位，半卧位进餐能减轻心脏负荷并有助于心理及消化功能改善。鼓励患者适量摄入蔬菜、水果等含高纤维素的食物，早期活动可促进肠蠕动，增加食欲，利于排便，必要时遵医嘱适当给予缓泻剂，避免排便时过度用力而加重病情，甚至猝死。

（3）康复方案调整与监护

严格掌握急性心肌梗死康复的适应证和禁忌证，康复护理计划应遵循个体化原则，根据患者年龄、体质、心梗部位、面积、病后心理反应、有无基础疾病、并发症等制订和调整方案。此期主要在床上活动，可早期进行呼吸训练和 ADL 能力训练，床上活动一般从肢体活动开始，从远端小关节开始，从不对抗地球引力活动开始，注意活动时呼吸自然和平稳，无任何憋气和用力现象。以后逐步开始抗阻力活动，可采用捏气球、皮球等，一般不用专用器械，徒手操作有很好的效果。

当患者出现如下症状应暂停运动或减少运动强度或将运动强度返回到前一阶段水平：心率增加到 120 次 /min 以上；收缩压上升 30 mmHg 以上或下降 20 mmHg 以下；心电图提示 ST 段上升 > 2 mm 或下降 > 1 mm 以及重度心律失常如频发室早；自觉胸痛、心悸、呼吸困难、面色苍白、疲劳、眩晕、出冷汗、步态蹒跚等。

（4）制订出院计划

当患者能顺利达到训练目标后，在出院前应制订一个完整的家庭康复计划，以实施在家中的 Ⅱ 期康复。此计划应包括在家中的康复训练处方和训练注意事项，以及必要的急救知识的宣教咨询等。

（二）Ⅱ期康复护理

1. 康复护理目标

防止心脏功能的退步，保持和进一步改善出院时的心脏功能水平；从日常生活自理逐步过渡到恢复正常的社会生活，包括家务劳动、娱乐活动等，提高生活质量；获得心理的恢复，克服忧郁、压抑和消沉的心态，使患者恢复治疗的信心；针对患者自己的危险因素改变原有的生活习惯，主动地改变患者自己的生活方式并介入所处的环境和社会。

2. 康复护理措施

（1）康复活动监测

嘱患者康复活动注意循序渐进，禁止过度用力，活动时不可有气喘和疲劳，所有上肢超过头顶的活动均为高强度活动，应避免或减少。训练时要注意保持一定的活动量，可制订合理的作业和日常活动的程序，但应减少不必要的动作和体力消耗。在Ⅰ期康复宣教的基础上，再次对患者和家属讲解可能发生的疾病恶化和运动造成的严重反应的主要表现以及处理方式。

（2）指导运动训练

要鼓励患者终身运动，定期检查和修正运动处方，避免过度训练和竞技性运动，冠心病病人以低强度和中等强度运动训练较为安全。根据患者的年龄、性别、个性爱好、相应的临床表现、治疗目标等，在确保安全的前提下，因人而异的制订个体化康复运动方案，合适的运动量是在运动时稍出汗，轻度呼吸加快，但不影响说话，次日晨起感觉舒适，无持续的疲劳感和其他不适感。运动时如出现胸部不适、无力、气短、骨关节疼痛等应停止运动，及时就医检查处理。坚持锻炼，持之以恒，才能使疗效逐渐积累，以恢复和提高自理能力。

（3）门诊随访

患者每周需要门诊随访一次，有任何不适均应暂停活动，及时就诊。

（三）Ⅲ期康复护理

1. 康复护理目标

在安全的前提下，巩固Ⅱ期康复成果，以明显改善患者的临床表现，提高心血管功能和身体活动能力；休息或运动时心电图无变化或与以前心电图比较有改善；日常活动时不引起心绞痛发作；进一步改善患者的心理状态和控制危险因素的主动性；最大限度地恢复患者的生活与工作能力。

2. 康复护理措施

（1）康复运动方案的选择

根据患者的年龄、性别、个性爱好、疾病诊断和病期、相应的临床表现、治疗目标、心理状态和需求等，在确保安全的前提下，因人而异，制订个体化的康复运动方案，循序渐进。根据患者兴趣选择训练项目，兴趣可以提高患者参与并坚持康复治疗的积极性和主动性，使康复活动更具系统性和长期性。

（2）定期检查和修正运动处方

注意周围环境因素对运动康复的影响，如寒冷和炎热气候要相对降低运动量和运动强度。避免过度训练和竞技性运动。只在感觉良好时运动。遇感冒或发热时，应在症状和体征消失2天以上再恢复运动。不宜在饱餐、饮浓茶及咖啡后2小时内锻炼，运动后也勿立即洗浴。如出现胸部不适、无力、气短、骨关节疼痛等应停止运动，及时就医。

五、健康教育

心血管健康的四大基石为合理膳食、戒烟、戒酒、适量运动。通过三级预防来达到预防冠心病发作和死亡的目标，只要没有禁忌证，心脏康复适用于所有心脏病患者。

（一）疾病知识指导

鼓励患者阅读相关报刊杂志并建立相关的网络和电话随访活动，通过讲座、问答或发放宣传资料的形式，向患者及家属介绍心脏正常的解剖与功能，冠心病的基本知识，做好自我防护知识指导，使之了解冠心病的危险因素与预防，如避免感染、便秘、失眠、饱餐、情绪激动等诱因，并能适时简单处理突发心脏事件。

（二）饮食指导

宜低热量、低动物脂肪、低胆固醇、低盐、适量蛋白、易消化清淡的食物；多食富含不饱和脂肪酸的食品，如鱼类；多食富含维生素 C 和粗纤维的新鲜蔬菜和水果；少食多餐，避免过饱，严禁暴饮暴食。

（三）心理干预

松弛患者的情绪，通过暗示、说服、解释、保证、教育等对患者施加良好的心理影响，教会患者处理应激的技巧和放松方法，纠正 A 型行为，保持心理平衡。合理安排作息，保持情绪稳定。

（四）运动指导

运动可改善 CHD 患者周围血管尤其是动脉的内皮功能，要鼓励患者终身运动。但在心脏康复的个体运动处方中，训练水平应根据患者的实际情况直接决定，实践证明低强度和中等强度运动训练的作用并不亚于高强度的运动训练，且较安全。

（五）戒烟与限酒

吸烟对心血管的危害与吸烟指数（即吸烟支数 / 天 × 吸烟年限）的平方成正比。而酒精可兴奋大脑，增加交感张力，促使加压素的释放，引起高血压，并可促进血小板的聚集与血栓形成。而大量酗酒可增加热量和使胆固醇增高，故应劝患者戒烟、限酒，调整生活方式。

（六）用药指导

按医嘱服药治疗，对长期使用阿司匹林、他汀类药物者，建议在医生的指导下遵循用药法则，并在家中常备或随身携带硝酸甘油等急救药物，以便发病时自己或家人能及时取到并服用。此外，应经常注意药物有效期，硝酸甘油应放在深色密闭玻璃瓶内。

（七）定期随访

对冠心病患者，早期应注意控制病情的发展，积极参加康复治疗，并定期到医院检查。

第二节　糖尿病的康复护理

一、概述

糖尿病是由多种病因引起的以慢性高血糖为特征的全身代谢性疾病。其发病与遗传和环境因素有关。按病因把糖尿病分为四种类型：1 型糖尿病，即胰岛素依赖型（insulin dependent diabetes mellitus，IDDM）；2 型糖尿病，即非胰岛素依赖型（non-insulin dependent diabetes mellitus，NIDDM）；其他特殊类型糖尿病和妊娠期糖尿病。以 1 型和 2 型糖尿病较常见，在我国目前糖尿病已成为仅次于心脑血管疾病和肿瘤的第三大死亡原因，而造成糖尿病患者致死、致残的重要原因则是糖尿病的慢性并发症，严重糖尿病或血糖长期得不到控制可引起肾脏、神经和血管等系统广泛受损，糖尿病已成为威胁人类健康的社会公共卫生问题。

二、康复评估

（一）主要功能障碍

典型的糖尿病主要表现为多尿、多饮、多食和消瘦乏力，即"三多一少"症状。糖尿病早期功能障碍主要与血糖的控制有关，如低血糖症、高血糖症、酮症等。远期功能障碍主要是大血管和微血管，以及神经系统病变。糖尿病常见的急性并发症有高血糖昏迷、低血糖昏迷、感染等。慢性并发症有高血压、脑卒中、冠心病、肾衰竭、血管神经病变以及眼和足的并发症。因此，要重视糖尿病的早期诊断和早期治疗。

（二）诊断标准

1.WHO 确定的糖尿病诊断标准

"三多一少症状" + 随机血糖 ≥ 11.1 mmol/L；或空腹血糖（FPG）≥ 7.0 mmol/L；或口服葡萄糖耐量试验（OGTT）中餐后 2 小时血糖（2HPG）≥ 11.1 mmol/L。症状不典型者，需另一天再作测定。

2. 糖化血红蛋白 A1（GHbA1）测定

已成为糖尿病控制的重要监测指标之一，其可反映检测前 4 ～ 12 周血糖的总体水平。

三、康复治疗及护理

（一）治疗方案及康复目标

1. 基本治疗方案

是饮食疗法、运动疗法、药物疗法，而糖尿病的教育、心理治疗和病情监测是保证三大治疗能充分发挥作用的必要手段。

2. 康复目标

缓解高血糖、高血脂等代谢紊乱所引起的各种病症，使血糖、血脂降到正常或接近正常水平，体重恢复或接近正常水平并保持稳定；尽可能避免各种慢性并发症的发生，或发生时能及时发现和处理，防止其进一步发展；改善糖尿病患者的生活质量。

（二）治疗及护理措施

1. 饮食疗法

是糖尿病治疗中最基本的治疗方法，目的是控制血糖、维持理想体重，最大限度减少或延缓各种并发症的发生。因此，无论何种类型或情况都适用。饮食疗法原则是摄取适量的热量、营养均衡及正确而规律的饮食习惯。宜予低糖、低脂、高维生素、富有蛋白质和纤维素的饮食。护理人员在治疗前要向患者介绍饮食疗法的目的、意义以及具体措施，以取得患者的配合。具体包括以下几方面。

（1）控制每日总热量

是糖尿病患者饮食护理的首要措施，对每日总热量的限制以维持理想体重为原则，肥胖者应严格限制总热量，而消瘦者可适当放宽，还应考虑儿童正常生长发育的需要，妊娠与哺乳者也必须保证充足的营养，老年人比成年人热量摄入要低。①可按患者年龄、性别、身高计算标准体重，标准体重（kg）= 身高（cm）–105。②根据标准体重和活动情况计算每日所需的总热量。成年人休息状态下每日每公斤理想体重给予热量 25 ～ 30 kcal（105–126 kJ），轻体力劳动者 30 ～ 35 kcal（126 ～ 146 kJ），重体力劳动者 40 kcal（167 kJ）以上。

（2）三大营养物质的适当比例和摄入量

①碳水化合物：糖尿病患者的膳食中，碳水化合物应占总热量的 55% ～ 65%，并严格限制单糖和双糖的摄入。②蛋白质：成人糖尿病患者的蛋白质摄入量为每日每公斤理想

体重 1.0g 左右,占总热量的 10% ~ 20%。③脂肪:糖尿病患者脂肪的需要量为每日每公斤理想体重 0.6 ~ 1.0 g,占总热量的 20% ~ 25%,其中饱和脂肪酸(动物性脂肪)应少于 1/3,并以不饱和脂肪酸(植物性脂肪)为主。

(3)维生素和微量元素的补给

糖尿病患者要注意维生素和微量元素充足供给,维生素广泛存在于动植物食品、乳制品、新鲜蔬菜和水果中,糖尿病患者只要注意均衡摄入各类食品,一般就能避免维生素和微量元素的缺乏。

(4)食物的选择

纤维素是一种多糖化合物,增加摄入膳食纤维可改善高血糖症状,减少胰岛素和口服降糖药的应用剂量,主食应多食麦麸、南瓜、玉米、豆类食品,副食应多吃芹菜、卷心菜、黄瓜、西红柿等含糖少的蔬菜。

(5)食品的交换

食品的交换是指在热量相等的情况下,患者可以按照食品的营养成分进行相互替换,可以使用食品交换表,在保证营养素均衡摄入的同时,注意照顾到患者的生活质量。食品交换份是指能够产生 90 kcal 热量的食物为一个食品"份"(1 kcal=4.184KJ),即每日总热量 +90 kcal= 需要的食品"份",如每日总热量为 1 800 kcal ÷ 90 kcal=20 份,将膳食总热量换算成食品数量,病人每日对所需膳食总热量选择适合自己一天的食谱,按食品交换份表选择相同热量的同组食物,按照自己的口味和饮食习惯进行换算,此方法简单易行。

(6)饮食疗法的注意事项

①计算饮食量要结合患者平日的饮食量、心理特点、平日活动量等个体差异,不能单纯应用理论计算。②要充分尊重患者的个人饮食习惯、经济条件和市场条件,尽量争取患者能与家属一起进餐。③要注意患者进餐与血糖、尿糖变化的规律,如血糖和尿糖增多,饮食要适当减少,而当胰岛素用量较大时,两餐间或晚睡前应加餐,以防止低血糖反应的发生。

2.运动疗法

主要适用于 NIDDM 无并发症的肥胖和超重者、病情稳定、IDDM 血糖控制良好、无酮症酸中毒的患者。运动疗法有助于降低血糖;改善心功能,增加肾血流量,最终改善肾功能;改善中枢神经的调节作用,促进机体内新陈代谢,减轻精神紧张及焦虑;促进健康,增加机体抵抗力,减少感染机会;增强自信心,提高生活质量;预防或延缓糖尿病并发症的发生,从而减少、减轻本病的致残率和致死率,其为糖尿病康复治疗的基本方法之一。

（1）运动处方

运动处方应根据患者的工作、生活习惯、个体差异及病情而定。通常采用将风险降至最低的个体化运动处方，一般取运动试验最高心率的70%～80%作为靶心率。运动持续的时间可以根据个体的耐受能力，一般以每次20～30分钟为佳，每天1次或每周运动3～4次。糖尿病患者最适宜的是低至中等强度的有氧运动，即有较多肌群参加的持续性周期性运动，如步行、慢跑、登楼、游泳、划船、有氧体操及球类等活动，也可利用活动平板、功率自行车等器械来进行，运动方式因人而异。

（2）运动疗法注意事项

①运动方案制定应详细地询问患者病史及体格检查，并进行血糖、血脂、血酮、肝肾功能、血压、心电图、运动负荷试验、胸片、关节和足的检查，还要根据每位患者的生活、工作习惯和个体差异制定运动处方。运动前应随身携带糖尿病急救卡（注明姓名、地址、电话号码），以及携带饼干或糖果，并随时补充水分。

②运动实施前后要有热身活动和放松活动，以避免心脑血管事件发生或肌肉关节的损伤。病情控制不佳的病人、有急性并发症的病人、慢性并发症在进展期的病人不宜参加运动。

③运动训练的时间最好安排在餐后1～2小时进行，清晨空腹时不宜运动；用胰岛素治疗的患者在药物作用高峰时避免运动；胰岛素注射部位以腹壁脐旁为宜，应尽量避开运动肌群，以免加快该部位胰岛素吸收，以免引起低血糖反应。

④在运动中，出现胸痛、胸闷症状，应立即停止运动，原地休息，含服硝酸甘油，如不缓解应立即就医。最好与他人一起运动，发生意外时可得到及时救助。若发生低血糖应立即停止运动，口服含糖饮料或食品，若不能缓解，应立即就医。

⑤运动后不宜立即洗冷水浴或热水浴，以免引起血压升高或降低，并仔细检查有无足部皮肤损伤。适当参与家务劳动，但需提醒患者一般的家务劳动并不能代替运动治疗。

⑥糖尿病患者应避免激烈运动，开始尽量在医护人员监护下实施，然后逐渐过渡到自我监护下完成，要定期复查，并根据饮食、药物治疗等情况调整运动量，如在运动后神清气爽，体力增进，血糖和血脂下降为康复运动有效果；反之，多饮、多食、多尿症状加重，血糖和尿糖增多或并发症的出现则应减量直至停止运动。

3. 药物疗法

药物治疗分为口服和注射胰岛素治疗两大类。口服降糖药分为磺脲类、双胍类、瑞格列奈、胰岛素增敏剂等；而胰岛素制剂按起效作用快慢和维持作用时间长短又可分为短（速）效胰岛素；中效和长（慢）效胰岛素。在一般治疗和饮食治疗的基础上，根据病情需要选择胰岛素制剂和剂量，同时要监测血糖，及时调整胰岛素剂量。胰岛素泵可模拟正常胰岛素分泌模式，治疗时胰岛素"输注"方式较为符合生理状况，吸收更有预测性，可减少发生严重低血糖反应的危险。

4. 心理护理

糖尿病是一种慢性疾病，病程较长，患者易出现各种心理障碍，如焦虑、失望或易于激动等。而不良的心理行为对病情的控制不利。因此，要重视糖尿病患者的心理干预，采取有效的心理疏导措施，减少对患者的各种不良刺激。通过有计划、有目的地与患者进行交谈，倾听他对病情的诉说，耐心讲解糖尿病的有关知识，采用音乐疗法、座谈会、观光旅游等形式，使患者正确认识疾病，消除不良的心理因素，保持情绪稳定。

5. 预防低血糖

低血糖是糖尿病治疗过程中常见的并发症。轻度低血糖时出现心慌、手抖、饥饿、出冷汗等表现，严重时可昏迷，甚至死亡。

预防低血糖需注意：①注射胰岛素后 30 分钟内进食，药物治疗逐渐加量，谨慎进行调整。②定时、定量进食。③在体力活动前吃一些碳水化合物食物。④不要饮酒过多。⑤如出现上述低血糖症状，意识清醒的病人应尽快口服含糖饮料，如橙汁、糖水、可乐等，或吃一些糖果、点心，意识不清的病人应立即送医院治疗。

6. 糖尿病足的防治

糖尿病足是中晚期糖尿病病人的常见并发症，也是糖尿病致残的主要原因之一。对糖尿病除采取积极控制血糖、改善下肢循环、防治糖尿病并发症等综合治疗外，还应重点放在"高危足"自我护理，尤其对糖尿病史在 5 年以上者必须提高警惕。糖尿病足的特点是下肢疼痛、皮肤溃疡，间歇性跛行和足部坏疽。早期常不被重视，如出现腿部皮肤发凉、足部疼痛和间歇性跛行，晚期则下肢发黑、继发感染、局部溃疡不愈合，严重者导致糖尿病性肢端坏疽，此时不得不采取截肢手术，使病人成为残疾。糖尿病足的防治措施如下：①减轻足部压力，使用治疗性鞋袜，穿合体鞋（不穿高跟鞋），鞋袜要舒适透气。②正确修剪趾甲，经常检查足部有无外伤与破损。③正确处理伤口，对于小伤口应先用消毒剂（如酒精）彻底清洁后用无菌纱布覆盖，若伤口在 2 ~ 3 天仍未愈合应尽早就医。④避免使用碘酒等强烈刺激性的消毒剂和紫药水等深色消毒剂。⑤不用刀削足部鸡眼，不使用鸡眼膏等腐蚀性药物以免发生皮肤溃疡。⑥冬季注意足部保暖。平时可进行患肢伸直抬高运动、踝关节屈伸活动和足趾背屈和跖屈活动等，但禁忌长时间的行走或跑步。

四、健康教育

糖尿病的健康教育是康复护理的一个重要组成部分，应根据患者的具体情况制定糖尿病健康教育计划，通过采用举办专题讲座或看专题录像，发放宣传资料，召开病友联谊会，设立糖尿病患者护理专题门诊或电话随访等多种形式有针对性地开展健康教育，同时强调患者自身在防治糖尿病中所起的关键作用。健康教育的意义不仅是让患者改变不良的生活习惯，了解如何控制饮食及如何服药等，而且还有利于改善患者心理状况，确保糖尿病治疗的完整性、连续性和实效性。

（一）疾病知识宣教

使患者及家属了解糖尿病的基本知识和慢性并发症的危害，使其知道糖尿病是慢性疾病，需要终身治疗，让其以积极心态配合康复治疗的实施。同时，要宣传饮食控制和运动治疗的目的及重要性，使患者达到理想的体重，以延缓和减轻糖尿病慢性并发症的发生或发展。

（二）饮食指导

告知患者及其家属糖尿病饮食原则和基本方法，如各类食品的营养价值、热量计算方法、三餐热量分配比例和如何编制食谱等。根据病情指导患者灵活运用交换表格，选择适合食物，制订出自己的一日食谱，具体方法见临床营养学。

（三）运动训练指导

鼓励适量运动，从短时间、小运动量开始，循序渐进。方法有定量步行法、定距离或定时间的走与慢跑结合、练太极拳和气功等，并告知患者运动实施的方式和运动中的注意事项。

（四）自我监测指导

①疾病的监测：教会患者如何自我观察和记录病情，包括每天饮食、精神状态、体力活动、胰岛素注射及血糖、尿糖、尿酮的检查结果等。②血糖及尿糖检测：指导患者掌握有关检测的具体要求和方法。向患者推荐简单、方便、准确的血糖检测仪，教会其检测血糖、尿糖的方法，使其能进行自我监测。

（五）用药指导

介绍口服降糖药和胰岛素的种类，胰岛素自我注射的方法，使用后可能出现的并发症和不良反应，以及应急处理等。

（六）预防并发症

介绍如何进行皮肤护理及足部护理，如何处理各种应急情况，嘱咐随身携带急救卡，遇到感冒、发热等情况不要停止注射胰岛素，必要时应适当增加剂量，以防酮症酸中毒的发生。

（七）个人行为干预

进行个人卫生指导，患者应注意保持全身和局部清洁，勤换衣裤；让其了解精神因素和不良生活习惯对患者的影响；向患者及其家属进行外出旅游的保健指导，并劝导患者禁烟。

第三节　原发性高血压的康复护理

一、概述

高血压是以体循环动脉血压持续升高为主要表现的疾病，高血压可分为两类，少部分高血压是其他疾病（如慢性肾小球肾炎、肾动脉狭窄、肾上腺和垂体腺瘤等）的一种症状，称为症状性高血压或继发性高血压。而绝大部分高血压的原因尚未完全明了，是一种独立性疾病，称为原发性高血压或特发性高血压，通称为高血压。后者是导致心血管并发症的重要原因。

国际公认的原发性高血压发病的主要危险因素是体重超重、高盐膳食及中度以上饮酒。我国流行病学研究也证实这三大因素与高血压发病显著相关。但目前我国的高血压人群中存在着"三高三低"的特点，即患病率高、危害性高、死亡率高，知晓率低、治疗率低和控制率低。由此可见，我国卫生保健教育及健康知识的普及工作任重道远。

二、康复评估

高血压的评估主要来自患者的家族史、病史、体格检查及实验室检查等资料。首先是对高血压病情进行评估，高血压的诊断包括3个方面的内容：①确定血压水平及其他心血管病的危险因素；②判断高血压的原因（明确有无继发性高血压）；③寻找靶器官损害以及相关的临床情况。通过以上内容的评估有助于进行高血压的分级、危险分层，鉴别高血压原因，并指导诊断措施及预后判断。

（一）高血压病情评估

高血压病情的评估包括血压测定、其他危险因素评定（如血糖、血脂、肝及肾功能等）和确定靶器官损害的辅助检查。

1. 血压测定

血压测定包括诊所血压（CBPM）、自测血压及动态血压3种方法。

通常在未使用抗高血压药物的情况下（多次测量），收缩压 ≥ 140 mmHg 和（或）舒张压 ≥ 90 mmHg 即可诊断为高血压；或既往有高血压史，目前正在使用抗高血压药物，现血压虽未达到上述水平者，也应诊断为高血压。

2. 危险因素评估

目前研究表明，血压升高是导致心血管疾病发病的独立危险因素。研究还表明：年龄、性别、吸烟、血脂异常、超重和肥胖、糖尿病和胰岛素抵抗、C- 反应蛋白、缺少体力活动及心血管病病史也是心血管疾病的危险因素。心血管疾病是多种危险因素综合作用的结果，几种危险因素中度升高时，对心血管疾病的绝对危险可超过单独一种危险因素高度升高造成的危险。

3. 靶器官损害程度

高血压引起的靶器官损害主要表现为心脏、血管、肾脏、眼底、脑等器官功能的损害。

（1）心脏

主要检查有心电图、超声心动图、磁共振、心脏同位素显像、运动试验和冠状动脉造影等。

（2）血管

主要有血管超声检查，探测颈动脉内膜中层厚度（IMT）和斑块，可能有预测脑卒中和心肌梗死发生的价值。

（3）肾脏

主要有测定血清肌酐和尿素氮、肌酐清除率、尿蛋白（微量白蛋白尿或大量蛋白尿）排泄率增加。

（4）脑部

脑部 CT、MRI 检查是诊断脑卒中的标准方法。MRI 检查对有神经系统异常的高血压患者有诊断价值。

（5）眼底

主要有眼底镜检查。按 Wagener 和 Backer 高血压眼底改变分为 4 级。其中 3 级和 4 级视网膜病变者则可以肯定是严重高血压并发症。

根据血压水平、其他危险因素、靶器官损害或糖尿病、并存临床情况（如心、脑血管病及肾病等）、患者个人情况及经济条件等进行高血压危险分层。

（二）功能评定

1. 肢体功能评定

主要包括肢体运动、关节活动度、感觉功能的评估。

2. 认知功能评定

有血管性痴呆或轻度认知功能损害的患者，可采用简易智力量表评估。

3. 生活自理能力评定

日常生活自理能力受限的患者可采用改良巴氏指数（Barthel，BI）评定和功能独立性评分（FIM）评估。

三、康复治疗及护理

高血压治疗的主要目的是最大限度地降低心血管疾病发病和死亡的总危险。达到控制标准：即普通高血压患者血压降至 < 140/90 mmHg；年轻人或糖尿病及肾病患者降至 < 130/80 mmHg；老年人收缩压降至 < 150 mmHg，如能耐受还可进一步降低。

高血压的康复治疗与护理主要强调的是非药物治疗，包括：改变不良生活方式、运动疗法、气功、放松技术、物理治疗、针刺及按摩等。这些康复治疗方法适合于各型高血压病患者。轻度高血压患者单纯用康复治疗可以使血压得到控制；对于中度或重度高血压患者，康复治疗可以有效地协助降低血压，减少药物使用量及靶器官损害，提高体力活动能力和生活质量。

（一）非药物治疗

1. 运动疗法

高血压患者运动治疗侧重于降低外周血管阻力，强调低至中等运动强度、较长时间、大肌群的动力性运动（有氧训练），因为低至中等强度运动更容易被患者接受和坚持，同时出现骨骼肌损伤和心血管并发症的可能性更小。而高强度的运动对患者无益，所以高血压患者不提倡高强度运动。具体训练方法如下：

（1）有氧训练

常用方式为医疗步行、踏车、游泳、慢节奏交谊舞等。步行是最实用易行的有氧训练方法之一。高血压患者进行步行时一定要在医师的指导下，从最初的散步逐渐增加为快速步行。步行时身体略微向前倾斜，双臂自然下垂，前后摆动。身体的全部重量要集中落在脚掌的前部，在行走的过程中，步伐要均匀、稳健。

在锻炼过程中将行走速度逐渐提高到每分钟 120 ~ 140 步，或每小时 5.5 ~ 6 公里。强度一般为最大心率的 50% ~ 60%，或最大吸氧量的 40% ~ 60%；停止活动后心率应在 3 ~ 5 分钟内可恢复正常，每次总的锻炼时间为 30 ~ 40 分钟左右，中间可穿插休息。50 岁以上者活动时，心率一般不超过 120 次 / 分钟。训练效应产生至少需要 1 周时间，达到较显著的降压效应需要 4 ~ 6 周。

（2）抗阻运动

低至中等强度的抗阻训练是有氧训练防治高血压的一个重要补充。上肢抗阻训练时，可采用相当于最大一次收缩力的30%～40%作为运动强度；下肢抗阻训练时可采用相当于最大一次收缩力的50%～60%作为运动强度；每节重复8～10次收缩，8～10节为一个循环，每一循环20分钟内完成，每次训练1～2个循环，每周至少进行2次。训练要从较低运动强度开始，逐步增加阻力，训练过程中避免过度屏气。

（3）传统医学运动训练方法

包括太极拳、降压舒心操和其他形式拳操等。要求锻炼时动作柔和、舒展、有节律、注意力集中、肌肉放松、思绪宁静、动作与呼吸相结合；头低位时，不宜低于心脏水平位置。不宜过分强调高难度和高强度。

（4）注意事项

①锻炼要持之以恒，如果停止锻炼，训练效果可以在2周内完全消失。②高血压并发冠心病时活动强度应适当减小。③不要轻易撤除药物治疗，在很多情况下，康复治疗只是降压治疗的辅助方法，特别是2级及2级以上患者。④不排斥药物治疗，但在运动时应该考虑药物对血管反应的影响。

2.气功和放松技术

（1）气功

包括动功和静功两大类，主要通过调心（意念集中）、调身（姿势或动作）、调息（呼吸）来改善全身功能。高血压患者大多采用放松功法，如松静功、站桩等，强调排除杂念、松静自然、呼吸匀称、会守丹田（脐下）或涌泉（脚心）。每次3分钟左右，每天1～4次。

（2）放松技术

患者取舒适坐位或卧位，宽松衣服，去除眼镜，全身放松，肢体对称。基本步骤包括：患者闭上眼睛，注意呼吸，于呼气时放松，并默念"放松"。逐渐将注意力集中于身体的不同部位，并逐渐放松全身肌肉。一般从头开始，然后由颈至肩、臂、手、躯干、臀、腿和足。应该注意从多种方式中选择最适于该患者的放松方式。治疗结束时，让患者缓慢睁开眼睛，休息数分钟，然后缓慢起身。

3.理疗

物理治疗主要适用于早期轻度高血压患者。常用的方法有：①直流电离子导入，常用的电极导入部位有领区、颈动脉窦或胸腹交感神经节处。②脉冲超短波治疗，可选用无热量脉冲超短波，将电极置于太阳穴神经丛区域或颈动脉窦处。③穴位磁疗，将磁体贴敷或固定在穴位上，多选百会、曲池、足三里、太阳、风池、神风府等穴位，开始时选其中

2～3个穴位，以后可根据情况增加，也可应用耳穴降压。

（二）药物治疗

目前常用于降压的药物主要有5类，即利尿剂、β受体阻滞剂、钙通道阻滞剂、血管紧张素转换酶抑制剂、血管紧张素Ⅱ受体阻滞剂。通常起始时采用低剂量单药治疗，如血压不能达标，可增加剂量至足量，或换用低剂量的另一种药物，如仍不能使血压达标，则将后一种药物用至足量，或改为联合用药治疗。

常用的联合用药方法有以下几种：

以利尿剂为基础的两药合用：①利尿剂加血管紧张素转换酶抑制剂或血管紧张素Ⅱ受体阻滞剂。②利尿剂与β受体阻滞剂合用。③利尿剂加钙通道阻滞剂，以钙通道阻滞剂为基础的两药合用。④钙通道阻滞剂加血管紧张素转换酶抑制剂。⑤钙通道阻滞剂与β受体阻滞剂合用。如两药合用仍不能奏效时，可考虑采用3种药物合用。

此外，祖国医学治疗方法在高血压治疗方面具有简单方便、经济实用、疗效较好、毒副作用少等优点，常用的方法有针刺、按摩和中药等。高血压患者依从性高者，可与上述治疗方法综合应用。总之，遵医嘱服药对于高血压患者非常重要。因绝大多数高血压患者需终身服药，一旦停药血压会升高，反反复复，不仅损害心、脑、肾等靶器官，而且会使治疗难度加大。因此，提高患者的服药依从性是社区护士的重要工作。

四、健康教育

高血压属于常见病和多发病，如果控制不好，长期的高血压将会导致靶器官如心脏、肾脏、脑和血管的损害。轻中度高血压患者经过积极的生活方式转变和一定的康复治疗，部分患者的血压可降至正常范围内，完全不需要药物治疗；中、重度高血压患者通过积极的康复治疗可减少降压药的使用剂量。大量研究表明，通过生活方式的改变、康复治疗和药物治疗能够明显减少由于高血压导致的心、脑血管意外事件发生。

我国防治高血压的知晓率、服药率和控制率均很低，从而导致高血压的控制不佳。所以，对高血压患者及其亲属进行高血压防治的健康教育非常重要。健康教育主要包括两部分内容：家庭自测血压和纠正不良生活方式。

（一）家庭自测血压

患者取坐位或仰卧位，裸露一侧上臂，上臂与心脏处在同一水平。由患者亲属或患者自己将袖带贴缚在患者的上臂，袖带的下缘应在肘弯上2.5 cm。将听诊器探头置于肱动脉搏动处。测量时，快速充气，使气囊内压力达到桡动脉搏动消失后再升高30 mmHg，然后缓慢放气。对心率缓慢者，放气速度应更慢些，获得舒张压读数后，快速放气至零。在放气过程中仔细听取柯氏音，观察柯氏音第Ⅰ时相（第一音）和第Ⅴ时相（消失音）水银柱凸面的垂直高度的数值，即为收缩压和舒张压。

（二）纠正不良生活方式

1. 戒烟

吸烟可增加血管紧张度，增高血压，故戒烟对高血压患者来说很重要，虽然尼古丁只使血压一过性升高，但它可降低患者服药的依从性并增加降压药物的使用剂量。

2. 减重

降低每日热量的摄入，辅以适当的体育活动。同时限钠可使降压效果更为明显。建议饮食中钠的摄入量每天 < 100mmol（2 ~ 3 g），或氯化钠摄入 < 6 g。目前国人食盐摄入量多为 10 ~ 15g/d。低钠饮食不仅能使血压有所下降，还有助于增强利尿剂的降压效应和减少利尿剂所致的钾丢失。

3. 限酒

每天乙醇摄入量应限制在 < 20 ~ 30g。不提倡饮酒。如饮酒，男性每日饮酒精量 < 25g，即饮葡萄酒 < 100 ~ 150 ml（相当于 2 ~ 3 两），或饮啤酒 < 250 ~ 500 ml（相当于 0.5 ~ 1 斤），或饮白酒 < 25 ~ 50 ml（相当于 0.5 ~ 1 两）；女性则减半量，孕妇不饮酒。应注意不饮高度烈性酒。高血压及心脑血管病患者应尽量戒酒。

4. 合理膳食

减少饮食中胆固醇和饱和脂肪酸的摄取。运动与饮食相结合在改善血脂和血压方面作用最明显。维持饮食中足够的钾、钙和镁。高钾饮食有助于防止高血压发生低钾血症，血钾降低可诱发高血压，并导致心室异位节律。缺钾时最好通过饮食补充，进食困难时可用口服钾的方式补充或采用保钾利尿剂；饮食中的钙与血压呈负相关，低钙可增加高钠摄入对血压的影响。此外，有证据提示低镁与高血压有关。

5. 注意药物不良反应

口服避孕药和激素替代疗法所服用的雌激素和黄体酮均可能升高血压，因此对高血压患者应该避免使用。

6. 减轻精神压力，保持平衡心理

积极参加社会和集体活动。长期精神压力和心情抑郁可使高血压患者采用不健康的生活方式，如酗酒、吸烟等，并降低对抗高血压治疗的依从性。

7. 自我训练

高血压患者除了在医院接受上述的康复治疗之外，也可在社区和家中进行自我锻炼。锻炼的项目包括气功、太极拳、五禽戏和易筋经等祖国传统的健身训练方法，也可以进行步行、慢跑等运动训练。

第四节　癌症的康复护理

一、概述

癌症是目前危害人类健康和生活质量的难治性疾病，具有发病率高、死亡率高、致残率高的特点。近年来，全世界和我国的癌症发病率均逐年上升，虽然医学技术的发展使癌症患者的存活率有所提高，但不少患者仍经历着巨大的躯体功能障碍和心理的创伤，如70%的晚期癌症患者有剧烈的疼痛。癌症康复是通过医患双方的共同努力，对患者采取综合的治疗方法，调整其心理状态，改善躯体功能，增进身体健康，以延长生存期，提高生活质量，使之能最大限度地回归社会。

二、康复评估

（一）躯体功能障碍

癌症引起的主要功能障碍可分为两大类，即肿瘤本身所致的功能障碍和肿瘤治疗所致的功能障碍。

1. 肿瘤本身所致的功能障碍

（1）原发性损伤

如肿瘤破坏骨关节致肢体活动功能障碍。

（2）继发性损伤

如恶性肿瘤的消耗引起的营养不良、贫血；长期卧床引起肌力减退、肌肉萎缩、关节挛缩、下肢深静脉血栓形成等。

（3）癌症疼痛（癌痛）

癌症有关的急性癌痛和慢性癌痛；既往有慢性疼痛疾病，此次又与癌症有关的疼痛；有药物成瘾病史，又与癌症有关的疼痛和癌症相关的临终患者五类。癌症产生疼痛的原因主要为肿瘤压迫、肿瘤浸润、肿瘤治疗损伤产生的疼痛，如手术、放疗、化疗损伤神经等组织所致。

2. 肿瘤治疗所致的功能障碍

（1）手术损伤

如乳癌根治术后肩关节活动障碍与上肢淋巴结性水肿；肺癌肺叶切除术后呼吸功能

降低。

（2）放疗损伤

如骨髓造血功能抑制。

（3）化疗损伤

如消化系统的不适，骨髓造血功能抑制，多发性神经病变。

（二）康复评估内容

1. 癌症疼痛评估

在对癌症患者进行疼痛评估时应注意：首先要相信患者的主诉，鼓励其详细讲述疼痛的感受，仔细倾听并进行评估；注意全面评估疼痛，包括了解癌症和疼痛史、程度、性质，对生存质量的影响和镇痛的治疗史等；动态评估疼痛包括对疼痛的发作、治疗效果和转归的评估。评估方法与一般疼痛评估相似（参见第三章康复评估）。

2. 活动功能评估

原则和方法与一般评估相似。以下介绍活动功能评估的五级分类标准。

0级：任何正常活动均不受限。

1级：强体力活动受限，但可行动并能做轻工作。

2级：能活动，生活也可以自理，但不能做任何工作，卧床时间＞清醒时间的50%。

3级：仅有部分自理能力，卧床时间＜清醒时间的50%。

4级：生活完全不能自理，整日卧床或坐轮椅。

3. 心理状态评估

癌症患者在诊治过程中会出现非常强烈而严重的反应及心理变化，包括从病程开始时的震惊、恐惧、否认，逐步过渡为淡漠、悲伤、抑郁、绝望等情绪。在早期尤其是病情恶化或治疗后严重不良反应出现时，患者的情绪波动更为明显。患者往往不能面对病后的现实，以至于出现不配合，甚至拒绝治疗。具体评估方法见有关章节。

4. 营养状况评估

通过了解体重、机体骨骼肌容量、脂肪厚度、血清蛋白和肾功能等评估患者全身的营养状况。具体评估方法见临床营养学。

三、康复治疗及护理

癌症康复的主要目标是提高生存率、延长生存期、改善生活质量。在癌症患者的康复过程中护理工作起着重要的作用。从癌症确诊及治疗后的一般护理到康复阶段的各种功能恢复的康复治疗及护理；从化疗的毒副反应护理到放疗的保护皮肤护理。从各种癌症的饮食指导到器官残损后的康复护理等都属于康复护理的内容。对于癌症患者的心理康复则贯穿于疾病发展和治疗的全过程。

（一）心理康复

癌症患者的心理应激反应常比普通疾病者更为强烈。因此，护理人员要充分了解患者的心理问题，采用积极的心理干预措施。做好心理护理有利于提高患者心理免疫与应急能力，减轻治疗不良反应，对癌症患者的康复有积极意义。

1. 癌症早期

患者及家属的精神心理状态发生剧烈的变化，开始极力否认患病，进而陷入极度痛苦、情绪抑郁、低落、悲观、恐惧、焦虑。医务人员要充分了解患者的思想情绪，向患者和家属讲解有关知识，引导其正确对待肿瘤，稳定情绪，积极治疗。进行肿瘤有关康复知识的宣教，让患者和家属了解有关治疗程序、手术程序、康复程序以及饮食、社会活动等知识，以利于治疗的开展和患者的早日康复。此外，还要了解患者的经济状况，必要时了解所属单位给患者提供的条件和经济支持程度，尽可能从多方面给予患者帮助。

2. 癌症治疗前后

患者可能会出现各类治疗的毒性反应；心、肝、肾、神经系统等功能损害；器官的缺损、功能障碍或形体外貌缺陷时会出现新的复杂的精神心理变化，对进一步治疗失去信心；治疗费用的沉重负担，家属可能对其嫌弃等使其烦躁、忧郁、甚至悲观厌世。

（1）治疗前

应使患者充分了解其目的、方法和治疗后可能会出现各种不良反应或功能障碍，使之在治疗前有充分的认识，树立信心，积极主动克服困难及配合治疗，学习掌握正确的处理方法和康复治疗技术。

（2）治疗中

应严密监测患者的心理和情绪变化，对有悲观、回避、崩溃、轻生倾向等患者应及时针对性地给予支持和指导，使其稳定情绪，接受现实，防止意外。同时，要为患者创造良好的康复环境，制定循序渐进的体能恢复计划，如散步、保健操、气功以及文体活动；指导患者术后进行肢体功能训练、对并发症的处理、辅助装置的配置等。采用成立"癌症康复联谊会""俱乐部""病友会"等形式组织癌症患者互相交流，互相鼓励，起到群体康复的作用。

3. 癌症晚期

患者病情已经发展到不可能治疗的程度，患者深受剧痛，面临死亡，精神处于绝望、崩溃状态。此时更应给予心理支持，安慰疏导，稳定情绪，尽力减轻患者生理上的痛苦，在为其应用镇痛药的同时进行精神支持，关怀体贴，并做好家属安慰工作。在癌症终末期可将患者安置于温暖、亲切的环境中，做好临终关怀。

（二）癌痛康复

疼痛可存在于癌症患者的各个时期，其治疗及护理目标是：尽可能让患者无疼痛，提高生活质量和延长生存期。

1.药物治疗

目前首选 WHO 推荐的"癌痛三阶梯治疗方案"，实施时要遵循阶梯式给药，口服给药，按时给药，个体化用药，辅助用药等原则。

第一阶梯：轻度癌痛，常用非阿片类镇痛药，如阿司匹林等，必要时用镇痛辅助药。

第二阶梯：中度癌痛及第一阶梯治疗效果不理想时，一般选用弱阿片类药，如可待因等，也可并用第一阶梯的镇痛药和辅助药。

第三阶梯：对第二阶梯治疗效果不好的重度癌痛，则选用强阿片类药，如吗啡。也可辅助第一、第二阶梯的用药。

2.其他治疗方法

包括神经阻滞疗法，经皮电刺激疗法，神经外科手术，患者自控镇痛疗法，激素疗法，运动疗法，物理疗法和中医中药等。

（三）营养治疗

是癌症康复的重要部分。恶性肿瘤患者因食欲减退、消化功能障碍等而致营养不良，使患者难以完成有关综合治疗，不利于术后的放疗、化疗，也易导致免疫功能下降而使癌症复发。因此，要注意患者的食谱，合理膳食，保证足够的蛋白质、维生素和热量。

1.饮食的作用

①满足癌症患者的营养需要，提高机体免疫力。②辅助抑制癌细胞的生长。③提高患者对手术、放疗、化疗的耐受力。④补充疾病的消耗，恢复体力。

2.营养治疗原则

①供给充足的蛋白质。②供给适宜的热能。③限制脂肪的摄入。④供给充足的碳水化合物。⑤补充维生素和矿物质。

（四）功能训练

患者经手术、放疗或化疗后，体能明显下降，且有可能伴随出现器官或肢体功能障碍，应尽早为其制定一个适合其自身的康复运动计划。必要时需配备康复器具，如假肢、人工喉、助行器、轮椅等。

（五）癌症治疗后功能障碍的康复护理

1. 乳腺癌的康复护理

乳腺癌是危害女性健康常见的恶性肿瘤。近几年我国的发病率明显增多，几乎占女性恶性肿瘤的首位。乳腺癌的发病与体内雌激素水平、遗传、放射线和电离辐射以及食物中脂肪含量过高等因素有关。转移越早，其愈后越差。

（1）康复治疗原则

早期予根治手术后，结合放疗、化疗和中草药等综合康复疗法。康复护理目标：使患者疼痛减轻，对乳腺癌的有关知识大体了解，并熟悉对术后康复训练知识。

（2）术后康复护理措施

防止患侧上肢水肿和上肢功能障碍，预防的护理措施包括：①术后加压包扎时将患侧肢体同时固定，同时注意观察患侧肢体远端的血液供应情况。②鼓励患者抬高患侧上肢，做手臂上举运动，防止因疼痛而拒动。③避免在患侧测量血压、注射及抽血，以免引起患肢循环受损及感染。④嘱患者在日常生活中要注意保护患肢，避免割伤、抓伤、灼伤及蚊虫叮咬，避免使用刺激性强的清洁剂。⑤嘱患者尽量避免使用患侧肢体劳动，更不能长时间提取重物或下甩患肢。

（3）上肢功能训练

包括住院期的指导：①术后1～3天练习患侧手的功能，如伸指、握拳、腕关节的活动；②术后3～5天（负压吸引拔除）练习坐位肘部的屈伸活动；③术后5～8天（胸带松解）练习用患侧上肢的手摸同侧耳及对侧肩；④术后9～13天，护士协助患者练习患侧上肢的屈伸、抬高、内收、肩关节抬高至90°；④术后2周开始练习肩关节各项活动，如双手放颈后，由低头位练至抬头挺胸位，进而练习手越过头顶摸到对侧耳部。出院后，继续练习扶墙抬高，并逐渐以肩关节为中心，做向前、向后的旋转运动及适当的后伸和负重训练，如举杠、拉绳等运动。

2. 直肠癌的康复护理

直肠癌是消化道常见的恶性肿瘤，男性略多于女性。其发病与饮食及环境因素、遗传、肠道慢性炎症、肠道寄生虫等因素有关。

（1）康复治疗原则

以根治性手术为主，联合化疗、放疗进行综合治疗。康复护理目标：使患者对直肠癌有关知识大体了解，并学会肠造口的基本护理方法。

（2）术后肠造口康复护理措施

①术后3天后开放造口。②保持造口周围皮肤干燥清洁，术后1周内用油纱布敷在造口上，防止流动的肠液、稀便污染手术切口。③使用合适的造口袋，口太小压迫造口影响

血供致坏死，口太大易滑脱和污染肛周皮肤。换下的肛袋每次清洗后晾干以备用，当大脑和造口排便之间建立条件反射，患者适应自主肛门形成，可不再使用造口袋。④肠造口术后 1 ~ 2 个月内可有收缩现象，术后 1 周即可用手指（戴上指套）定期扩张造口。⑤饮食要多样化，避免对胃肠道有刺激性的食物，按正常人的餐次进餐，根据排便情况调整纤维素饮食和饮水量，限制酒精性饮料的摄入，避免进食脂肪含量高的食物。

3. 喉癌的康复护理

喉癌是头颈部较为常见的恶性肿瘤，导致患者语言功能障碍，造成巨大的精神压力。发病与吸烟、饮酒、大气污染、职业、遗传等因素有关。

（1）康复治疗原则

采用手术治疗或放射治疗，或两者综合治疗后进行语言功能的恢复治疗。康复护理目标：改善患者呼吸困难和语言功能，学会食管语言和使用语言器。

（2）发音训练

全喉切除可引起患者术后失声，发音训练包括食管语言、T-E 分流术（气管 - 食管穿刺）、电子喉等。①食管发音训练：通过鼻子吸入空气，利用胸腔负压，用吞咽唾液的原理将空气吞入食管并留存于食管上段储存腔，在腹部用力，使空气由紧闭的贲门喷出，振动食管入口的黏膜（新声门）进行发音。气流向上冲击"新声门"产生振动，即"呃逆音"，就是食管或消化道发音，经过共鸣构成器官的协调加工，形成食管语言。② T-E 分流术：是在气管和食管之间的气管造口水平，造一个小通道，用手指堵住气管造口，使肺呼出的气体通过管子进行发音，声音也是通过食管壁振动产生的。③电子喉发音器：用简单的电子装置，贴在无喉者颈上，通过器械内部件振动产生机械音，声音通过一个口腔管道传送到口腔，并依靠口唇和舌的运动而产生语言。

术前经过利用写字方法、各种手势和面部表情表达用意的训练，达成共识，术后重复练习，以便参加社会活动和日常生活的需要。

四、健康教育

通过发放肿瘤健康教育资料等进行书面教育、语言教育、电话咨询等各类形式针对性地做好健康教育，增加其依从性，使患者以积极的行为配合治疗与护理。

（一）保持乐观情绪

保持充足的睡眠，鼓励患者保持乐观情绪，精神饱满，生活规律，安排丰富多彩。

（二）合理均衡的营养

注意调节饮食，保证足够营养的摄入，饭菜要清淡可口，荤素和粗精搭配得当。限制饮酒，尽量少吃盐，不要盲目忌口，也不必普遍食用营养补充剂。

（三）合理规范化用药

积极治疗其他并发症，不要盲目服用保健品。

（四）合理运动

以低强度、短时和多次重复的耐力运动为宜，循序渐进地参加适当的体育锻炼，如慢跑、健身操、瑜伽、太极拳等有氧运动。鼓励患者进行力所能及的日常生活自理活动和重返社会参加适宜的工作。锻炼强度因人而异，但应持之以恒。若在锻炼后轻微出汗，无疲劳感，身心感到轻松、舒畅、食欲睡眠良好，说明运动恰当，否则应调节运动量。

（五）定期复查

劝导患者坚持定期复查，进行必要的治疗，以巩固疗效。如病情突然变化、特殊不适或其他问题应随时就诊。

第九章　临床常见并发症的预防与康复护理

第一节　肩部并发症与关节挛缩

一、肩部并发症

（一）概述

脑卒中发病后 1 ~ 3 个月，约 70% 患者会发生肩痛及其相关功能障碍，限制了患侧上肢活动和功能的改善，常见的有肩手综合征、肩关节半脱位和肩部软组织损伤（如肩袖损伤、滑囊炎、腱鞘炎）等。

肩关节半脱位、肩痛和肩手综合征在脑血管疾病发病后较为常见，三者之间相互联系，互为因果。肩关节半脱位会加重肩部疼痛，肩部疼痛又是肩手综合征的表现之一。这些并发症不仅对患者上肢功能恢复带来不良的影响，并且给患者带来痛苦，因此急性期应给予足够重视，早预防、早诊断、早干预。

（二）主要功能障碍

1. 肩关节半脱位

多数发生在患病后一个月内，好发于 Brunnstrora Ⅰ ~ Ⅱ 期肌张力弛缓阶段。此期肩关节有很大的活动度，关节盂相对较浅，2/3 的肱骨头位于关节外，因此不稳定。

肩关节半脱位的特征性表现为：①肩胛带下降，肩关节腔向下倾斜，在肩峰与上肢肱骨之间出现凹陷，触诊可触及凹陷。②肩胛骨下角的位置比健侧低。③患侧呈翼状肩。

2. 肩痛

一般在偏瘫患者恢复期出现，多数是由于不合理的肩关节被动运动或主动运动引起肩关节周围软组织损伤而出现肩痛。肩痛初期一般为活动痛，后期可发展为静止痛。一旦出现肩痛，将影响患者主动参与功能训练及日常生活活动，也可能产生心理问题，甚至发生抑郁。

3. 肩手综合征

是指在原发病恢复期间患侧手突然出现水肿、疼痛及患侧肩部疼痛，使手的运动功能受到限制。严重者会发生手和手指变形，手功能完全丧失。因此，必须给予高度重视，早期正确康复治疗及护理，及时发现、及早治疗。

（三）康复护理原则与目标

1. 康复护理原则

（1）早期康复

神志清醒、生命体征稳定、病情无进展的患者，应尽早开始康复。昏迷患者或重症监护病房的患者，只要血压稳定、没有发热、瘫痪没有进展，也应尽早开始床旁的肢体被动活动或物理因子干预治疗。

（2）综合康复治疗

根据患者病情，采取物理治疗、作业治疗、心理治疗、中医治疗（包括针灸、中药）等康复治疗方法，同时介入康复护理、康复生物工程。

（3）循序渐进治疗

项目由少到多，治疗时间逐渐延长，治疗强度逐渐加大；治疗中，外界给予患者的帮助逐渐减少，患者的主动参与逐渐增多。

（4）持之以恒

从发病早期，康复即开始介入，直至患者的功能达到全面的、最大程度的恢复。

2. 康复护理目标

缓解疼痛和促进肩关节活动功能的恢复。①帮助患者改善患侧肢体的运动、感觉功能，提高平衡能力。②帮助患者最大限度发挥残余功能，教会患者使用辅助器具，提高生活自理能力。③指导患者及家属学会正确活动和保护患侧上肢。④帮助患者掌握康复运动方法，观察并预防肩部并发症的发生及发展。

（四）康复护理措施

1. 肩关节半脱位

协助及指导脑卒中早期的患者进行良肢位摆放，矫正肩胛骨的姿势。鼓励患者经常用健手帮助患手做充分的上举活动。禁忌牵拉患肩，在活动中肩关节及周围组织不应有任何疼痛，如有疼痛表明某些组织受累，必须给予重视，立即调整治疗方法或手法强度。

（1）预防为主

①坐位时：患侧上肢可放在轮椅扶手或桌板上，还可自制软垫放在肘与大腿之间的

缝隙处，防止肩部下垂；②站立时：可使用肩托，防止重力作用对肩部的不利影响。当患侧上肢肌张力较高时，不建议使用肩托或肩吊带。

（2）被动活动

在帮助患侧肩关节进行被动活动时，应在不损伤肩关节及周围组织的情况下进行，保持无痛性全关节被动活动，避免牵拉患肢，引起肩痛和肩关节半脱位。

（3）手法纠正肩胛骨位置

为了使肩胛骨恢复正常位置，扩大肩肱关节的活动范围，诱发患侧上肢出现选择性运动、改善半脱位，须将上肢肩胛骨运动的重点设计为向前方运动，可采用"上肢反射性抑制运动模式诱发训练"。具体方法为患者取坐位，颈部及躯干伸展，护理人员一手握患肢的肘关节，另一手控制患侧手，协助患者完成上肢外旋、肘伸展、前臂旋后、腕关节伸展、手指伸展、拇指外展等动作。

（4）物理因子治疗

用冰块快速按摩肌肉，可达到刺激肌肉活动的效果。在治疗后护士应注意观察局部皮肤情况。

（5）针灸、电针

对肌肉刺激可增加肌肉的兴奋性，防止肌肉萎缩，起到保护肩关节稳定性的作用。

2. 肩痛

偏瘫性肩痛综合征是脑卒中后常见并发症，严重影响患者生活质量和康复疗效。目前该综合征病因不明，研究认为肩关节半脱位、粘连性关节囊炎和复杂疼痛综合征是发病的重要因素。①对已经出现肩痛的患者，尽量采取良肢位中的仰卧位，在练习深呼气的同时上举患侧上肢。②在不活动上肢的情况下，帮助患侧肩胛骨及肩关节进行被动运动、关节松动及主动运动。③在不增加肩痛的情况下，帮助患者进行患侧肘关节及上肢侧方支撑岸动，使躯干患侧拉长、肩胛骨前伸。随着疼痛的缓解及肩关节活动能力的改善，逐渐过渡到用双上肢推滚筒或推球、双上肢托球等运动。④肩痛较重的患者可适当口服非甾体类抗炎药，采用低、中频电疗，超声波治疗，冰疗，局部封闭技术，体外冲击波治疗等方法减轻疼痛。

3. 肩手综合征

肩手综合征多见于脑卒中发病后 1 ~ 2 个月内，表现为突然发生的手部肿痛，下垂时更明显，皮温增高，掌指关节、腕关节活动范围受限等症状。康复护理中应尽早采取防御性措施，避免肩手综合征发生。

（1）预防措施

避免上肢手外伤（即使是小损伤）、疼痛、过度牵张、长时间垂悬等，尽量避免在患手进行静脉输液。对严重肩痛的患者，应停止患侧肩部和上肢的运动治疗，适当选择一些物理治疗，如高频电疗、光疗等。

（2）防止腕关节掌屈

保持腕关节轻度背屈。早期应保持正确的坐卧姿势，避免患侧上肢长时间下垂。卧位时，注意将患侧肢体按良肢位摆放、坐位时将患侧上肢放在床上、餐桌或扶手椅的扶手上。当没有上述支撑物时，则应在患侧双腿上放一枕头，将患侧上肢置于枕头上。

（3）向心性缠绕压迫手指

用直径 1 ～ 2mm 的毛线，将患侧手指从远端向近端缠绕，先缠拇指，后逐一缠绕其他四指，最后延伸到手掌手背，直至腕关节上。此法被证明是一种简单、安全和非常有效的治疗周围性水肿的方法。

（4）冷疗

将患侧手浸入比例为 2 ： 1 的冰水混合物中，用湿润的毛巾包绕整个肩、肩胛和手指的掌面，每次 10 ～ 15 分钟，两次浸泡之间有短暂的间隔，每次浸泡完后将手举起，每天 2 次，使用此法时护理人员的手应一同浸入，以确定浸泡的耐受时间，防止发生冻伤。

（5）被动与主动运动

加强患侧上肢被动和主动运动。早期在上肢上举的情况下可进行适度的关节活动；在软瘫期，护理人员可对患侧肩关节做无痛的被动运动。鼓励患者尽量做主动运动，引起疼痛的活动均应避免。

（6）药物治疗

星状神经节阻滞对早期肩手综合征的疼痛治疗有效，但对后期患者效果欠佳。口服非甾体类抗炎药或肩关节腔及手部腱鞘内注射类固醇制剂，对肩痛、手痛有较好的效果。对水肿明显者可短时间口服利尿剂。一般的消炎镇痛药物多无效。

（7）手术

对其他治疗无效的剧烈手痛患者，可行掌指关节掌侧的腱鞘切开或切除术，有利于缓解手指痛和肩关节疼痛。

（五）健康教育

1. 主动康复训练

教育患者主动进行康复训练并持之以恒，与患者共同制定合理的康复计划。

2. 自我护理

指导患者和家属在住院期间完成"替代护理"到"自我护理"的过渡。重点是使患者掌握自我护理的方法，充分利用残存功能去代偿致残的部分功能，提高日常生活活动能力，预防并发症的发生。

3. 配合治疗原发病

积极配合治疗原发病，如高血压、糖尿病、高脂血症、心血管疾病等。

4. 生活规律，保证营养

指导患者有规律的生活，制定合理的膳食计划，保证维生素、纤维素、钙及各种营养物质的合理摄入。保持大便通畅，睡眠充足，适当活动。

5. 心理调适

指导患者修身养性、保持情绪稳定、培养兴趣爱好、唤起对生活的兴趣。

6. 定期随访

通过电话或微信等方式随访，了解并协助解决患者的康复问题，嘱其定期复诊。

二、关节挛缩

（一）概述

关节挛缩多由关节、软组织、肌肉缺乏活动或被动运动范围受限所致。常见于脑外伤、脑梗死等引起的偏瘫患者，因其长期卧床，关节长时间静止不动所导致。另外，在护理中如不注意良肢位的摆放，也会造成患肢关节的损伤而发生关节挛缩。关节挛缩会使肢体功能丧失，一旦形成便很难矫正，显著降低患者的生活自理能力，严重影响患者的生活质量。

（二）主要功能障碍

①受累部位肌肉、肌腱长度缩短致使关节僵直于屈或伸的某一位置上，肢体主动及被动活动均受限，即使患者在深度睡眠时亦然。

②受累肢体的运动功能和日常生活活动能力受限。

③部分患者有局部关节和肌肉疼痛。

（三）康复护理评估方法

关节一旦发生挛缩会严重地妨碍人体的正常运动，进行关节活动度的测量不但可以判断关节活动的障碍程度，还可为关节活动度训练结果的量性评价提供依据。关节活动度（range of motion，ROM）是指在特定的体位下，关节可以完成的最大的活动范围，应用最普遍的测量工具是量角器。在测量时尤其要注意体位的选择，将解剖学立位时的肢位定为0°，测量尺的轴心、固定臂和移动臂要严格按规定方法摆放，防止测量时错误的姿势和代偿运动对结果产生影响。

（四）康复护理原则与目标

1. 康复护理原则

早期介入，掌握治疗原则，避免发生二次损伤。

2. 康复护理目标

①通过早期康复，达到预防关节挛缩、改善挛缩关节活动度的目的。②通过活动或矫形器恢复部分肢体功能。

（五）康复护理措施

1. 良肢位的摆放

早期良肢位摆放是防止或对抗肢体痉挛、保护关节功能的关键。偏瘫早期的体位主要包括：仰卧位、健侧卧位、患侧卧位、床上坐位、轮椅坐位等，良肢位的摆放应尽早配合被动关节活动同期进行，良肢位是从治疗角度出发设计的临时体位，有别于功能位，在良肢位摆放期间应每隔2小时变换体位一次，保护皮肤，预防压力伤。良肢位的摆放要求见第七章。

2. 被动关节活动

患者的生命体征平稳后应尽早进行被动关节活动。掌握挛缩关节的活动范围，根据挛缩肢体的部位和程度进行循序渐进的活动，注意手法应在相对无痛的环境下进行。在被动活动治疗中要特别注意活动速度和力度的掌握，活动要轻、缓，杜绝粗暴手法。

3. 主动关节活动

鼓励患者做主动关节活动，每天应坚持主动关节活动2～3次。患者可采取主动的关节屈伸运动；可应用徒手操作或借助简单的设备来扩大关节活动范围；指导患者采用Bobath法、PNF法等抑制痉挛；可借助器械如CPM（持续被动运动）机进行矫正训练。

4. 使用辅助器具

必要时难治的关节挛缩可配备矫形器完成部分关节功能，但对于佩戴矫形器的患者，护士要注意每日检查皮肤情况，可在矫形器内添加软垫或在皮肤贴保护敷料，预防矫形器与关节摩擦造成的损伤甚至压力伤。

5. 手术治疗

必要时可行手术治疗。

（六）健康教育

1. 预防关节挛缩

预防关节挛缩要比挛缩发生后的治疗更有意义。对于已经发生关节挛缩的患者，要使用关节活动度维持技术，保证关节运动功能。

2. 指导注意事项

指导患者掌握康复训练的注意事项，避免急于求成及过分运动对肢体造成损伤。

3. 指导饮食调节

制定合理的膳食计划，保证维生素、纤维素、钙及各种营养物质的合理摄入。

4. 学会自我护理

教会患者和家属在住院期间完成"替代护理"到"自我护理"的过渡。重点是教育患者学会如何自我护理以预防并发症。

5. 积极心理调适

用正面的实例来激励患者，帮助患者接受并充分利用残存功能去代偿致残的部分功能，尽量独立完成各种日常生活活动。

6. 坚持定期随访

通过电话随访等方式了解并解决患者的康复问题，需要时嘱患者定期复诊。

第二节　废用综合征与深静脉血栓栓塞症

一、废用综合征

（一）概述

废用综合征也称失用综合征，是指在疾病急性期因担心早期活动有危险而长期卧床，或由于疾病原因限制主动性活动而导致的结果。长期制动会造成肌肉萎缩、骨质疏松、神经肌肉反应性降低、心肺功能减退等一系列生理功能衰退的表现，加之各种并发症的存在和反复，长此以往，形成机体功能严重的"失用状态"。

（二）主要功能障碍

1. 循环系统

（1）深静脉血栓形成风险增加：长期卧床会导致抗利尿激素分泌增加，血容量降低、血液黏稠度增加、血液流速减慢，极易形成血栓。深静脉血栓形成多发生于下肢，肢体会出现疼痛、水肿、肢端苍白冰冷，皮肤出现溃疡，严重者造成坏疽。血栓一旦脱落，会堵塞肺动脉，形成肺栓塞甚至肺梗死，重者危及生命。

（2）心功能减退：长期卧床可使心脏每搏输出量减少、每分输出量减少，左心室功能减退，静息时心率增加。另外，卧床引起的焦虑也是心率增快和心脏负荷增加的原因。

（3）运动功能下降：患者长期卧床后，最大运动能力每天下降 0.9%，与老年生理性衰退的年下降率相似。

（4）直立性低血压：直立性低血压是指突然站立时血压的急剧下降，头晕、神志模糊是直立性低血压常见的临床表现。

2. 呼吸系统

（1）呼吸效率降低：卧位时横隔下移困难，吸气阻力增大，肺通气能力降低。长期卧床导致的呼吸肌肌力下降会使呼吸效率进一步降低。

（2）坠积性肺炎：卧床使纤毛运动功能下降，不利于分泌物的排出，同时，由于患者咳嗽无力或卧位不利于咳嗽，最后导致分泌物沉积于末端支气管中，导致呼吸道感染。

3. 运动系统

（1）肌肉萎缩：有研究表明，即使健康人，在完全卧床休息的情况下，肌力每周减少 10% ~ 15%，静卧 3 ~ 5 周，肌力即可减少一半。长期卧床会导致肌肉失用性萎缩，运动神经对肌肉的支配能力下降，肌糖原储存量降低，糖代谢能力降低，肌肉活动能力下降。

（2）关节挛缩：肢体和关节在长期制动时，关节囊和韧带的弹力纤维成分处于短缩状态，延伸性降低，导致韧带和关节囊挛缩。一般认为，正常的关节固定 4 周时间能够形成致密的结缔组织，出现关节活动受限，导致运动功能降低或丧失。

（3）骨质疏松：长期卧床会导致重力和肌肉牵拉力丧失或减少。骨骼的成骨过程减少，破骨过程增加，使骨钙大量流失进入血液，导致骨质疏松。

4. 中枢神经系统

长期卧床后易导致焦虑、抑郁等心理障碍，常合并有感觉障碍和认知障碍。

5. 其他系统

卧床影响肠的蠕动功能，导致食欲缺乏、便秘；还可导致糖耐量降低，造成负氮平衡。

（三）康复护理评估方法

心电图运动试验是指在定量的负荷下，将心脏储备力全部动员起来进入失代偿状态时而产生的一系列异常反应。通过异常指标可掌握心脏储备力的大小和康复训练的耐受程度。常用方式有活动平板运动试验（踏板试验）和踏车运动试验。活动平板运动试验是一种可以变坡变速的步行运动试验方法，运动中连续监测心电变化，试验所得结果可指导患者的步行训练。踏车运动试验是指坐在功率自行车上进行踏车运动，通过增加踏车的阻力加大运动负荷，记录心电和血压的变化情况。心功能评定根据患者自我感觉用力程度进行主观用力计分，将患者能耐受的运动负荷折合成代谢当量来判断活动强度，指导康复运动。

肺功能测定方法主要有肺容量测定和呼吸气体分析。肺容量测定包括肺活量、肺总量、用力肺活量、功能残气量、残气量等。呼吸气体分析是测定呼气中的氧含量和二氧化碳排出量。通过肺功能的测定可了解呼吸功能的基本状态、受损程度和可重复性，从而指导康复运动。

（四）康复护理原则与目标

1. 康复护理原则

应尽早康复介入，促进患侧肢体的功能恢复，利用健侧肢体带动患侧肢体进行自我康复训练，可防止或减缓健侧肢体失用性肌萎缩的发生，并促进患侧肢体康复。随着病情的改善，逐渐增大活动量。

2. 康复护理目标

①近期目标：被动活动和床上主动活动。采用一切有效措施，预防可能发生的残疾和并发症（如：压力伤、坠积性肺炎、吸入性肺炎、泌尿系感染等），改善受损的运动功能。②远期目标：下床活动，提高患者的日常生活活动能力和适应社会生活的能力，即提高患者的生活质量，重返家庭和工作岗位，最终成为独立的社会人。

（五）康复护理措施

1. 心血管适应性训练

肌肉锻炼有助于预防或减轻严重的心血管不适感。病情危重患者或暂不能取坐位者，适当抬高床头，从15°起，维持5分钟开始，每日2次，逐渐增至每次30分钟；每周增加10°～15°，直至站立。每次锻炼时应注意心率不超过120次/分钟。为防止直立性低血压，患者取坐位或立位时，双腿可穿弹力袜。无瘫痪患者，可采取坐位或立位姿势，循序渐进，逐步增加活动量。

2. 体位设计

根据病情性质的不同，可摆放不同体位，在伴有剧烈疼痛的情况下，往往采取能缓解疼痛的体位；偏瘫患者早期应从防止和缓解痉挛的角度出发摆放良肢位；但良肢位不等于功能位，如患者关节挛缩不可避免，就应尽早置该关节于功能位；对于关节挛缩不可逆转的患者，应重点考虑摆放有利于日常生活活动的体位。定时翻身预防压力伤。

3. 床上运动训练

长期卧床患者，在生命体征稳定的情况下，可以给予床上被动运动。如被动活动患者关节，预防关节挛缩；按摩患者肌肉，活动关节，帮助患者患侧关节屈、伸，上肢上举等被动运动。条件允许的情况下，可以指导患者做床上主动运动，有能力的患者，可以鼓励其做些力所能及的日常生活活动，提高自我护理的能力。

4. 呼吸训练和有效咳嗽

深呼吸能增加肺通气量，改善肺换气；还可以指导患者做缩唇呼吸、腹式呼吸。指导患者有效咳嗽，有助于排出呼吸道分泌物。咳嗽无力者，可以给予翻身、叩背或排痰机排痰，预防痰液坠积引发肺炎。

5. 饮食护理

长期卧床易致消化不良和代谢障碍。摄入食物需营养均衡，补充足够的蛋白质、脂肪和碳水化合物；保证足够的膳食纤维，预防便秘。为预防骨质疏松，可以补充含钙高的食物，如牛奶、海带及豆腐等。不能经口进食者，需要给予肠内或肠外营养。

6. 排泄活动

长期卧床患者最难解决的是排泄问题。应用腹部按摩和声音诱导等方法，促进患者排泄，帮助患者养成按时排便的习惯。维护患者自尊，对于拒绝床上排便的患者，使用辅助器具帮助患者维持半坐卧位、坐位等促进排便的姿势，必要时使用药物辅助排泄。对于连续多日未排便的患者，防止一次性大量排便，排便时应严密观察患者面色、是否出汗，监测患者心率、血压，发现异常及时通知医生。

7. 心理护理

对于长期卧床而导致心理障碍的问题，护士应给予足够的重视。患者长期卧床，与外界的接触减少，应多与患者交流，了解其兴趣爱好，通过与患者聊天、读报、看电视等分散其注意力，增强患者和外界的沟通和联系。鼓励患者喜爱的亲人前来探望，激发患者对生活的热爱。用爱心、耐心来帮助他们渡过难关。

（六）健康教育

①指导患者根据其病情和功能障碍程度选择合适的体位，有利于提升其生活活动能力。②教会患者及家属经常对肢体进行正确的主动和被动活动，利用健侧肢体带动患侧肢体进行自我康复训练。对无瘫痪的上肢，可通过举哑铃、拉弹簧的方法，增强肌力训练。③向患者家属宣教，避免暴力活动及过度活动。④进行心理调适，用正面的实例来激励患者，帮助患者接受并充分利用残存功能去代偿致残的部分功能，尽最大努力去独立完成各种日常生活活动。⑤定期随访。

二、深静脉血栓栓塞症

（一）概述

深静脉血栓形成（deep venous thrombosis，DVT）是血液在深静脉内不正常凝结引起的静脉回流障碍性疾病。血栓脱落可引起肺动脉栓塞（pulmonary embolism，PE），两者合称为静脉血栓栓塞症（venous thromboembolism，VTE）。后果主要是 PE 和血栓后综合征（post-thrombotic syndrome，PTS），严重者显著影响生活质量甚至死亡。全身主干静脉均可发病，最多见于下肢。典型的血栓包括：头部为白血栓，颈部为混合血栓，尾部为红血栓。血栓形成后可向主干静脉的近端和远端滋长蔓延，其后，在纤维蛋白溶解酶的作用下，血栓可溶解消散，血栓脱落或裂解的碎片成为栓子，随血流进入肺动脉引起肺栓塞。但血栓形成后常激发静脉壁和静脉周围组织的炎症反应，使血栓与静脉壁粘连，并逐渐纤维机化，最终形成边缘毛糙、管径粗细不一的再通静脉。同时静脉瓣膜被破坏，导致继发性下肢深静脉瓣膜功能不全，即深静脉血栓形成后综合征。引起 PE 的栓子主要来源于下肢，51%～71% 的下肢 DVT 患者可能发生 PE。DVT 是临床常见病、多发病，有较高的发病率及死亡率，据统计死亡率为 10%。发病率逐年增加，未经治疗的 PE 患者病死率为 25%～30%。

DVT 的主要原因是静脉壁损伤、血流缓慢和血液高凝状态。危险因素包括原发性因素和继发性因素。DVT 多见于长期卧床、肢体制动、大手术或创伤后、晚期肿瘤患者或有明显家族史者。

（二）主要功能障碍

深静脉血栓栓塞症的主要功能障碍表现为患肢突然肿胀、疼痛，软组织张力增高，活动后加重，抬高患肢可减轻，静脉血栓部位常有压痛。发病 1～2 周后，患肢可出现浅静脉显露或曲张。血栓位于小腿肌肉静脉丛内时，Homans 征和 Neuhof 征呈阳性。

Homans 征：患肢伸直，足突然背屈时，引起小腿深部肌肉疼痛，为阳性。

Neuhof 征：压迫小腿后方，引起局部疼痛，为阳性。

严重的下肢深静脉血栓，患者可出现股白肿甚至股青肿。

股白肿：全下肢明显肿胀、剧痛，股三角区、腘窝、小腿后方均有压痛，皮肤苍白，伴体温升高和脉率加速。

股青肿：是下肢静脉血栓中最严重的情况，由于髂股静脉及其侧支全部血栓阻塞，静脉回流严重受阻，组织张力高，导致下肢动脉痉挛，肢体缺血。临床表现为患肢剧痛，皮肤发亮呈紫色，皮温低伴有水疱，足背动脉搏动消失，全身反应强烈，体温升高。如不及时处理，可发生休克和静脉性坏疽。

静脉血栓一旦脱落，可随血流飘移并堵塞肺动脉，引起肺梗死。

慢性期可发生 PTS，是指下肢深静脉血栓的患者 3 ~ 6 个月后出现的一系列临床症候群。主要症状是下肢肿胀、疼痛（严重程度随时间的延长而变化），体征包括水肿、色素沉着、湿疹、静脉曲张，严重者出现足靴区的脂性硬皮病和溃疡。PTS 发生率为 20% ~ 50%。

（三）康复护理评估方法

静脉血栓形成引起静脉回流障碍，其程度取决于受累血管的部位、大小以及血栓的范围和性质。

康复评定主要对血栓形成的大小、部位、程度、形态、静脉通畅度、压力和侧支循环等情况进行评定。

1. 深静脉血栓风险评估量表

Wells 是目前临床上运用最为广泛的临床静脉血栓风险评估工具，包括 Wells DVT 评分和 Wells PTE 评分两个独立的量表。

（1）Wells DVT 量表：低危：≤ 0 分，发生的风险为 3%；中危：1 ~ 2 分，发生的风险为 16.6%；高危：≥ 3 分，发生的风险为 74.6%；评分 < 2 分 +D 二聚体（ – ）可安全地排除 DVT 的诊断；其他患者则应结合评分、D 二聚体及血管超声综合考虑，必要时行静脉造影。

（2）Wells PTE 量表：此量表 > 6 分为高度可能，这种标准便于根据不同的风险程度使用预防措施和 PTE 的早期诊断、治疗。另一种与 D– 二聚体检测结合使用，易于 PTE 的排除诊断，避免不必要的影像学检查（低度可疑且 D– 二聚体阴性患者）低度可疑（≤ 4 分）；高度可疑（> 4 分）。

2. 疼痛评定

疼痛是深静脉血栓患者常见的临床症状之一，也是患者就诊的重要原因。常用 VAS 法进行疼痛评定。

3. 深静脉血栓的疗效评定

测量双下肢周径，每天定时间、定人、定部位测量双下肢周径。方法：大腿测量位置为膝上 20cm 处，小腿测量位置为膝下 10cm 处，并与以前的记录和健侧周径比较，判断疗效。

痊愈：下肢肿胀完全消失，无下肢疼痛，彩超提示下肢静脉壁光滑，口径正常；

显效：下肢疼痛明显减轻，久站后下肢胀痛，彩超提示下肢深静脉有血流信号；

有效：下肢疼痛、肿胀均有一定程度的减轻，彩超提示下肢无血流信号；

无效：下肢明显疼痛，肿胀未减轻，彩超提示下肢无血流信号。痊愈和显效为治愈，有效和无效为未愈。

4. 血管造影

血管造影可以了解下肢血管闭塞程度及部位，为诊断提供依据。应用新型显像仪、电阻抗扫描体积检查、静脉测压可直接观察静脉直径和腔内情况，了解血栓大小及其所在部位。

5. 运动功能评定

运动功能主要包括肌力、关节活动度、肌耐力、协调控制等评定。常用 Lovett 肌力六级分类法，运动积分是将肌力（0～5 级）作为分值，把各关键肌的分值相加，正常者两侧运动功能总积分为 100 分。

6. 心理评定

心理评定可应用于康复的各个时期，它能全面、客观、量化地评定患者的心理行为，有利于诊断、比较和研究。临床常用的自评量表为：Zung 焦虑自评量表（self-rating anxiety scale，SAS）、Zung 抑郁自评量表（self-rating depression scale，SDS）、汉密顿抑郁量表和汉密顿焦虑量表。

7. 日常生活活动能力评定

以标准化的躯体 ADL 及改良 Barthel 指数量表为代表。

（四）康复护理原则与目标

1. 康复护理原则

（1）急性期以血栓消融为主，若出现肢体疼痛、肿胀、浅静脉怒张并沿静脉可触及条索状物，应考虑本病的可能性。超声多普勒、放射性核素静脉造影可助诊断。血栓形成早期易于脱落，可造成大片肺梗死，常是猝死原因之一。因此，早期应选用链激酶或尿激酶溶栓治疗，继用肝素或香豆素类药物抗凝治疗，防止血栓再形成及蔓延。

（2）中晚期以减轻下肢静脉淤血为主。

（3）注重功能训练，进行患肢踝部和足趾的活动，以康复患肢功能。

（4）突出自我护理，在病情允许的情况下，指导患者自我护理，使之掌握自我护理的技巧。

（5）掌握患者心理状态，分析其心理障碍和异常行为。

2. 康复护理目标

（1）患肢踝部和足趾的运动功能障碍得到明显改善。

（2）通过主动运动、被动运动训练，改善患者肌肉的运动协调能力和手的灵活性，减少并发症。从部分生活自理到全部自理，适应生活，重返社会。

（3）促进患者掌握独立、安全的生活技巧，改善独立生活能力和生活质量。

（4）减轻患者及家属的精神紧张、恐惧、忧郁或烦躁、易怒等症状，帮助患者进行心理调适和修正生活模式。

（五）康复护理措施

早期康复护理内容主要包括：良肢位摆放，适度的主动、被动运动及基本的 ADL 训练，预防或减少并发症的发生。

1. 缓解疼痛

（1）观察和记录

密切观察患肢疼痛的部位、程度，动脉搏动，皮肤的温度、色泽和感觉。每班次测量大腿周径，观察患肢周径及皮肤颜色、温度变化，做好交接班。

（2）抬高患肢

回流，减轻水肿。减轻疼痛与水肿。

（3）有效止痛

如口服镇痛药物、间断肌肉注射哌替啶式术后应用镇痛泵等。

（4）非药物性措施

分散患者注意力，如听音乐、默念数字等。

2. 制动护理

（1）患肢制动，避免碰撞患肢，翻身时动作不宜过大。

（2）严禁按摩、推拿患肢。

3. 用药护理

尽可能采用患肢远端浅静脉给药，使药物直接到达血栓部位，增加局部的药物浓度（一般患肢只作为溶栓药物给药途径，不作其他药物输入）。

4. 并发症的预防和护理

（1）出血

①抗凝药物使用中的观察与护理：①肝素：静脉注射 10 分钟后即产生抗凝作用，但作用时间短，一般维持 3 ～ 6 小时。维持凝血时间超过正常值（试管法 4 ～ 12 分钟）约 2 倍为宜。若测得凝血时间为 20 ～ 25 分钟，应请示医师调整用药剂量。②香豆素类药物：半衰期长，有药物累积作用，停药后 4 ～ 10 天药物作用才完全消失。用药期间应每日监

测凝血酶原时间。

②观察出血倾向：应用抗凝药物最严重的并发症是出血。在抗凝治疗时要严密观察有无全身性出血倾向和切口渗血情况。每次用药后都应记录时间、药名、剂量、给药途径和凝血时间、凝血酶原时间的化验结果，并签名。

③紧急处理出血：若因肝素、香豆素类药物用药过量引起凝血时间延长或出血，及时报告医师并协助处理，包括立即停用抗凝药、遵医嘱给予硫酸鱼精蛋白作为拮抗剂或静脉注射维生素 K，必要时给予输新鲜血。

（2）栓塞

①肺动脉栓塞的观察与护理：密切观察患者有无胸闷、胸痛及呼吸困难、窒息感、咳嗽、咯血、血压下降等情况，如有异常立即通知医生。嘱患者平卧、避免做深呼吸以及剧烈翻动，同时给予高浓度氧气吸入，并报告医师，配合抢救。

②止痛：疼痛是患者最痛苦的症状，当患者有溃疡、坏疽或并发感染时，疼痛更为剧烈，可适当给予止痛药，但要预防止痛药的成瘾性。

③戒烟：绝对戒烟，消除尼古丁对血管的收缩作用，但可少量饮酒，促进血管扩张。

④保护患肢：避免寒冷刺激、外伤等因素，保持被褥清洁、平整、干燥，定期消毒更换，肢端坏疽应保持干燥，以免创面继发细菌感染。对溃疡面用油纱布换药，忌用刺激性强的外用药。

⑤卧床休息：急性期患者应绝对卧床休息 10 ~ 14 天，床上活动时避免动作幅度过大；禁止按摩患肢，以防血栓脱落和导致其他部位的栓子脱落；注意患肢保暖，室温保持在 25℃左右；下肢静脉血栓患者需要防止患肢出现劳累、撞伤、砸伤以及冻伤；鞋袜要宽松，同时保证患肢的清洁卫生，不要刺激或者损害皮肤。

⑥术后护理：术后抬高患肢 30°，鼓励患者尽早活动，以免再次血栓形成。恢复期逐渐增加活动量，如增加行走距离和锻炼下肢肌肉，以促进下肢深静脉再通和侧支循环的建立。

⑦患肢锻炼：患者取平卧位，抬高患肢约 45°，保持 2 ~ 3 分钟，再将患肢沿床边下垂 3 ~ 5 分钟，再放平患肢 2 ~ 3 分钟，同时进行踝部和足趾的活动，每日锻炼数次，每次 5 ~ 6 遍，以促进患肢功能恢复。

⑧饮食：营养充沛，以低脂肪、低热量、富含纤维素的食物为宜。下肢静脉血栓患者应该多吃一些新鲜的蔬菜水果，保持适量的蛋、肉摄入量。保持大便通畅，尽量避免因排便困难引起腹内压增高，影响下肢静脉回流。

⑨心理护理：由于深静脉血栓病程比较长，许多患者可能会失去治疗的信心，情绪低落，护士需关注患者的心理变化，鼓励患者树立信心，保持乐观的心态，规律地生活，解除思想负担，积极配合康复与治疗，尽早回归社会。

特别注意：长期输液或经静脉给药者，避免在同一部位、同一静脉处反复穿刺，尤其是使用刺激性药物更要谨慎。原则上不得在下肢尤其是禁忌患侧下肢静脉进行穿刺输液等治疗。

（六）健康教育

1. 急性期

急性期患者应绝对卧床 10 ~ 14 天，患肢抬高，高于心脏水平 15 ~ 30cm（或抬高 30。），待血栓机化黏附于静脉内壁，以防栓子脱落引起肺栓塞，髋关节屈曲 15°，使髋股静脉成松弛不受压状态，并可缓解静脉牵拉，避免膝下垫枕，以免影响小腿静脉回流。严禁按摩、热敷，避免血栓脱落而导致栓子随血流引起肺栓塞、脑栓塞等严重并发症。早期卧床休息非常重要，因急性期栓子与管壁粘连不牢，加之使用一些溶栓及疏通微循环的药物，栓子极易脱落。

2. 急性后期

急性期过后，开始下床活动时，需穿医用弹力袜或使用弹力绷带。通过将外部压力作用于静脉管壁来增加血液流速和促进血液回流，及维持最低限度的静脉压，有利于肢体肿胀的消退。应注意，包扎弹力绷带或穿弹力袜应在每日晨起床前进行，若患者已起床，则应嘱其重新卧床，抬高肢体 10 分钟，使静脉血排空，然后再包扎。包扎弹力绷带应从肢体远端开始，逐渐向上缠绕，注意松紧适度，平卧休息时解除。弹力袜大小必须适合患者腿部周径，应用期间应注意肢端皮肤色泽及患肢肿胀情况。

3. 合理补充营养，保持大便通畅

饮食清淡，少盐低脂，给予高蛋白、高维生素、易消化的饮食，忌辛辣刺激、肥腻的食品，多食纤维素丰富的食物，有心力衰竭者应嘱其低盐饮食。必要时协助患者床上大、小便，并保持大便通畅，告诉患者禁止用力排便，以免致血栓脱落及加重心脏负荷，必要时用药物或人工协助排便，避免因排便困难引起腹压增高，影响静脉回流。

4. 早期康复护理

卧床期间定时进行下肢肢体的主动活动或被动活动，护士指导、监督并检查患者活动情况。每 1 ~ 2 小时更换一次体位，膝下垫枕，避免过度屈髋，鼓励患者进行深呼吸及咳嗽。早期下床活动是预防下肢深静脉血栓形成的最有效的措施，只要患者病情稳定，生命体征平稳，鼓励其床边坐起或下床。但应注意双下肢有无色泽改变、水肿、浅静脉怒张和肌肉有无深压痛，若站立后下肢有沉重、胀痛感、应警惕下肢深静脉血栓形成的可能，如有改变应及时通知医师。

5. 养成良好的生活习惯

适量运动，不可长时间保持一个姿势。告诫患者要绝对戒烟，防止烟草中的尼古丁

刺激引起血管收缩。

第三节 自主神经反射亢进及体位性低血压

一、自主神经反射亢进

（一）概述

自主神经反射亢进（autonomic dysreflexia，AD）或称自主神经反射不良，是指胸6（T6）及以上平面的脊髓损伤（spinal cord injury，SCI）所引起的以血压阵发性骤然升高为特征的一组临床综合征。据有关报道 AD 多在 SCI 后 2～6 个月出现，但有始发于伤后 15 年的，发病率为 30%～85%；颈髓损伤 AD 发生率为 60% 左右；胸髓损伤发生率为 20% 左右。AD 的患病率占全部 SCI 患者的 1/2～2/3。

T6 及 T6 平面以上的脊髓损伤患者往往会发生自主神经反射紊乱，这种现象也被称作自主神经反射障碍综合征（autonomic dysreflexic syndrome，ADS）。ADS 的临床表现均与交感神经兴奋、肾上腺素类递质大量释放有关。其特点是突然出现的血压升高、面部潮红、头痛、心动过缓和过度出汗，常伴有焦虑。自主神经反射紊乱是由于损伤平面以下的伤害性刺激，特别是盆腔内脏器（膀胱、直肠等）扩张、膀胱感染和大便填塞甚至穿衣过紧或嵌甲等引起的自主神经活动亢进所致。

（二）主要功能障碍

自主神经反射亢进的主要功能障碍包括血压、心率异常，呼吸功能障碍，排汗和体温调节异常以及肠道、膀胱、性功能障碍等。

①血压显著升高，可达 300mmHg/160mmHg 水平，并有脑出血、视网膜出血的危险或有癫痫发作的危险。双侧颞搏动性、敲击性疼痛，可持续数分钟或数小时，罕见者可持续达数天。②心动过速；或因颈动脉和主动脉化学感受器受刺激而触发副交感反射从而诱发心动过缓。③阵发性出汗和皮肤苍白。④尿潴留。⑤瞳孔扩大。⑥损伤远端部位的立毛反应。⑦在自主神经功能障碍发生时，患者可发生损伤平面以下部位肌群的抽搐。

（三）康复护理评估方法

1. 病因评估

（1）评估患者是否有外伤。

（2）评估患者是否有情绪异常激动；膀胱过度充盈；尿路感染、尿管阻塞；胃肠道扩张、直肠扩张；便秘、睾丸炎、压力伤；以及其他刺激性诱因如阴道检查、肛门刺激、体位突然改变、各种感染等。

2. 症状评估

（1）感觉水平的检查及评定：ASIA 的感觉指数评分，选择 C2 ~ S5 共 28 个节段的关键感觉点，分别检查身体两侧各点的痛觉和轻触觉，感觉正常得 2 分，异常（减退或过敏）得 1 分，消失为 0 分。每侧、每点、每种感觉最高为 2 分。每种感觉一侧最高为 56 分；左右两侧共计 112 分，两种感觉得分最高可达 224 分。分数越高表示感觉越接近正常。

（2）运动水平的检查与评定：ASIA 运动评分根据 MMT 肌力评分将肌力分（0 ~ 5 级）作为分值，把各关键肌的分值相加，用于表达运动功能的变化，分值范围为 0 ~ 100。脊髓损伤的肌力评定是对肌肉的综合评定，评分越高肌肉功能越好。

3. 心理社会评估

（1）评估患者和家属对疾病和康复的认知程度、心理状态：了解损伤引起的功能和心理上的变化，为康复治疗提供依据，并对康复治疗效果进行评价预测。

（2）家庭及社会的支持程度：通过心理评估了解患者潜在的能力，为回归家庭、社会做好准备。

（四）康复护理原则与目标

1. 康复护理原则

（1）有效防止 AD 发生早预防、早发现、早处理，去除诱因，急性期给予降压药物治疗。

（2）恢复期以康复治疗为主。

2. 康复护理目标

（1）患者的血压、脉搏恢复至正常范围，头痛、潮红、鼻黏膜充血堵塞、出汗、寒战、发冷等症状有所减轻，焦虑不安情绪缓解。

（2）无脑出血及死亡病例发生。

（3）减轻 AD 引起的损害，提高日常生活活动能力。

（五）康复护理措施

1. 病情观察

观察患者呼吸情况，是否有发热、颤抖、出汗、烦躁不安等现象；大、小便是否正常；输液过程观察尿量是否增加；伤口敷料是否干燥，有无渗血、渗液；有引流者观察引流液情况。

SCI 患者平时血压较低，但 AD 会出现血压骤然升高，有可能引起脑出血、蛛网膜下腔出血、视网膜出血、癫痫发作、心脏衰竭甚至死亡等严重并发症。AD 是高风险的神经反射，治疗必须迅速有效，可按顺序采取下列措施：①辅助患者坐起，减轻颅内压力。②迅速检查患者，发现并解除可能的诱发因素，最常见的是膀胱涨满，应立即导尿或疏通、更换堵塞的导尿管，其次是粪便嵌塞，应掏出粪便。③如果患者血压在 1 分钟后仍不下降，或未能发现诱发因素，则立即采取降压处理。治疗 AD 的降压药先考虑口服，若不能缓解再静脉用药。

2. 制订合理的饮食计划

AD 患者由于胃肠功能紊乱，肠蠕动缓慢，极易引起腹胀、便秘。而患者由于神经营养中断导致营养低下，需给予高蛋白、低脂肪、高维生素食物，这些代谢产物的分解可使腹胀加重。因此，应结合患者实际情况制定合理的饮食方案，少食多餐，4 ~ 5 次 / 日，多吃富含纤维素的水果；每日以脐为中心顺时针按摩腹部 4 ~ 5 次，每次 10 分钟。

3. 膀胱功能的训练

（1）膀胱括约肌控制力训练

常用盆底肌练习法，主动收缩耻骨尾骨肌（肛门括约肌），每次收缩持续 10 秒，重复 10 次，3 ~ 5 次 / 日。

（2）肛门牵拉技术

肛门缓慢牵拉，使盆底肌痉挛缓解，促使尿道括约肌痉挛缓解，降低流出道阻力。

（3）排尿反射训练

发现及诱发"触发点"，促进反射性排尿。常见"触发点"：叩击 / 触摸耻骨上区，牵拉阴毛，摩擦大腿内侧，挤压阴茎、龟头等；听流水声、热饮、洗温水浴等均为辅助性措施。叩击时宜轻而快，避免重叩，叩击频率为 50 ~ 100 次 / 分钟，扣击 100 ~ 500 次。高位 SCI 患者一般都可以恢复反射性排尿。

（4）代偿性排尿训练

① Valsalva 法：患者取坐位，放松腹部身体前倾，屏住呼吸 10 ~ 12 秒，用力将腹压传到膀胱、直肠和骨盆底部，屈曲髋关节和膝关节，使大腿贴近腹部，防止腹部膨出，增加腹部压力。② Crede 手法：双手拇指置于髂峰处，其余手指放在膀胱顶部（脐下方），逐渐向内下方施力，也可用拳头由脐部深按压向耻骨方向滚动。加压时须缓慢、轻柔，避免使用暴力和在耻骨上直接加压，过高的膀胱压力可导致膀胱损伤和尿液反流到肾脏。

（5）排尿意识与体位的训练

指导患者于每次排尿时，有意识地做正常排尿动作，使协同肌配合，以利于排尿反射的形成；指导能站立的患者进行站立排尿意识训练，易于将膀胱内沉淀排出，并可减少残余尿量。

4. 排便习惯的训练

如肛门指诊发现肛门括约肌紧张，肛管内大便嵌塞，则及时解除诱因，排空大便。

（1）早期行胃肠功能训练

帮助患者建立规律的排便训练方案。安排早餐或晚餐后 1 小时内定时排便，每次 5 ~ 10 分钟，同时指导患者使用腹压和进行缩肛松肛练习。保持在每天的同一时间进行，便于建立反射。

（2）调整膳食结构

有习惯性便秘的患者，多食用富含粗纤维的食物（芹菜、萝卜、菱白等）、新鲜水果（香蕉、梨、西瓜等）、含油脂丰富的食物（花生、芝麻、核桃仁等），以减少便秘发生。

（3）适当运动

指导患者尽早下床活动，不能下床者要床上运动，上肢屈伸，收腹抬腿，提肛收腹等。

（4）腹部按摩

绕肚脐按顺时针方向做按摩，3 次 / 日，每次按摩 20 分钟。

（5）腹肌和盆骶肌训练

可做仰卧起坐 20 次 / 日，直腿抬高并在空中停留 20 秒等措施，以此增加腹压。提肛练习 10 ~ 20 次 / 日，逐渐增加练习次数，调节肛门括约肌的功能。

（6）肛门牵张技术

操作人员戴指套蘸润滑油，插入肛门按时针"12 点""3 点""6 点""9 点"各个方向牵拉数次，刺激直肠，引发排便反射。

（7）人工协助排便

对粪便干结者，护理人员可戴手套，蘸少量开塞露润滑剂，将大便挖出。

（8）药物辅助

可使用利多卡因软膏或利多卡因 2ml 加入 20ml 石蜡油和 0.9% 生理盐水 30ml 混合后灌肠。

（9）润滑肠道

可用肥皂水灌肠。

5. 心理康复

如果患者突然发生血压升高、剧烈头痛、颜面潮红、鼻黏膜充血堵塞、发冷、焦虑不安、视物不清、头昏、头晕、惊厥等，患者会有濒死的感觉。①及时给予心理安慰。②

帮助患者正确认识疾病现状，克服不良情绪。③与患者共同建立自我护理方案。以诚挚、耐心、鼓励的方式与患者交谈，使患者积极主动地投入到训练中。④重视家属对患者心理的影响，及时做好家属的思想工作。

6. 用药护理

药物治疗仅限于刺激因素不能够被确认或者被移除，或潜在的因素已经被移除，但是症状仍持续存在的情况下应用。在紧急情况下用心痛定或硝酸甘油舌下含服，或可乐定口服，胼苯哒嗪肌内注射。慢性的可用药物预防：可乐定 0.2mg，2 次 / 日口服。已用伟哥的患者禁与硝酸甘油同用，避免出现心肌缺血。口服长效降压药的患者应避免饮酒。出现偏头痛、低血压、抑郁、精神错乱或追妄时，应及时调整用药。

（六）健康教育

处理自主神经反射亢进最重要的环节在于预防。早期给予药物治疗和训练指导可改善症状，促进早日康复。

1. 健康知识宣教

与患者及家属一起寻找发生自主神经异常反射的诱因，帮助患者及家属掌握自主神经异常反射的知识，指导其重视自身日常生活中的预防。积极采取干预措施，减少患者自主神经异常反射的复发率。

2. 二便管理

护理人员与患者及其家属共同制定排尿计划。如发生排尿困难可采取热敷、按摩膀胱区、听流水声等方法帮助排尿。仍不能自行排尿者，在严格无菌操作下进行导尿，并留置导尿管。从急性期开始管理排尿，指导患者和家属进行膀胱功能训练。

（1）定时间歇放尿

及时消除诱因，仔细检查患者膀胱是否过度充盈，完善排尿日记，做好饮水计划。

（2）保持尿路通畅

教会患者或家属自行检查尿管是否折叠、受压、夹闭；是否有结石、絮状物堵塞尿管；是否因尿路不畅产生尿潴留。如因导尿管过粗导致膀胱尿道痉挛诱发 AD，更换较小型号的导尿管。根据残余尿量，及早制定间歇导尿计划并实施，以减少自主神经反射亢进的诱因。

（3）早期进行胃肠功能训练

嘱患者多吃水果、粗纤维及易消化的食物，建立定期排便习惯，防止便秘发生。

二、体位性低血压

（一）概述

体位性低血压（postural hypotension，PH）也被称作直立性低血压。PH 是指患者从卧位或坐位转变为站立位时血压明显降低并伴或不伴有临床症状的一种现象，主要表现有当体位突然变为直立位时出现头晕、乏力、疲劳、视力模糊、胸闷、认知功能障碍和头痛等，甚至发生晕厥和跌倒，发病率高达 7% ~ 25%。

PH 是老年人群十分常见的现象，在 65 岁以上人群患病率可达 20%，75 岁以上人群可达 30%，在住医院和养老院的老年人中可达 50%。

流行病学研究发现，高血压是 PH 的危险因素，高血压患者的 PH 患病率为 13.4% ~ 32.1%。对不合并高血压的 PH 患者，随访数年后发生高血压的比例也高于普通人群，所以，有人认为高血压是增加 PH 发病的危险因素，这与高血压患者的年龄、合并疾病以及所用降压药物等因素有关。

此外神经源性病因分为原发性及继发性，原发性病因中常见的有单纯自主神经衰竭、多系统萎缩、帕金森病合并自主神经衰竭、路易体痴呆、急性家族性自主神经功能异常、慢性自主神经衰竭等。常见的继发性病因主要有脊髓病变及周围神经病变相关疾病，如：糖尿病、淀粉样变性、尿毒症、脊髓损伤等，非神经源性主要包括心源性、主动脉狭窄、快速型心律失常、静脉淤血、大运动量活动、发热：炎热环境甚至长时间立位。其他常见的病因还包括药物因素，如乙醇、血管扩张剂、利尿剂、吩噻嗪类药物、抗抑郁剂、α 受体拮抗药、β 受体拮抗药、血管紧张素转换酶抑制剂等。临床上血容量不足，如出血、腹泻、呕吐等亦可导致 PH 发生。

（二）主要功能障碍

1. 心血管系统障碍

当患者体位改变由卧位到立位时，重力作用可以使 500 ~ 1 000ml 的血液汇聚于内脏与下肢，使回心血量减少，心输出量减少，患者可出现心脏及周围大动脉缺血症状，如心悸、胸背部疼痛、呼吸困难、脸色苍白、四肢发冷等。

2. 神经系统障碍

神经系统症状是 PH 患者最常见的症状，如头晕、目眩和乏力等。部分患者还有难以聚精会神和心不在焉等感觉，严重者甚至会发生晕厥或全身癫痫样发作。也有一些 PH 患者的表现比较隐匿，如站立时出现轻微的乏力、精神瘾怠、视觉模糊、发音含糊、共济失调、眩晕、枕骨下及颈部疼痛和头痛等症状，平卧后即可消失。

3. 消化系统障碍

消化道症状，如食欲减退、消化不良、恶心、呕吐等。

4. 自主神经功能障碍

症状轻微时可能不被注意，较为严重的有心慌、震颤、焦虑和恶心等症状，均为自主神经过度活跃的表现。

5. 心理障碍

反复发作的 PH 会导致患者出现心情压抑、心理忧郁等情况，有的患者出现视力和听力下降，甚至诱发或加重老年性痴呆症。

（三）康复护理评估方法

1. 危险因素评估

（1）PH 的危险因素中，最重要的是高血压，其次是年龄、合并疾病及服用药物情况。

（2）评估患者是否大运动量活动、发热、处于炎热环境甚至长时间立位。

（3）患者是否存在血容量不足的问题，如出血、腹泻、呕吐等亦可导致 PH 的发生。

2. 血压测量

从卧位转为立位 3 分钟以内，收缩压下降 $\geqslant 20mmHg$ 和（或）舒张压下降 $\geqslant 10mmHg$，或在直立倾斜试验中至少 $60°$ 角、3 分钟内出现上述血压变化。

3. 临床症状评估

患者有无心悸、呼吸困难、脸色苍白，有无头晕、目眩和乏力等，有无食欲减退、消化不良、恶心、呕吐等，有无心慌、震颤、焦虑和恶心等症状。

（四）康复护理原则与目标

1. 康复护理原则

①在临床和社区采取护理干预措施，加强宣传教育，提高患者对疾病的认识度以及采取有效的一级预防。

②医务人员有必要将立位血压测定作为常规的检查，从而充分了解高血压患者服用药物对卧位或夜间血压的影响。

③早期识别 PH，进行有效的干预，使患者养成良好的生活习惯。

2. 康复护理目标

①保持患者正常的血压水平。

②改善症状、延长站立时间、提高日常生活活动能力。

③降低因体位性低血压引起的突发事件，如跌倒等。

（五）康复护理措施

体位性低血压是心脑血管疾病患者常见的现象，此类患者往往由于缺乏正确的康复护理知识而导致晕厥、癫痫样发作、跌伤、骨折等严重后果，因此采取正确的康复护理措施就显得十分必要。康复护理的方法包括：运动护理、压力治疗、用药护理、饮食护理、心理护理等。

1. 运动护理

（1）适度运动可提高血管紧张度、增加外周血管阻力，同时改善患者肌肉泵功能和增加回心血量，使立位血压升高。对于非脑卒中患者建议采用较安全的运动方式如踮脚、双腿交叉、上身前倾、踏步、慢跑、屈膝、下蹲等；坐位时采取双腿盘坐；配合弹力袜和腹带等，可减少腹腔及下肢静脉血容量，以达到康复的效果。

（2）对于活动受限需长期卧床的患者，可利用由下而上的向心性按摩、拍打，增加回心血量，改善脑部供应。并指导其在床上做上下肢屈曲和伸展等运动，3～4次/天，10分钟/次，增强其肌肉的强度和耐力，促进血液循环。

（3）坐位训练：尽早让患者坐起，对预防体位性低血压有着积极重大的意义，也是直立行走所必需的。首次取坐位时不宜马上取直立位，可先从半坐位开始（约30°），在患者能坚持30分钟后，可逐渐增大角度（45°、60°、90°）。如前一体位能坚持30分钟，且无明显体位性低血压表现，可过渡到下一角度的训练，坐位训练时还应训练患者的坐位平衡和耐力。

（4）指导患者及家属观察体位性低血压的发生并采取正确的处理措施，当患者取直立位时，观察患者是否出现乏力、头晕、心悸、出汗、恶心、呕吐等症状，一旦发生低血压应立即卧床休息，按摩四肢，必要时进行治疗。此外，此类患者在睡眠时应抬高床头10°～20°角，患者头及躯干斜卧向上，可减轻肾动脉压力，促使肾素释放，增加血容量，预防体位性低血压的发生。

2. 压力治疗

自20世纪70年代以来就分别用弹力绷带、弹力袜、紧身衣以及穿戴充气压力来治疗体位性低血压，但要注意的是外界施加的压力一定要适中才能起到"泵"的作用，过紧会阻碍肢体的血液循环，太松则不能达到治疗的效果。这对治疗师和压力衣的制作者要求较高。

3. 用药护理

指导患者按时按量规律服药，不可随意增减药物的剂量和擅自停药；并在用药前反复核对用法、用量，合用药、服首剂药、药物剂量增加时，应特别注意。服药时间应选在平静休息时，脑卒中患者在应用多种药物时，如降压药、抑制血管张力药、抗精神病药物、利尿药和抗组胺活性药物等都是引起体位性低血压的重要病因。因此，在用此类药物时应先测量和记录卧位与立位血压一次，并向患者及家属交待清楚，在变换体位时，动作要缓慢，如从平卧起立或坐位矗立时，以免血压突然下降而引起体位性低血压，引起昏厥而发生意外。研究发现，脑卒中患者在上午易出现体位性血压下降，其原因可能是上午各种压力感受器较为迟钝，因此，在服药过程中观察患者在站立时是否有头晕、目眩甚至昏厥症状。这时要密切监测血压，做到定时间、定部位、定体位、定血压计，根据血压变化调整药物。对于症状持续时间长且较为明显的患者，可考虑暂时停用降压药物，或者在白天应用短效药物。对血压较高，时间较长者，不宜使血压下降过快，因为患者往往不能适应并会导致心、脑、肾血液的供应不足而引起脑血管意外，冠状动脉血栓形成，肾功能不全等。

4. 饮食护理

合理膳食，防止便秘，保证充足的营养以利于新陈代谢。不可过饱进食、过量饮酒，避免进食三高食物，应以足量蛋白质、低脂、低盐、低胆固醇和富含维生素及纤维素的饮食为宜。脑卒中患者常因便秘、下蹲时间过长，当便后突然站立时发生体位性低血压。所以平时饮食宜清淡、少食多餐，禁食油腻、辛辣等刺激性食物，适量饮水，保持大便通畅，鼓励患者养成每天定时排便的习惯，以防便秘。要保证热量供应，因老年人进餐后收缩压、舒张压和平均动脉压都明显下降，有引起大脑局部缺血和脑卒中的危险。如果在餐后低血压的基础上再发生直立性低血压，对脑卒中患者的危害就更大。维持每天出入量的平衡，避免血容量发生大的波动。

5. 心理护理

在患者的康复护理中，心理护理同样重要。应了解其心态变化，同时让患者了解疾病的相关知识，调动患者的主观能动性，使患者积极参与到自我护理的行动中。对患者和家属讲明病情发展和护理对策，使其充分认识病情和转归，应用多种形式健康宣教，提高患者健康知识的掌握程度和患者满意度，可避免体位性低血压的发生，有利于疾病的治疗。

对于体位性低血压患者，应以预防为主，减少药物治疗，教育患者及家属了解并掌握正确的康复护理方法，除预防 PH 的护理措施外，还包括预防卧位低血压和餐后低血压的方法。

（六）健康教育

向体位性低血压患者及家属讲解本病的发生、发展及预防、治疗措施，嘱患者及家属一旦发现患者的可疑症状，及时报告医护人员。此外，嘱患者适当锻炼，如适量散步，提高患者体位改变时的身体耐受力。使患者及家属充分认识建立良好的健康行为和生活方式，对消除体位性低血压危险因素的重要意义。

1. 日常生活指导

凡确诊为体位性低血压的老年人，由卧位变为直立位时幅度要小，站立时动作宜缓慢，站立前应先做准备动作，使血压的调整有缓冲时间；洗热水浴时注意休息，水温不宜过高，时间不应过长；酷暑时应减少外出避免大量出汗；不宜久站，应每隔几分钟活动一次。

2. 康复活动指导

活动受限的患者，指导其在床上做等张运动：下肢屈曲和伸展 3 ~ 4 次 / 日，5 ~ 10 分 / 次，以增强肌肉的强度和耐力，促进血液循环。

3. 弹力袜的选择

直立位血压下降严重者，为其选择尺寸合适的齐膝弹力袜，除卧床时其余时间均需穿戴，以防血液因重力作用集中在下肢静脉，影响心脑供血。但同时要注意弹力袜的禁忌证，包括腿部及足部存在感染、溃疡、出血、坏疽或感觉迟钝者；患有动脉硬化或动脉缺血性疾病者；患有充血性心力衰竭者；对弹力袜材料过敏者，均禁止穿戴弹力袜，避免造成意外伤害。

4. 休息体位指导

当老年人取直立位时，一旦发生低血压，特别是伴有心脑血管缺血症状时，应立即卧床休息，必要时进行治疗。睡眠时应抬高床头 10° ~ 20°，对易发生体位性低血压者，给予高枕卧位。患者头及躯干斜卧向上，可降低肾动脉压力，促使肾素释放，增加血容量，预防体位性低血压的发生。

5. 日常用药指导

老年人由于长期服药，副作用较大，例如利尿剂、硝酸酯类及钙通道阻滞剂等药物都有较大的副作用，因此在用药前，医护人员要反复核对用法用量，并嘱患者服药后应适当休息，不可突然站立，用药后要密切观察患者的反应，以防出现头晕、黑矇、晕厥等现象，根据血压变化，及时调整药量。对于症状持续时间长且较为明显的患者，可考虑暂时停用降压药物，或者在白天应用短效药物。

6. 饮食指导

合理饮食，避免饮食过饱或饥饿，少量多餐，食物以易消化为主，禁酒。保证热量供应，切忌空腹。餐后要适当休息，休息 20-40 分钟后，再行活动为宜。应选择适当的高钠、高胆固醇饮食并保证水分的摄入。

7. 运动锻炼指导

适量运动锻炼是各种老年病康复治疗的基础措施之一。体位性低血压患者应根据自身状况制定适当的锻炼计划，以增强体质。运动应循序渐进，动作幅度不宜过大。运动过程中一旦出现头晕、眩晕、黑矇等症状，应立即停止运动。适宜老年人的运动有太极拳、步行、游泳、慢跑等。运动强度以无气喘、心率不超过 100 次 / 分为宜。

第四节　泌尿系感染

一、概述

泌尿系感染又称尿路感染（urinary tract infection，UTI），是肾脏、输尿管、膀胱和尿道等泌尿系统各个部位感染的总称。

根据感染发生部位，临床分为上尿路感染（肾盂肾炎为主）和下尿路感染（主要指膀胱炎）。根据病情分急性和慢性感染。根据有无尿路功能或结构异常，又可分复杂性和非复杂性尿路感染。复杂性尿路感染是指伴有尿路引流不畅、结石、畸形、膀胱输尿管反流等结构或功能异常，或在慢性肾实质性疾病基础上发生的尿路感染。不伴有上述情况者称为非复杂性尿路感染。临床护理过程中由于留置导管而引起的泌尿系感染属于复杂性尿路感染。

二、主要功能障碍

（一）下尿路感染

患者主要表现包括尿频、尿急、尿痛、耻骨上区不适和腰骶部疼痛，门诊尿路感染就诊患者 95% 为急性膀胱炎，最常见的症状依次为尿痛、尿急和尿频，可有肉眼血尿。

（二）上尿路感染

患者除了排尿症状外，多伴有全身不适，包括寒战、发热、腰痛、恶心、呕吐等。但约 1/3 仅有膀胱炎症状的患者经进一步检查发现同时存在上尿路病变。

（三）导尿管伴随性尿路感染（CA-UTI）

患者主要表现为无其他明确原因引起的新出现的或加重的发热、寒战、精神状态改变、全身乏力或嗜睡症状，腰痛、肋脊角压痛、急性血尿、盆腔不适，尿管拔出后尿痛、尿急、尿频或耻骨上疼痛或压痛。

三、康复护理评估方法

（一）病因评估

1. 病原微生物

尿路感染的病原微生物主要是细菌，极少数为病毒、真菌、衣原体、支原体及滴虫等。革兰阴性杆菌为尿路感染最常见的致病菌，其中大肠埃希菌约占全部尿路感染的80%～90%，其次为变形杆菌和克雷伯杆菌。5%～10%的尿路感染由革兰阳性细菌引起，主要是粪链球菌和凝固酶阴性的葡萄球菌（柠檬色和白色葡萄球菌）。临床上尿路感染常常为单一细菌感染，但长期使用抗生素或免疫抑制剂治疗、长期留置尿管或输尿管插管以及机体抵抗力差、泌尿器械检查者，可见多种细菌混合感染、厌氧菌及真菌感染。

2. 感染途径

（1）逆行感染

是指病原菌由尿道逆行到膀胱，甚至输尿管、肾盂引起的感染，约占尿路感染的15%。多发生于尿道插管、尿路器械检查感染、生殖器感染、性生活后，全身抵抗力低下及尿流不畅者更易发生。

（2）血行感染

是指病原菌通过血运到达肾脏和尿路其他部位引起的感染，约占尿路感染的3%。多继发于全身败血症或菌血症，见于患有慢性疾病或接受免疫抑制剂治疗的患者。常见致病菌有金黄色葡萄球菌、假单胞菌属、沙门菌属、白色念珠菌及结核分枝杆菌等。

（3）直接感染

是指外伤或泌尿系统周围脏器的感染性炎症时，病原菌直接侵入泌尿系统引起的感染。

（4）淋巴道感染

下腹部和盆腔器官的淋巴管与肾脏毛细淋巴管吻合支相连，相应器官感染的病原菌可经此路感染肾脏。

3. 尿路感染的基础疾病和易感因素

（1）尿路梗阻

各种原因（前列腺增生症、狭窄、肿瘤、结石、异物等）引起的尿路梗阻是尿路感染的最易感因素。合并尿路梗阻者，尿路感染发生率是正常人的12倍。此外，膀胱输尿管反流、妊娠（2%～8% 的妊娠妇女）时增大的子宫压迫和分泌增多的黄体酮抑制输尿管蠕动引起的尿液排泄不畅等也是引起尿路梗阻的主要原因。

（2）医疗器械操作

导尿、留置尿管、膀胱镜、输尿管插管以及逆行尿路造影等均可损伤泌尿系黏膜，并可将病原菌直接带入而引起尿路感染。尿路感染的发生率，1 次导尿后为 1%～2%；留置导尿管 1 天为 50%，3 天以上可达 90‰ 即使严格地管理导尿管及预防性给予抗生素，留置尿管 1 个月以上者，约 90% 还会并发尿路感染。

（3）机体抵抗力低下

长期卧床、合并糖尿病等慢性疾病、免疫功能不全或长期应用免疫抑制剂容易发生尿路感染。而长期高血压、高尿酸血症、高钙血症等造成的肾间质损伤，局部抵抗力低下者也容易发生尿路感染。

（4）神经源性膀胱

支配膀胱的神经功能障碍，如脊髓损伤、糖尿病、多发性硬化等疾病，因长时间的尿液潴留应用导尿管引流尿液导致感染。

（5）性别

成年女性尿路感染的发生率为男性的 8～10 倍。女性尿道短（4cm）而宽，距离肛门较近，尿道括约肌作用弱，尿道口与阴道口距离近而易损伤、感染，因此更易发生尿路感染。男性前列腺增生、包皮过长、包茎是尿路感染的诱发因素。

（6）遗传因素

越来越多的证据表明宿主的基因影响尿路感染的易感性。由于遗传而致使尿路黏膜局部防御能力降低，例如尿路上皮细胞 P 菌毛受体的数目增多，可使尿路感染的危险性增加。

（二）尿路感染的实验室检查评估

1. 尿常规检查

包括尿液物理学检查、尿生化检查和尿沉渣检查。不同单位使用的检查方法不同，应用最普遍的是尿液的干化学分析仪检查和尿沉渣人工镜检。

（1）尿生化检查

其中与尿路感染相关的常用指标包括：亚硝酸盐（nitrite，NIT）：正常值为阴性，阳性见于大肠埃希菌等革兰阴性杆菌引起的尿路感染，尿液中细菌数 > 105/ml 时多数呈阳性反应，阳性反应程度与尿液中细菌数成正比。

（2）尿沉渣显微镜检

有症状的女性患者尿沉渣显微镜检诊断细菌感染的敏感性为 60% ~ 100%，特异性为 49% ~ 100%。应注意，尿检没有白细胞不能除外上尿路感染，同时尿白细胞也可见于非感染性肾疾病。

2. 尿培养

治疗前的中段尿培养是诊断尿路感染最可靠的指标。尿路感染细菌培养标准为：急性非复杂性膀胱炎中段尿培养 ≥ 103CFU/ml；急性非复杂性肾盂肾炎中段尿培养 ≥ 104CFU/ml；女性中段尿培养 ≥ 105CFU/ml、男性中段尿培养或女性复杂性尿路感染导尿标本 ≥ 104CFU/ml。

四、康复护理原则与目标

（一）康复护理原则

以抗感染为主，纠正其他易感因素为辅，同时通过各种措施加强全身营养，提高机体免疫力。

（二）康复护理目标

减轻临床症状、减少肾功能损害、控制感染，改善日常生活活动能力、提高生活质量。

五、康复护理措施

在泌尿外科或手术后的患者中，有 40% 的院内感染发生在泌尿系统，其中 80% 与留置导尿管有关，而将近 25% 的住院患者由于各种原因曾在医院内进行过导尿。

（一）导尿管相关尿路感染的预防措施

1. 限制不必要的导尿

（1）必须要在有留置导尿指征的情况下才实施留置导尿；尿失禁患者不宜通过留置导尿来解决，除非其他解除尿失禁的方法都无效且患者要求时方选择留置导尿。

（2）需要有医生的书面医嘱，方可实施留置导尿。

（3）对于术后患者，可以考虑使用便携式膀胱超声仪确定是否需要实施导尿。

2. 及时拔除导尿管

（1）如果不需要继续留置导尿，应尽快拔除导尿管以降低发生导尿管伴随无症状菌尿或尿路感染的风险。

（2）护士应考虑提醒医生及时拔除导尿管，以减少不适当的导尿和降低导尿伴随尿路感染的发生。

（二）留置导尿管的护理

1. 导尿管的正确护理

（1）无菌操作留置导尿管后，保持引流系统的密闭性。

（2）避免导尿管及引流管的扭曲、打折，保持引流的通畅。

（3）集尿袋始终低于膀胱水平。

（4）排放集尿袋的尿液时，要遵循无菌操作原则，防止尿袋开放活塞接触未灭菌的容器。

（5）更换导尿管及集尿袋，不推荐固定更换的时间间隔，推荐依据临床指征进行更换，例如发生感染、梗阻等。

（6）避免常规使用抗生素用于预防导尿管相关性尿路感染。

（7）除非可能发生膀胱及前列腺手术后出血，应尽可能避免使用膀胱灌注冲洗的方法。

（8）在患者拔除导尿管前，无须夹闭导尿管。

2. 留置导尿管的日常护理

（1）向患者及家属讲解留置导尿的目的和护理方法，使其认识到预防尿路感染的重要性。

（2）对每名患者都要建立个人护理方案，以尽量减少阻塞和导管结垢问题。

（3）使用黏膜安尔碘或碘伏等进行会阴护理，2 次 / 日。

（4）鼓励患者多饮水，达到内冲洗的目的。发现尿液浑浊、沉淀、有结晶时应及时给予膀胱冲洗。

（5）患者离床活动时应妥善固定尿管及集尿袋，搬运时夹闭引流管，防止尿液逆流。

（6）导尿管和引流袋接口部位无须使用复杂装置或用胶带固定。

（7）每天评估留置导尿管的必要性，不需要时尽早拔除导尿管，尽量缩短留置导尿时间。

（8）尿液引流不畅时，若是管道扭曲或打折，及时予以纠正。

3. 留置导尿管的尿液标本采集护理

（1）采集尿标本时严格执行无菌原则。

（2）如果只需要少量标本（如尿常规、尿培养）进行检测时，在使用消毒剂消毒导尿管接头后，用去针头的注射器从导尿管接头处抽吸尿液。

（3）如需大量尿液标本，则从尿袋中抽取尿液。

（4）怀疑尿路感染患者，留取尿液标本应在抗感染治疗之前。

（5）尿路感染后，尿液标本应从新置的导尿管中获得。

（6）长期导尿患者留取尿标本时，建议更换导尿管后再进行。

（三）留置导尿管的替代护理措施

①对于能够配合、没有尿潴留、膀胱出口阻塞的男性尿失禁患者，可采用阴茎套的方法替代留置导尿；对于长期卧床的老年男性尿失禁患者还可以采用外接的方法，对于女性尿失禁的患者可以采用尿垫或尿裤等方法。

②对于尿潴留和自主排尿后残余尿量仍大于 200ml 的患者，采用无菌间歇导尿，以替代短期或长期留置导尿的治疗方案。

（四）物理治疗康复措施

对于尿路感染患者，在康复护理过程中可以利用物理因子如声、光、电、磁、水等康复手段，使肾脏血管扩张，血流加速，改善肾脏的血液循环，解除血管痉挛，加强利尿，促进代谢产物排泄，促进新生组织的再生和肾功能的好转。

（五）心理护理

支持性心理护理、心理康复。对于尿路感染者，护理者可通过与患者沟通，对患者指导、安慰及疏导来减轻患者焦虑、忧郁、沮丧的情绪，并可帮助患者缓解心理压力，解决患者所面临的心理困难与心理障碍，正确地认识疾病，树立战胜疾病的信心，配合治疗。

六、健康教育

尿路感染病因明确，经积极治疗及护理后大多数可治愈，但容易复发。要使患者及家属了解疾病的易发因素，采取积极的预防措施，防止其复发。对于神经源性膀胱导致的尿路感染，应尽可能查明原因，排除高压膀胱以及膀胱输尿管反流等因素。

（一）基础知识指导

指导患者如何正确识别尿路感染的症状，帮助其了解尿路感染及其危害性。告知患

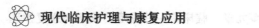

现代临床护理与康复应用

者如何采集、储存和检验尿液、各种可供选择的治疗方法、疾病预防知识、各种泌尿系检查的目的和理由、疾病的预后等。对需长期治疗和随访的患者解释原因和具体时间安排。

（二）日常生活指导

对尿路感染患者的一般教育包括足量饮水，不要憋尿，勤换内裤和卫生巾，使用棉质内裤，从前向后擦肛门，性交前后男女均应清洗会阴区，性交后立即排尿以及在性交时充分使用润滑胶防止阴道干燥等。

（三）日常饮食指导

日常生活中注意合理饮食，补充维生素，经常食用有利尿作用的水果，如冬瓜、西瓜等。新鲜的蔬菜与水果都有一定的利尿作用，对清除尿路感染有帮助。

（四）日常活动指导

在疾病允许的情况下，要坚持不懈地进行活动，如跑步、体操等，增加泌尿系统血液循环，增强身体抵御能力。

参考文献

[1] 张晓艳. 临床护理技术与实践 [M]. 成都：四川科学技术出版社，2022.06.

[2] 王家兰，杨茜. 中医临床护理健康教育 [M]. 昆明：云南科技出版社，2022.03.

[3] 吴宣，朱力. 临床用药护理指南 [M]. 北京：中国协和医科大学出版社，2022.04.

[4] 杨青，王国蓉. 护理临床推理与决策 [M]. 成都：电子科学技术大学出版社，2022.04.

[5] 秦寒枝. 临床医用管道护理手册 [M]. 中国科学技术大学出版社有限责任公司，2022.01.

[6] 李艳. 临床常见病护理精要 [M]. 西安：陕西科学技术出版社，2022.03.

[7] 潘红丽，胡培磊，. 临床常见病护理评估与实践 [M]. 哈尔滨：黑龙江科学技术出版社，2022.04.

[8] 王雪菲，彭淑华. 临床危重患者护理常规及应急抢救流程 [M]. 武汉：华中科学技术大学出版社，2022.01.

[9] 张新庆，刘奇. 护理伦理学第 5 版 [M]. 北京：中国协和医科大学出版社，2022.02.

[10] 陈凌，杨满青. 心血管疾病临床护理 [M]. 广州：广东科学技术出版社，2021.12.

[11] 黄粉莲. 新编实用临床护理技术 [M]. 长春：吉林科学技术出版社，2021.07.

[12] 蔡英华，姚勇. 肺移植临床护理实践 [M]. 南京东南大学出版社，2021.02.

[13] 于红，刘英. 临床护理技术与专科实践 [M]. 成都：四川科学技术出版社，2021.07.

[14] 夏春芳，周昔红. 肿瘤临床护理手册 [M]. 长沙：湖南科学技术出版社，2021.08.

[15] 董丽霞. 临床护理教学案例 [M]. 内蒙古科学技术出版社，2021.06.

[16] 吴雯婷. 实用临床护理技术与护理管理 [M]. 北京：中国纺织出版社，2021.12.

[17] 孙云焕. 内分泌科临床护理实践 [M]. 哈尔滨：黑龙江科学技术出版社，2021.06.

[18] 黄浩，朱红. 临床护理操作标准化手册 [M]. 成都：四川科学技术出版社，2021.11.

[19] 刘伶俐，雷振华. 常见传染病临床护理路径 [M]. 宁夏阳光出版社，2021.05.

[20] 吕巧英. 医学临床护理实践 [M]. 开封：河南大学出版社，2020.07.

[21] 蔡季秋，潘奎静 . 实用临床护理英语 [M]. 西安：陕西科学技术出版社，2020.05.

[22] 刘玉春，牛晓琳 . 临床护理技术及管理 [M]. 北京：华龄出版社，2020.01.

[23] 周健雯 . 临床护理进展概论 [M]. 北京：科学技术文献出版社，2020.07.

[24] 孙丽博 . 现代临床护理精要 [M]. 北京：中国纺织出版社，2020.12.

[25] 王虹 . 实用临床护理指南 [M]. 天津：天津科学技术出版社，2020.04.

[26] 王婷婷 . 临床护理实践精要 [M]. 北京：科学技术文献出版社，2020.07.

[27] 杨庆菊 . 现代临床护理思维 [M]. 北京：科学技术文献出版社，2020.07.

[28] 吴春格 . 临床护理研究指导 [M]. 北京：科学技术文献出版社，2020.07.

[29] 窦超 . 临床护理规范与护理管理 [M]. 北京：科学技术文献出版社，2020.04.

[30] 张铁晶 . 现代临床护理常规 [M]. 汕头：汕头大学出版社，2019.01.

[31] 高静等 . 临床护理技术上 [M]. 长春：吉林科学技术出版社，2019.03.

[32] 姜永杰 . 常见疾病临床护理 [M]. 长春：吉林科学技术出版社，2019.03.

[33] 周英，赵静 . 实用临床护理 [M]. 长春：吉林科学技术出版社，2019.06.

[34] 陈月琴，刘淑霞 . 临床护理实践技能 [M]. 郑州：河南科学技术出版社，2019.08.

[35] 刘丽娜 . 临床护理管理与操作 [M]. 长春：吉林科学技术出版社，2019.03.

[36] 方习红，赵春苗 . 临床护理实践 [M]. 长春：吉林科学技术出版社，2019.08.

[37] 陈春丽，任俊翠 . 临床护理常规 [M]. 南昌：江西科学技术出版社，2019.10.

[38] 孔翠 . 临床护理综合知识 [M]. 北京：华龄出版社，2019.12.

[39] 程莘华，张卫军 . 临床护理基础与实践 [M]. 长春：吉林科学技术出版社，2019.03.